Felicitas Bergmann / Delphine Bergmann

Kreativ mit Krimskrams

Besondere und alltägliche Gegenstände für mehr Impact in der Kindertherapie und Elternberatung

Felicitas Bergmann / Delphine Bergmann

Kreativ mit Krimskrams

Besondere und alltägliche Gegenstände für mehr Impact in der Kindertherapie und Elternberatung

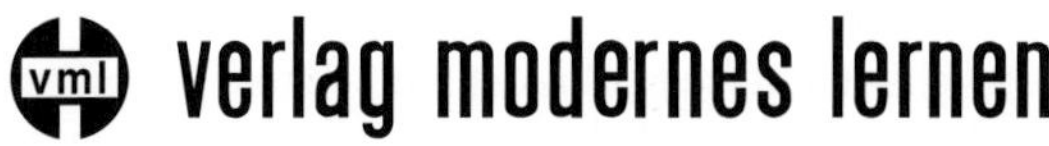

Unser Buchprogramm im Internet: www.verlag-modernes-lernen.de

Externe Links
Der Verlag weist ausdrücklich darauf hin, dass eventuell im Text enthaltene externe Links vom Verlag nur bis zum Zeitpunkt der Buchveröffentlichung eingesehen werden konnten. Auf spätere Veränderungen hat der Verlag keinerlei Einfluss. Eine Haftung des Verlages ist daher ausgeschlossen.

Folgen Sie uns auf 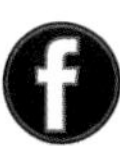 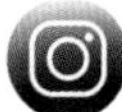

Warenzeichen
Auch erfolgt die Wiedergabe von Gebrauchsnamen, Handelsnamen, Warenbezeichnungen o. Ä. lediglich beispielhaft, insbesondere geht damit keinerlei Empfehlung oder dergleichen für ein bestimmtes Produkt einher. Ferner unterhalten die Autorinnen keinerlei Geschäfts- oder sonstige Beziehungen zu den jeweiligen Produktherstellern, bzw. zu den Inhabern der wiedergegebenen Handelsnamen, Warenbezeichnungen o. Ä.

Gesamtherstellung in Deutschland: Löer Druck GmbH, Dortmund

Bestell-Nr. 4364 ISBN 978-3-8080-0912-3

Inhalt

Einige Hinweise vorab

Liebe Leserinnen und liebe Leser,

nach dem großen Erfolg unseres Bestsellers „Krimskrams und Co." freuen wir uns, dass wir mit diesem Band noch mehr kreative Ideen rund um den Einsatz von Gegenständen in der Psychotherapie und Beratung mit Ihnen teilen dürfen. In der täglichen Arbeit mit unseren kleinen und großen Patienten sowie ihren Familien sind uns viele weitere Ideen förmlich zugeflogen. Auch den Austausch mit unseren vielen tollen Kolleginnen haben wir immer wieder als Inspiration erlebt. So waren schließlich mehr als genug neue Gegenstände und Impulse für den therapeutischen Einsatz gefunden und eine Fortsetzung erschien unausweichlich.
Wir möchten Ihnen mit unseren Übungsimpulsen und Fallbeispielen einen Einblick in unsere therapeutische Kreativität geben und freuen uns, wenn Sie unsere Ideen als Inspiration für ihr eigenes kreatives Tun nutzen können. Unsere Vorschläge sind nicht in Stein gemeißelt – wir wünschen uns, dass Sie sich frei fühlen, sie für Ihren Gebrauch anzupassen und weiterzuentwickeln.
Ein wichtiger Zugang, der sich wie ein roter Faden durch unser Buch zieht, ist die Grundidee der sogenannten „Impacttechniken", wie sie Danie Beaulieu (2013) beschrieben hat.
Hierbei handelt es sich um Interventionen, welche über die Ansprache verschiedener Sinneskanäle besonders geeignet sind, einen bleibenden Eindruck zu hinterlassen. Sie knüpfen an den vorhandenen Interessen unserer Klienten an, erzeugen durch ungewöhnliche Fragen Neugier und verankern sich durch das Aktivieren von Emotionen besonders gut im Gedächtnis.

Was neu ist

Dieses Buch soll keine Schritt-für-Schritt-Anleitung für konkrete therapeutische Interventionen im Sinne eines Manuals sein. Wir möchten nicht nur unsere Ideen teilen, sondern auch dazu ermutigen, eigene, auf die Patienten zugeschnittene Übungen zu entwickeln. Arbeiten Sie mit dem, was Ihre Patienten bewegt und was spontan im Miteinander entsteht! Als kleinen Einstieg haben wir zu Beginn dieses Buches einen Ausflug in die Welt des kreativen Denkens gemacht. Hier erfahren Sie, was Kreativität und Probleme miteinander zu tun haben, wie Sie die Kreativität Ihrer Patienten im Sinne einer gelungenen Therapie fördern und wie Sie selbst Ideen zum Einsatz von Gegenständen entwickeln können.
Wie schon beim ersten Buch gibt es wieder zahlreiche Bilder zur Veranschaulichung und Orientierung. Ganz besonders freuen wir uns darüber, dass wir dem häufig geäußerten Wunsch nach farbigen Bildern entsprechen konnten, und dieses Werk nun so bunt daherkommt wie unsere Ideen.
Wir sind zwar Psychotherapeutinnen für Kinder und Jugendliche, haben in diesem Buch jedoch auch zahlreiche Übungsimpulse untergebracht, die ebenso mit Erwachsenen durchführbar sind. So ist eine reichhaltige Ideensammlung für das gesamte Altersspektrum entstanden.
Auch die Tatsache, dass seit dem Beginn der Corona-Pandemie immer mehr Videotherapien durchgeführt werden, wollen wir nicht unbeachtet lassen. Sie finden daher ein

neues Piktogramm bei jeder Übung, das darauf verweist, dass sich die Idee auch online umsetzen lässt. Dies ist dann der Fall, wenn sich etwas vor der Kamera demonstrieren lässt, oder es sich um so einen alltäglichen Gegenstand handelt, dass unser Gegenüber ihn selbst schnell zur Hand nehmen kann (z. B. Stifte oder Büroklammern).

Unsere Gastautorinnen

Wie schon beim ersten Band haben uns zahlreiche kreative Köpfe durch den Entstehungsprozess dieses Buches begleitet. Neu ist diesmal, dass sie in Form von Gastkapiteln einen Raum für eigene Ideen haben:
Mila Ould Yahoui, Kinder- und Jugendlichenpsychotherapeutin aus Hamm (und nebenbei stolze Besitzerin eines eigenen Bauernhofs), teilt ihre Ideen zu Steinen, Wolle und Pflanzen mit uns.
Betty Ebner, Hochbegabten-Coach aus Gevelsberg, erweckt handelsübliche Locher mit ihren Ideen zum Leben.
Mirja Rößner, Kinder- und Jugendlichenpsychotherapeutin aus Niedersachsen, baut auf spielerische Abenteuer mit Emotionen und hat ihre Idee zum „Meer der Gefühle" am Ende dieses Buches beigesteuert. Außerdem stellt sie ihre therapeutischen Impulse zum Spiel Bamboleo vor und hat die Ideen „Gute und schlechte Berührungen" (Wäscheklammern) und zur „Klagemauer" (Holzwackelturm) mit uns geteilt.

Zur Gliederung

Wie schon im ersten Band haben wir bei der Gliederung darauf geachtet, dass sich das Werk zum schnellen Nachschlagen und Stöbern eignet.
Neben einer klaren Kapitelstruktur haben wir möglichst aussagekräftige Überschriften gewählt. Die Bilder dienen nicht nur der Veranschaulichung, sondern auch dem schnelleren Auffinden einzelner Kapitel. Jede Intervention ist zudem mit Piktogrammen versehen:

 geeignet für die Arbeit mit jüngeren Kindern

 geeignet für die Arbeit mit Jugendlichen und Erwachsenen (ab ca. 12 Jahren)

 geeignet für die Arbeit mit Menschen mit kognitiven Einschränkungen

 geeignet für die Arbeit mit Bezugspersonen, Eltern oder Paaren

 geeignet für die Arbeit mit Familien

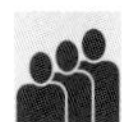 geeignet für die Arbeit mit Gruppen

 geeignet für Interventionen per Video

Das umfangreiche Stichwortverzeichnis am Ende dieses Buches enthält die wichtigsten Schlagworte zu einzelnen Störungsbildern, Interventionen und Themen aus den Bereichen Beratung und Prävention. Gleichzeitig kann man mithilfe des Inhaltsverzeichnisses jederzeit schnell schauen, zu welchen Gegenständen aus den einzelnen Lebensbereichen es Ideen gibt.

Wen wir ansprechen möchten

Wir sind verhaltenstherapeutisch orientierte Kinder- und Jugendlichenpsychotherapeutinnen und das lässt sich sicher bei vielen Ideen erkennen. Dennoch freuen wir uns, wenn sich auch Kolleginnen und Kollegen anderer Therapieverfahren und weitere Berufsgruppen angesprochen fühlen. So eignen sich viele Interventionen auch für die Erziehungsberatung und Ergotherapie, für Schulpsychologen, systemische Therapeutinnen, ärztliche Fachkräfte und viele mehr. Auch unseren zukünftigen Kolleginnen und Kollegen, die sich aktuell noch in der Ausbildung befinden, hoffen wir, mit unseren Ideen etwas konkretes Handwerkszeug zur Verfügung stellen zu können.

Welchen Umgang wir uns mit unseren Ideen wünschen

Unsere Anregungen ersetzen selbstverständlich keine einschlägige Ausbildung. An einigen Stellen finden sich Hinweise auf mögliche Schwierigkeiten und Kontraindikationen für bestimmte Interventionen zur groben Orientierung. Wir können jedoch keine Aussage darüber treffen, wann welche Intervention im Einzelfall sinnvoll ist und wie sie konkret gestaltet werden sollte. Daher möchten wir zu einem verantwortungsvollen und reflektierten Umgang mit diesem Buch aufrufen. Eine wichtige Voraussetzung für das Gelingen einer Übung ist das Einverständnis unserer Klienten. Bei vielen Impulsen halten wir es daher für sinnvoll und notwendig, sich dieses aktiv einzuholen, z. B. über Fragen wie „Darf ich dir mal eine ungewöhnliche Frage stellen?“ oder „Darf ich dich/Sie zu einem kleinen Experiment einladen?“.

Einige Worte zum Thema „Gendern“ zum Schluss

Wir wissen, dass gendergerechte Sprache einen immer größeren Stellenwert im gesellschaftlichen Diskurs erlangt hat. Wir können verstehen, dass es für viele unbefriedigend ist, sich als Frau nur „mit gemeint“ zu fühlen. Gleichzeitig beobachten wir, dass die vielen Vorschläge (über das Binnen-I, das sogenannte „Gender-Sternchen“ bis hin zu Leerzeichen) für unser Buch keine Lösung darstellen, mit der wir uns anfreunden können. Vielleicht gibt es diese ja, wenn wir einmal in die 10. Auflage gehen?
Wir haben uns daher aus pragmatischen Gründen dafür entschieden, die Geschlechter abzuwechseln. So wird der Lesefluss nicht beeinträchtigt und jeder darf und sollte sich „mit gemeint“ fühlen. Wir sprechen ebenso abwechselnd von Therapeuten und Beratern, Patienten und Klienten, Kinder und Jugendlichen oder ganz neutral von unserem Gegenüber und versuchen so, dem breiten Anwendungsgebiet unserer Ideen Rechnung zu tragen.

Nun wünschen wir unseren Lesern viel Freude beim Entdecken, Ausprobieren und Kreativwerden!

Felicitas Bergmann und Delphine Bergmann im März 2022

Danksagung

Wir möchten uns bei allen schlauen und kreativen Köpfen bedanken, die mit ihren Ideen, Anmerkungen und ihrem fachlichen Blick zur Entstehung dieses Buches beigetragen haben.

Allen voran sind das unsere Gastautorinnen Betty Ebner, Mirja Rößner und Mila Ould Yahoui, die außerdem noch das fachliche Lektorat gemeinsam mit Melanie Gelhausen und Katharina Silber übernommen haben.

Auch allen weiteren Kolleginnen und Kollegen, die uns Inspirationen mit auf den Weg gegeben haben, möchten wir ebenfalls unseren Dank aussprechen. Namentlich danken möchten wir hier Kerstin Stemmer für das gemeinsame Brainstormen und Christina Heil für die Idee mit den Holzplättchen (siehe S. 136).

Bei Anja Handrianz möchten wir uns für die Unterstützung bei der Gestaltung des Titelbilds und Grafik auf S. 235 bedanken.

Lena Endberg danken wir für die tollen gehäkelten Oktopusse und das Bild davon.

Unserer Lektorin Frau Balke-Schmidt vom verlag modernes lernen danken wir für die Unterstützung bei der Umsetzung dieses Projekts.

Ganz besonders dankbar sind wir unseren Partnern Jérôme Laboch und Alexandre Glaboussanov, die uns während des Schreibprozesses mit unerschütterlicher Geduld den Rücken freigehalten haben.

Und nicht zuletzt gilt ein großes Dankeschön unseren Patientinnen und Patienten sowie ihren Familien, die mit uns gemeinsam neue Ideen entdeckt und ausprobiert haben. Unsere Fallbeispiele sind fiktiv oder die Geschichten wurden so verfremdet, dass keine Rückschlüsse auf reale Personen gezogen werden können.

Kapitel 1: Kreativität und Krimskrams

1.1 „Houston, wir haben ein Problem“ – Was Kreativität mit Problemen zu tun hat

Wenn wir uns mit dem Thema Kreativität beschäftigen wollen, kommen wir nicht an Problemen vorbei, denn diese sind ein wahrer Motor für die Produktion von neuen Ideen. Was sagt die Wissenschaft zum Begriff „Problem“? Wir haben es mit einem unerwünschten Ausgangszustand zu tun und müssen eine Art Barriere überwinden, um einen erwünschten Zielzustand zu erreichen. Ein Problem ist immer auch abhängig vom potenziellen Problemlöser, es gibt also nicht *das Problem an sich*. Es existiert nämlich schlichtweg kein Problem, wenn die betroffene Person die Situation nicht als unbefriedigend betrachtet. Das heißt: Wo wir persönlich ein Problem sehen, sieht es unser Patient vielleicht noch lange nicht. Im Fall von sehr jungen Menschen sollten wir dabei selbstverständlich auch an die Umwelt denken, die vielleicht ein Problem mit dem Verhalten dieser Person hat, die sodann in unserer Sprechstunde vorgestellt wird. Es kann also durchaus sein, dass wir die Bezugspersonen über ihr Problembewusstsein leicht auf eine kreative Lösungssuche mitnehmen können, die Patienten selbst aber zunächst noch nicht.

Nun können sich verschiedene Hürden auf dem Weg zur Problemlösung auftun. Wir wissen vielleicht nicht, welche Mittel uns zum gewünschten Zielzustand führen könnten. Nehmen wir eine Zwangserkrankung: Betroffene weiten ihre zwanghaften Verhaltensweisen oft immer weiter aus, in der Hoffnung, dem unangenehmen Gefühl irgendwann ein Ende setzen zu können. Doch das Gegenteil ist der Fall. Wenden sie sich nun an eine Therapeutin, lernen sie im Idealfall neue, hilfreiche Mittel kennen: Sie erfahren etwas über die Funktionsweise von Zwängen und verstehen, dass die Ausführung von Zwängen zur Gefühlsregulation immer nur kurzfristig wirkt. Zur wirksamen Bekämpfung der Erkrankung hingegen sind Expositionsübungen hilfreich, bei denen sie das unangenehme Gefühl aushalten, ohne die Zwangshandlungen auszuführen. Die intuitive Lösung führt damit auf den Holzweg und neues Wissen aus der Therapie führt eher zum gewünschten Ziel.

Es kann auch sein, dass es eine zu große Anzahl an Mitteln oder Kombinationsmöglichkeiten auf dem Weg zur Lösung gibt. Die berühmte Qual der Wahl kann dann regelrecht lähmen, weil wir ständig befürchten müssen, doch die falsche Entscheidung getroffen zu haben. So haben wir es manchmal mit Patienten zu tun, denen schulische Entscheidungen (Welche Kurse belege ich, was wähle ich ab?) viel abverlangen, weil sie alle Eventualitäten durchspielen (Was kann ich mit dieser Fächerkombination gut studieren? Welchen Weg verbaue ich mir vielleicht? Was ist, wenn ich das Fach nicht schaffe?) und sich letztlich im Dschungel der Möglichkeiten verirren.

Und nicht zuletzt kann der gewünschte Zielzustand nicht oder nur ungenau definiert sein. Dann fällt es verständlicherweise schwer, sich auf den Weg zu machen – schließlich weiß man nicht, wie weit das Ziel entfernt ist, und ob man den Weg überhaupt bewältigen kann.

Bei all diesen Hürden kann die Kreativität von uns Therapeutinnen ein hilfreiches Tool darstellen, um gemeinsam auf eine Problemlösung hinzuarbeiten.

1.2 Was ist Kreativität?

Kreativität leitet sich vom lateinischen „creare" ab, was so viel bedeutet wie „schaffen". Gemeint ist damit das komplexe Geflecht aus einer Person, dem kreativen Schaffensprozess selbst, dem Produkt und den Umgebungsbedingungen (Preckel & Vock, 2013). Als Ausgangspunkt kommt hier wieder das Problem ins Spiel: Ob vorgegeben oder selbst entdeckt, regt es den Prozess an, an dessen Ende ein kreatives Produkt steht. Dieses stößt innerhalb eines sozialen Systems auf Anklang, wenn es in einer bestimmten Situation neu ist oder neuartige Elemente enthält – und natürlich muss es auch als sinnvoller Beitrag zu einer Problemlösung gesehen werden (Preiser, 2006).

Wenn wir an Kreativität denken, kommen uns zumeist Künstler in den Sinn, Maler, Musikerinnen, Schauspieler und Autorinnen, aber auch die großen Denkerinnen und Erfinder der Geschichte. In etwas kleineren Dimensionen sind es vielleicht die Werbetexter, Spieleentwicklerinnen und Produktdesigner, bei denen wir eine große Kreativität vermuten. Dabei fängt Kreativität schon im Alltag an: Sie zeigt sich unter anderem im freien Spiel oder in Kinderzeichnungen. Wir können mit Kreativität produktiv sein und Informationen, Techniken oder Fertigkeiten auf neue Aufgaben und Produkte anwenden (Preiser, 2006).

Besonders kreative Menschen ticken anders als die Mehrheit, sie ziehen eher das Ungewöhnliche in Betracht und hinterfragen bisherige Lösungen. Kreative sind im Schnitt extrovertierter, offener für neue Erfahrungen und verfügen über eine höhere Flexibilität und Sensibilität. Sie neigen stärker zu Nonkonformismus und einer größeren Autonomie als andere Menschen. Aber auch die Motivation spielt eine Rolle: Neugier, Risikobereitschaft, Durchhaltevermögen und die Faszination für eine Aufgabe sind entscheidende Grundlagen für einen kreativen Schaffensprozess (Preckel & Vock, 2021).

1.3 Wie kann ich die Kreativität meiner Patienten fördern?

Wir haben es in der Psychotherapie mit Menschen zu tun, die auf der Suche nach Lösungen für ihre Probleme sind. Wenn wir als Therapeutinnen und Therapeuten unser Fachwissen und unsere Kreativität verbinden, können wir viele hilfreiche Lösungen anbieten. Gleichzeitig sollte eine Therapie im Sinne von Maria Montessori *Hilfe zur Selbsthilfe* anbieten – denn was hat ein Patient davon, wenn er Lösungen auf dem Silbertablett serviert bekommt und sich gleichzeitig nicht fähig fühlt, sich selbst auf die Suche nach den eigenen Möglichkeiten zu begeben? Was ist, wenn die Ideen der Therapeutin so bahnbrechend gut sind, dass er sich gar nicht mehr traut, eigene Vorschläge zu formulieren? Unsere therapeutische Haltung zum Thema Kreativität ist daher:

- **Trau dich, kreativ zu sein!**
- **Trau dich, zu scheitern!**
- **Sei ein unperfektes Vorbild mit Ecken und Kanten!**

Als kreative Therapeutinnen können wir von Anfang an für eine Umgebung sorgen, in der Kreativität auf einen fruchtbaren Nährboden fällt. Eine wichtige Basis hierfür ist eine *offene und vertrauensvolle Atmosphäre*. Das klingt beinahe so banal wie selbstverständlich, ist aber im Hinblick auf den Mut, eigene Ideen einzubringen, von entscheidender Bedeutung. Stellen Sie sich vor, ein Kind wächst in einer Umgebung auf, in der seine Ideen keine Beachtung finden oder gar als Unsinn abgetan werden. Es wird fortan das Gefühl haben, dass die Preisgabe eines Produktes seiner Fantasie etwas Unerwünschtes, vielleicht sogar etwas Peinliches ist. Kreativität kann so aus dem Repertoire der eigenen Handlungsmöglichkeiten verschwinden. Menschen, die diese Erfahrungen machen mussten, benötigen einen schützenden Rahmen, um wieder Zugang zu ihrem Ideenschatz zu finden. Hierzu gehört die Information, dass alles, was in der Therapie besprochen wird, vertraulich behandelt wird. Manchmal möchten Patienten z. B. nicht, dass ein selbst gemaltes Bild oder ein anderes kreatives Werk den Eltern gezeigt wird. Ein wertschätzender Umgang hiermit bedeutet, sich die Erlaubnis einzuholen, etwas zeigen zu dürfen, bzw. zuzusichern, dass die Eltern es nicht zu Gesicht bekommen.

Gleichzeitig können wir ein Vorbild für einen *offenen Umgang mit unseren eigenen Ideen* und Werken sein. Dabei sollte es alles andere als perfekt zugehen – eine wichtige Voraussetzung dafür, dass ein Patient den Impuls verspüren kann, uns nachzueifern. Ein entspannter und *humorvoller Umgang mit eigenen Schwächen* (z. B. wenig Zeichentalent) und das Einbeziehen von weniger perfekten Lösungsideen können hier eine gute Grundlage bilden. Auch eine gewisse *Konfliktfähigkeit* gehört dazu; Probleme sollten offen angesprochen und ein aufrichtiges Interesse an ihrer Lösung gezeigt werden. Damit sind wir Vorbild dafür, Konflikte als Herausforderung zu betrachten und auf unsere eigene (kreative) Lösungskompetenz zu vertrauen.

Bei der Etablierung eines Arbeitsbündnisses auf Augenhöhe kommt es auch darauf an, wie wir auf die Impulse unseres Patienten reagieren. Wie gehen wir mit seinen Gegenvorschlägen um? Wie reagieren wir, wenn er eine andere Meinung hat als wir selbst? An dieser Stelle geht es darum, *Freiräume zu schaffen und Unabhängigkeit zu fördern*. Wir sind neugierig auf eine andere Sichtweise und akzeptieren abweichende Meinungen als Bereicherung. So signalisieren wir, dass wir nicht davon ausgehen, selbst immer den besten Vorschlag zu haben. Zugleich verzichten wir auf unseren Anspruch, unsere eigene Vorstellung durchsetzen zu müssen. Das hilft nicht nur, das psychische Grundbedürfnis nach Kontrolle in unseren Patienten zu befriedigen, es signalisiert auch, dass ihre Impulse genauso willkommen sind wie die eigenen.

Auch die therapeutischen Themen, die wir unseren Klientinnen anbieten, können ihre Kreativität anregen. Ein *anregender und abwechslungsreicher Input* sorgt für eine aktive Beteiligung unseres Gesprächspartners am Geschehen. *Überraschende Informationen und Fragen* können die Neugier unseres Gegenübers wecken. Je ungewöhnlicher sie sind oder je weniger jemand damit rechnet, desto besser. Dieses Grundprinzip zieht sich wie ein roter Faden durch unsere Vorschläge für therapeutische Interventionen. Es entspricht auch dem Grundgedanken der Impacttechniken, wie sie Danie Beaulieu (2021) beschreibt.

Und nicht zuletzt darf eine Therapie auch etwas Mitreißendes haben – wir wollen dazu motivieren, wieder mehr an sich selbst zu glauben und seinen eigenen Lösungskompetenzen zu vertrauen. Am leichtesten holen wir unsere kleinen und großen Patienten ab, indem wir *an ihre vorhandenen Interessen anknüpfen*. Das kann bedeuten, dass wir uns Zeit dafür nehmen, uns zeigen zu lassen, womit sie ihre Zeit verbringen. Allein die Offenheit für diese oft kindlich-verspielte Welt kann Türen öffnen – denn nicht selten nehmen andere Erwachsene sich gar nicht die Zeit, in diese einzutauchen und die Begeisterung des Kindes nachzuempfinden. Dabei bieten viele Serien, Videospiele oder Bücher kreatives Potenzial, das auch in der Therapie genutzt werden kann. Welche Ziele verfolgt das Kind in seinen Spielen und welche Barrieren gilt es dabei zu überwinden? Wer sind seine Helden und was mag es an ihnen? Vielleicht lassen sich die im Spiel schon erworbenen Fertigkeiten kreativ in die Therapie integrieren oder das heldenhafte Gefühl irgendwie mitnehmen (Ideen in Anlehnung an die Vorschläge von Preiser, 2006)?

1.4 Selbst kreativ mit Krimskrams werden

Wer sich selbst auf die Suche nach hilfreichen Alltagsgegenständen für die Therapie machen möchte, kann sich verschiedener Techniken bedienen, um der eigenen Kreativität etwas auf die Sprünge zu helfen. Am besten klappt es, wenn man die Sache locker und ohne den Druck angeht, jetzt unbedingt etwas Kreatives produzieren zu wollen. Im Folgenden haben wir einige Vorschläge zusammengestellt, mit denen Sie Ihren kreativen Blick auf die Dinge in Ihrer Umgebung schärfen können.

Inspiration finden

Schauen Sie sich zunächst in Ruhe um: Was ist in Ihrer Nähe greifbar, was befindet sich in den Schubladen, was ist Teil des Raums und könnte kreativ genutzt werden? Besonders interessant können dabei Gegenstände sein, die günstig und vielseitig sind, und die es in fast jedem Haushalt gibt. Aber auch weniger alltägliche Gegenstände können mit ihren vielleicht besonderen Eigenschaften kreativ eingesetzt werden und Interesse wecken.

Wir nutzen gerne jede Gelegenheit, uns inspirieren zu lassen. Ob auf dem Flohmarkt, auf Messen, im Spielwarenladen oder in der Natur – überall wimmelt es nur so vor Anregungen, die wir nur aufgreifen müssen. Auch das Netz bietet zahlreiche Ausgangspunkte für die Befeuerung des eigenen kreativen Potenzials. Hier seien Kreativ- und Do-it-yourself-Portale genannt, aber auch Bilddatenbanken und Memesammlungen (humorvolle Bilder, die im Netz geteilt werden) zählen für uns dazu. Auch die Lifehack-Szene bietet aus unserer Sicht zahlreiche Möglichkeiten. Hierbei handelt es sich um die Sammlung hilfreicher Kniffe, die alltägliche Abläufe erleichtern oder sogar verbessern. Häufig werden dabei Gegenstände zweckentfremdet und einer kreativen Nutzung zugeführt – diese Idee passt natürlich perfekt zum Grundgedanken von Krimskrams. Ein bisschen ähnlich sind die sogenannten „Gadgets", kleine technische Spielereien mit zumeist vielseitigen oder neuartigen Funktionen, bei denen der Spaßfaktor eine entscheidende Rolle spielt. Auch hier kann es sich lohnen, im Netz die zahlreichen Gadget-Shops zu durchstöbern.

Wer möchte, kann sich schon gezielt auf die Suche begeben (das geht natürlich auch gemeinsam mit den Patientinnen) und sich einen Gegenstand passend zur Stimmung, zu seiner Person, zum Problem oder vielleicht schon zur Lösung aussuchen.

Assoziative Techniken

Einen wunderbaren Einstieg in den kreativen Prozess bieten assoziative Techniken. Was fällt uns spontan zu einem Gegenstand ein? In einem Brainstorming lassen sich alle gewöhnlichen wie ungewöhnlichen Ideen sammeln. Wichtig ist dabei, dass dieser Prozess zunächst offen und wertfrei passiert. Wir sammeln erst einmal alles, was uns in den Sinn kommt, auch wenn wir vielleicht in dem Moment glauben, dass eine bestimmte Idee uns nicht direkt nützlich sein kann. Sie ist aber vielleicht später der Ausgangspunkt für einen weiteren, zündenden Einfall. Ansonsten lassen wir sie einfach wieder los, denn die Gedanken sind schließlich frei. Auf diese Art trainieren wir, jeden Einfall zuzulassen – schließlich soll uns keine Idee verloren gehen, nur weil wir ihren Nutzen nicht sofort erkennen.

Die freie Assoziation lässt sich nun noch etwas ausbauen: Wir können alphabetische Assoziationen zum Gegenstand finden und die Schlagworte von A bis Z notieren. Oder wir verbinden ihn schon mit einem bestimmten Thema. Bei unseren Vorbereitungen dieses Buches haben wir zum Beispiel die vor uns liegenden Gegenstände mit Themen wie „Angst“ und „Depression“ verknüpft und geschaut, wo wir eine Verbindung sehen.

Es ist auch möglich, Analogien zu bilden. Startpunkt hierfür bildet die Überlegung „Was dieser Gegenstand kann und macht, ist wie ...“. Ein Beispiel: Eine Brille ist wie etwas, das uns eine klare Sicht oder eine andere Perspektive ermöglicht.

Es lassen sich zudem Überlegungen dazu anstellen bzw. eine Recherche dazu betreiben, welche Sprichwörter, Redewendungen und Metaphern es zu einem bestimmten Gegenstand gibt. So können wir ein „Ass im Ärmel haben“ oder uns gegenseitig „den Schwarzen Peter zuschieben“, beides sind Redewendungen, die sich in Bezug auf Spielkarten finden und nutzen lassen.

Den Gegenstand aus verschiedenen Blickwinkeln beleuchten

Eine weitere Möglichkeit, der eigenen Kreativität etwas mehr Raum zu verschaffen, ist das Einnehmen verschiedener Perspektiven. Das lässt sich zunächst ganz wörtlich verstehen – man nimmt den Gegenstand in die Hand, dreht und wendet ihn, betrachtet ihn aus der Nähe und der Ferne. Auch die Betrachtung zu verschiedenen Tageszeiten oder in unterschiedlichen Stimmungen kann neue Sichtweisen eröffnen. Eine weitere Herangehensweise, die zu ungewöhnlichen oder humorvollen Ideen führen kann, sind kleine Gedankenexperimente zum Perspektivwechsel. Hier einige Beispiele:

- **Wenn der Gegenstand erzählen könnte:** Aus der Sicht des Gegenstands (wer mag, kann ihn vorher mit Wackelaugen zum Leben erwecken) wird erzählt, was er bisher erlebt hat und wie die Menschen auf ihn reagieren bzw. ihn behandeln.
- **Mit den Augen des Erfinders:** Man denkt (laut) über die Erschaffung des Gegenstands nach – wie wurde er erfunden, was hat der Erfinder sich wohl dabei gedacht, welches Problem wollte er lösen und wie ist er dabei vorgegangen?
- **Den Gegenstand betrachten, als wäre man ein Außerirdischer:** Wie würde der Gegenstand auf uns wirken, wenn wir so etwas noch nie gesehen hätten? Was würden wir ohne jedes Vorwissen über seine Funktion annehmen?

- **Zeitreise – Der Gegenstand im Jahr 3000:** Was würden Menschen in ferner Zukunft denken, wenn sie diesen Gegenstand ausgraben? Welche Vermutungen würden sie über uns und unsere Verwendung des Gegenstands anstellen?

Das Hypothetische in Betracht ziehen

Wir haben es bereits erwähnt: Kreative Menschen ziehen eher ungewöhnliche Ideen in Betracht und lassen die naheliegendsten Einfälle links liegen. Um diese Art des Denkens zu fördern, kann es hilfreich sein, sich in das Reich der Fiktion zu begeben.

- **Lügengeschichten:** Man überlegt sich erfundene Geschichten zum ausgewählten Gegenstand. Dabei kann die Wahrheit stark übertrieben oder ins Gegenteil verkehrt werden (in Anlehnung an Stadler u. a., 2020)
- **Ungewöhnlicher Einsatz:** Man stellt sich vor, der Gegenstand würde zur Pflichtausstattung jeder Schultasche gehören, jeder Mensch hätte ihn am Bett liegen oder man müsste ihn mit sich führen wie einen Ausweis. Warum wäre das so? Wie sähe die Welt ohne diesen Gegenstand aus?
- **Die perfekte Problemlösung:** Man stellt sich vor, der Gegenstand würde ein großes Problem unserer Zeit lösen (Klimawandel, Verschmutzung der Weltmeere, Ressourcenknappheit). Wie würde ihm das gelingen?

Das alles sind nur einige Impulse, wie man sich alltäglichen Gegenständen kreativ nähern kann. Wer möchte, kann es gleich ausprobieren und unsere kleine Vorlage auf Seite 21 dafür nutzen. Und wer sich nur inspirieren lassen möchte, kann sich entspannt zurücklehnen und die nun folgenden Kapitel voller Krimskrams-Ideen lesen!

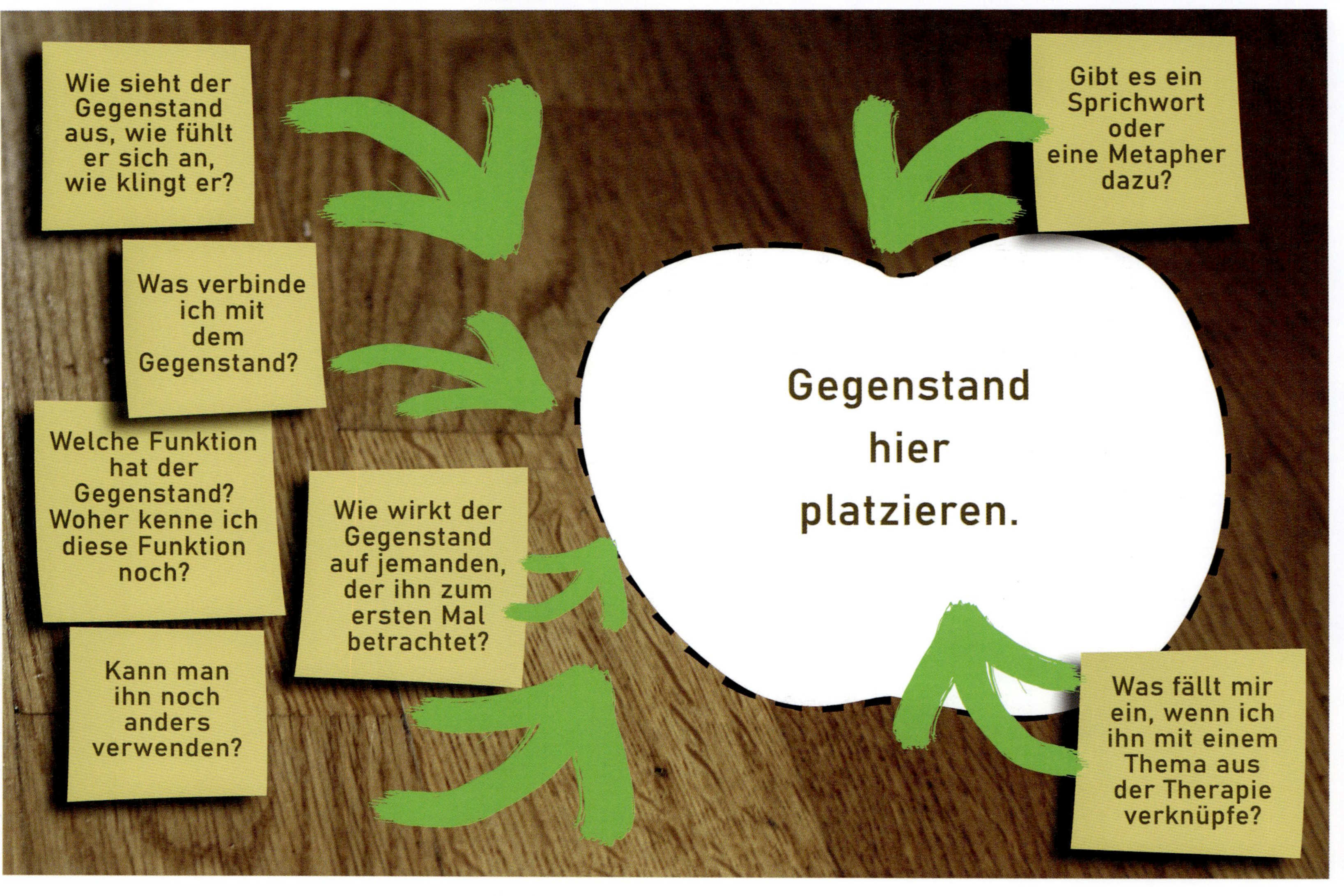
Wie sieht der Gegenstand aus, wie fühlt er sich an, wie klingt er?
Was verbinde ich mit dem Gegenstand?
Welche Funktion hat der Gegenstand? Woher kenne ich diese Funktion noch?
Kann man ihn noch anders verwenden?
Wie wirkt der Gegenstand auf jemanden, der ihn zum ersten Mal betrachtet?
Gegenstand hier platzieren.
Gibt es ein Sprichwort oder eine Metapher dazu?
Was fällt mir ein, wenn ich ihn mit einem Thema aus der Therapie verknüpfe?

Kapitel 2: Aus dem Büro

2.1 Papier

Unser erstes Kapitel wollen wir dem wohl vielseitigsten aller Materialien widmen: Papier. Es ist in jeder Praxis verfügbar und kann vermutlich noch auf tausend andere Arten eingesetzt werden. Hier folgt nun eine kleine Auswahl an Ideen, wie wir mit einfachen Mitteln das Interesse unseres Gegenübers wecken und dafür sorgen können, dass unsere Ideen im Gedächtnis bleiben.

Einsatzmöglichkeiten

Alles in den Schrank sortieren – Verhaltensanalyse mal anders

Zu Beginn einer Verhaltenstherapie fertigt man häufig gemeinsam mit Eltern oder etwas älteren Patienten eine Verhaltensanalyse nach dem sogenannten SORCK-Schema an. Um diese für Laien zunächst kompliziert wirkende Vorgehensweise nachvollziehbar zu machen, lässt sich ein Schrank, in den eine beispielhafte Situation einsortiert wird, als Metapher nutzen. Hierfür faltet man ein einfaches DIN-A4-Blatt wie einen Brief (siehe Bild), sodass es wie ein Schrank mit zwei großen Türen aussieht.

Man erklärt hierzu, dass das, was zu Beginn einer Therapie berichtet wird, wie das Kernstück dieses Schranks ist. In das Innere werden nun drei Linien eingezeichnet, sodass

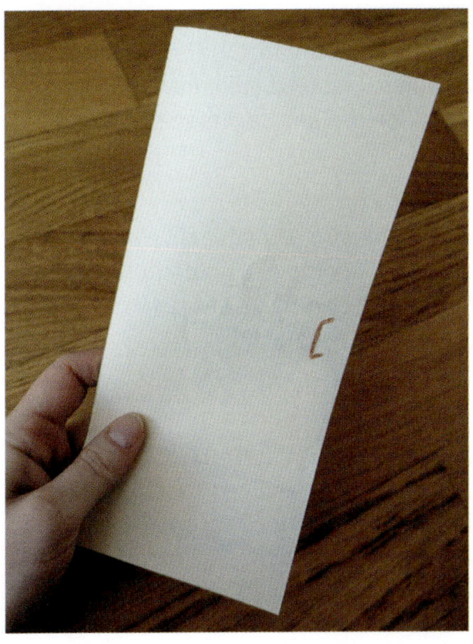

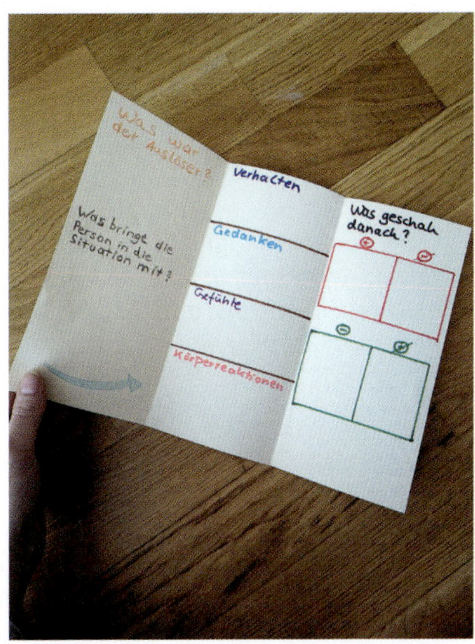

es insgesamt vier Regalfächer (Verhalten, Gefühle, Gedanken, Körperreaktionen) gibt. Man kann nun noch einmal die berichteten Probleme und Symptome wiederholen lassen oder die Schilderungen aufgreifen und diese in die einzelnen Fächer einsortieren. In aller Regel werden Eltern vorrangig vom Verhalten ihres Kindes berichten, sodass man sie durch gezieltes Fragen auf die weiteren Komponenten aufmerksam machen kann. Sind alle Fächer befüllt, dürfen die Eltern überlegen, wonach diese wohl von der Therapeutin sortiert wurden. Die einzelnen Regalfächer werden dann entsprechend beschriftet.

Nun erläutert man, dass es noch weitere Faktoren gibt, die bei der Entstehung von psychischen und Verhaltensproblemen eine Rolle spielen, und deutet auf die aufgeklappten Schranktüren. Diese werden nun mit den Dingen gefüllt, die vor dem problematischen Verhalten auftreten (linke Tür = Auslösende Situation und Organismusvariable, also alles, was eine Person in eine bestimmte Situation „mitbringt" an Erfahrungen und Eigenschaften) und die danach Einfluss haben (rechte Tür = Konsequenzen und Kontingenzen).

Das Bild eines Schranks hilft nicht nur, Probleme besser zu „sortieren", sondern auch, den Blick zu „öffnen" für ein umfassenderes Verständnis der Problemsituation. Ein positiver Nebeneffekt dieser alltagsnahen Metapher ist, dass die Informationen besser im Gedächtnis behalten werden können.

Gedankenpopcorn – Ich esse nur, was mir schmeckt

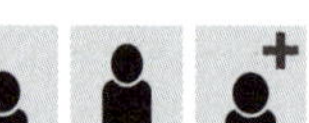

Für Patienten und Patientinnen, die unter starken Sorgen oder Zwangsgedanken leiden, bietet sich die folgende metakognitive Übung an: Man benötigt eine Reihe gelber Notizzettel und eine kleine Popcornschachtel (zum Beispiel vom letzten Kinobesuch, alternativ eine Brötchentüte oder Ähnliches). Zunächst sammelt man mit der Patientin ihre typischen belastenden Gedanken und schreibt diese jeweils auf einzelne Zettel. Nun werden sie durch weitere neutrale oder positive Gedanken ergänzt. Dann bittet man sie, alle Zettel zu kleinen Kügelchen zusammenzuknüllen. Erst jetzt stellt man die Popcornschachtel auf den Tisch und legt sämtliche Zettel hinein. Dann sagt man sinngemäß:

> *„Stell dir mal vor, all diese Gedanken sind wie Popcorn. Du hast dir eine große Tüte davon gekauft und freust dich schon auf den Kinofilm, den du dir anschauen möchtest. Du nimmst also die Tüte in die Hand und beginnst, zu essen. Nimm mal den ersten Zettel heraus und schau dir an, was darauf steht. ..."*

Nun werden alle Zettel geöffnet und überlegt, ob die Patientin diesen Gedanken „mag" oder ob er ihr „schmeckt". „Geschmacklose", „bittere" oder „eklige" Popcorngedanken müssen natürlich nicht „verspeist" werden. Sie sind zwar Teil der Popcornschachtel und verschwinden nicht einfach, aber die Patientin hat entschieden, sich nicht weiter mit ihnen zu beschäftigen. Auf diese Weise wird die Fähigkeit gefördert, sich von Gedanken zu distanzieren, ohne sie jedoch zu unterdrücken.

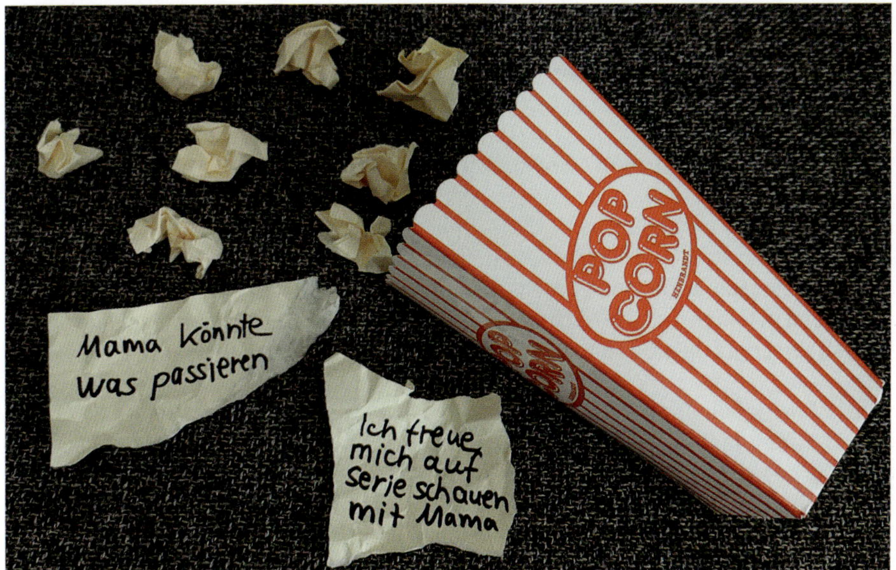

Mama könnte
was passieren
Ich freue
mich auf
Serie schauen
mit Mama
POP
CORN
Ein „Kinoerlebnis" der besonderen Art: sich mit Popcorn die eigenen Gedanken anschauen

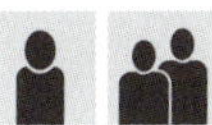

Man bekommt, was man toleriert – Wenn zu wenig Grenzen gesetzt werden

Diese Übung gehört zu den provokativen Methoden und sollte nur durchgeführt werden, wenn ein stabiles Vertrauensverhältnis zum Klienten besteht und dieser offen für diese Art von Interventionen ist. Richtig eingesetzt kann sie allerdings eine enorme Wirkung entfalten.

Ausgangspunkt kann sein, dass sich jemand in einer ausbeuterischen Beziehung oder Freundschaft befindet, aus der er sich nicht lösen kann. Die Übung eignet sich aber ebenso für Eltern, die ihren Kindern zu wenig Grenzen setzen. Zu Beginn holt man sich als Therapeutin immer die Erlaubnis ein: „Darf ich Sie mal ein kleines bisschen provozieren?" oder „Darf ich dich zu einem etwas ungewöhnlichen Experiment einladen?". Nun nimmt man ein Blatt Papier, knüllt es zusammen und deklariert es mit Bestimmtheit zu Müll. Zum Erstaunen des Gegenübers bewirft man ihn dann damit – immer wieder.

In der anschließenden Besprechung sollten die spontanen Gefühle und Gedanken während der Übung aufgegriffen werden. Vermutlich hat das Gegenüber sich hilflos gefühlt oder geärgert, und überlegt, wie es sich wohl am besten vor den Angriffen schützen könnte. Nun gilt es, die entscheidende Frage zu klären: Warum hat der andere das toleriert? Und: Wie hätte er deutlich machen können, dass er es nicht toleriert, mit Abfall beworfen zu werden? Die entscheidende Botschaft, die durch diese Übung vermittelt werden soll, ist, dass wir bekommen, was wir tolerieren. Wenn wir es zulassen, dass ein Partner unsere Bedürfnisse ignoriert, wird er dies möglicherweise genauso tun. Wenn

Eltern wortlos dabei zusehen, wie ihr Kind Regeln übertritt, wird es seine Grenzen nicht kennenlernen. Was möchte die Person also in ihrem Leben tolerieren und was nicht? Wie kann sie anderen unmissverständlich klarmachen, wo ihre Grenzen sind?

Das verrückte Blatt Papier – Wenn man Kompromisse machen muss

 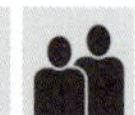 

Zu oft im Leben stehen wir vor Entscheidungen, bei denen wir die Vor- und Nachteile gut abwägen müssen. Nicht wenige Menschen werden von der Idee geleitet, möglichst alle Vorteile zu vereinen und die Nachteile zu vermeiden. Dass dies in der Regel nicht möglich ist, zeigt die folgende simple Übung:

Man schneidet ein Blatt Papier wie unten gezeigt auf beiden Seiten ein (Bilder 1 und 2) und klappt dann die untere Hälfte um, wie auf Bild 3 zu sehen. So entsteht ein Mittelstück, das sich in beide Richtungen umklappen lässt. Es passt jedoch weder auf die eine noch auf die andere Seite (übrigens auch ein schöner „Zaubertrick“). Nun lassen sich auf jede Seite die Vor- und Nachteile einer Entscheidung schreiben, zum Beispiel beim Thema Rechte und Pflichten. Viele Teenager möchten von ihren Eltern mehr Rechte eingeräumt bekommen, sind aber kaum bereit, auch die dazugehörigen Pflichten zu übernehmen. Das Umklappen des Papierstreifens macht unmissverständlich klar: Beide Vorteile stehen nicht zur Verfügung, es muss eine bewusste Entscheidung getroffen werden, bei der man mit den dazugehörigen Nachteilen leben kann.

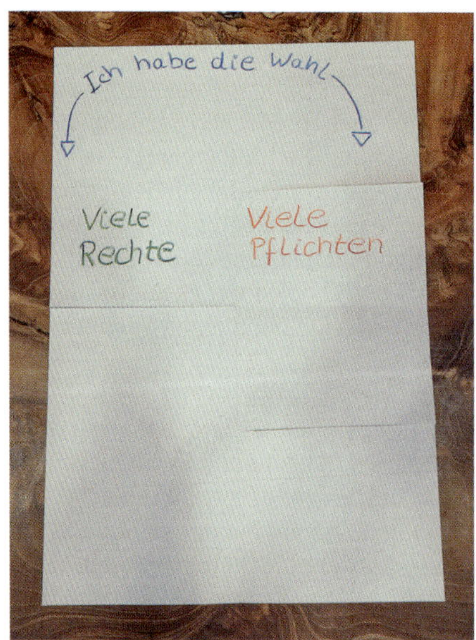

Bild 1: Das Blatt beschriften und einschneiden

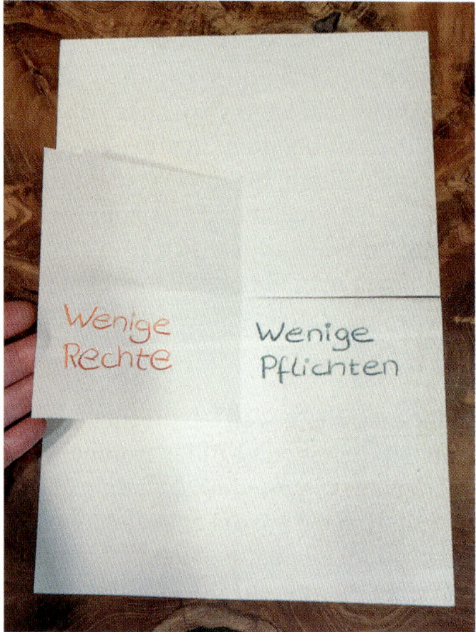

Bild 2: Rückseite

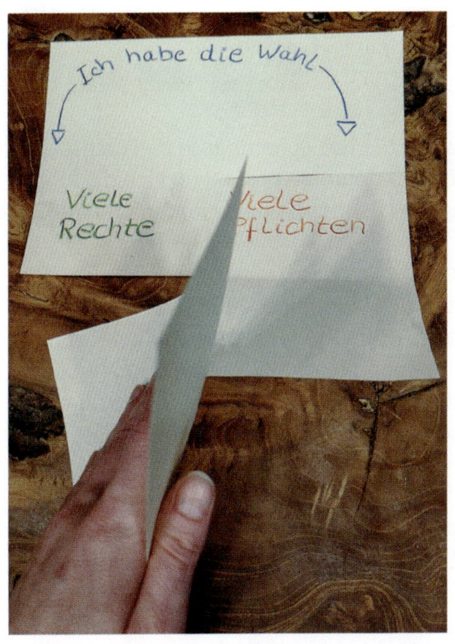

Bild 3: Nun noch so umklappen, dass auf beiden Seiten eine Lücke entsteht, die durch den mittleren Teil überdeckt werden kann.

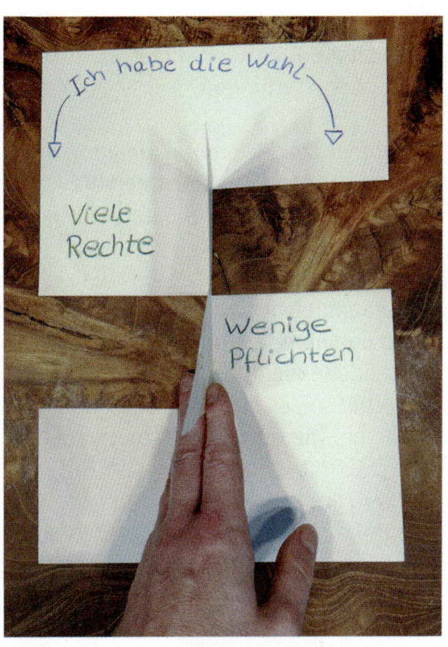

Bild 4: Viele Jugendliche wünschen sich möglichst viele Rechte und möglichst wenige Pflichten …

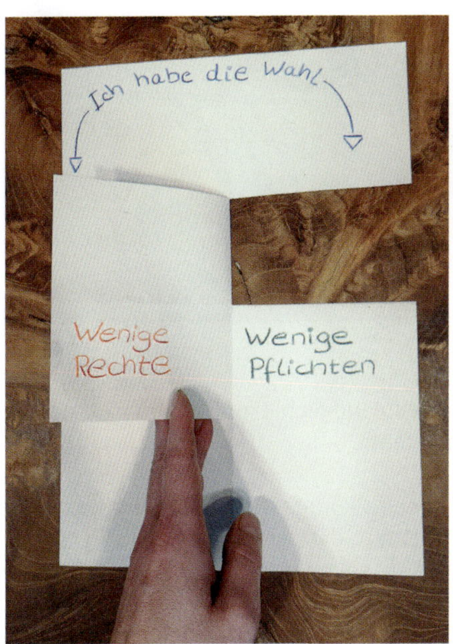

Bild 5: … aber sie müssen sich für eine Seite entscheiden: Verzichten sie auf die Pflichten, gibt es auch weniger Rechte …

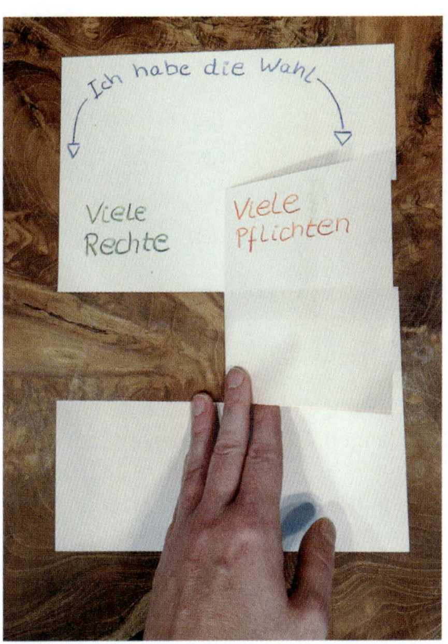

Bild 6: … möchten sie mehr Rechte haben, sind diese auch mit mehr Pflichten verbunden.

Durch ein Blatt Papier steigen – Wenn Dinge unmöglich erscheinen

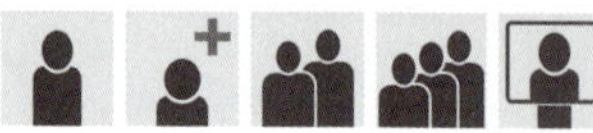

Manchmal steckt man im Umgang mit Schwierigkeiten scheinbar fest – nichts geht mehr. Wenn man derart festgefahren in seinen Überlegungen ist, bietet sich die folgende Übung an, um wieder einen neuen Zugang zur Lösungssuche zu finden und den Horizont zu erweitern:

Man nimmt ein handelsübliches DIN-A4-Blatt (wahlweise geht es sogar mit einer Postkarte, unbedingt vorher üben!). Nun fragt man die Patientin, ob sie es für möglich hält, dass ein Mensch durch dieses Blatt Papier steigen kann. Man reicht ihr eine Schere und bittet sie, es einmal auszuprobieren. Falls nötig, erhält sie weitere Blätter zum Ausprobieren. Die Aufgabe lässt sich auf mehrere Arten lösen, eine Variante ist diese hier:

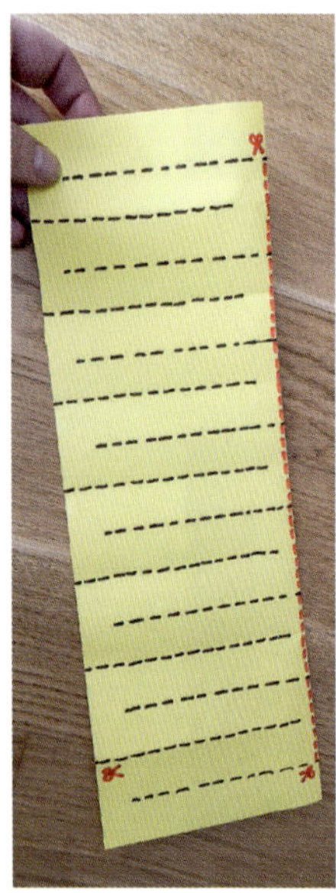

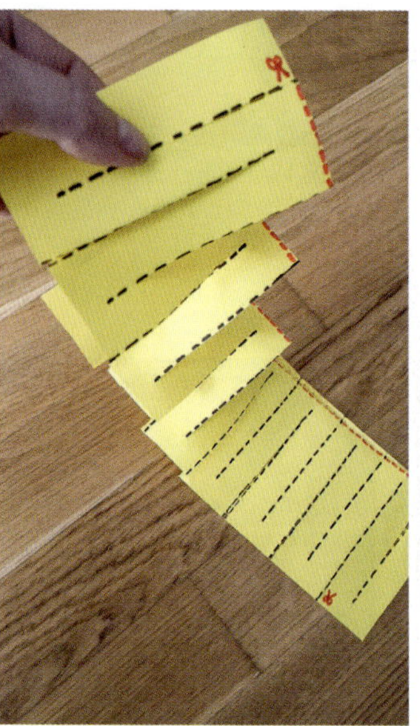

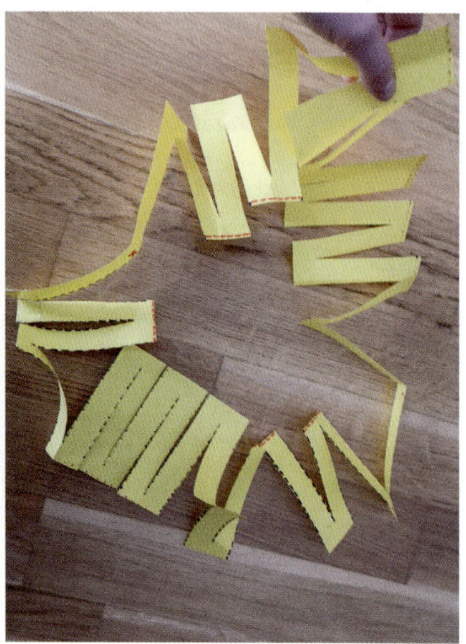

Alle Lösungen haben jedoch gemeinsam, dass eine möglichst große Öffnung durch einen langen, zusammenhängenden Streifen entsteht.

Nun gibt es zwei mögliche Szenarien: Die Patientin könnte auf die Lösung kommen, dann lobt man sie für ihre Bemühungen und erläutert, dass sie damit ihre Fähigkeit zur kreativen Lösungssuche bewiesen hat. Gelangt sie selbst nicht zur Lösung, zeigt man ihr diese und betont die Tatsache, dass es immer eine Lösung gibt, auch wenn man manchmal nicht sofort darauf kommt. Dies bietet sich übrigens auch dann an, wenn die Patientin die Übung bereits kennt.

„Wer kann mich auffangen?“ – Selbsthilfepotenzial aktivieren

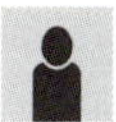   

Dieser Impuls eignet sich besonders für Patienten, die wenig Vertrauen in ihre eigenen Fähigkeiten haben und sich bevorzugt auf die Unterstützung durch andere verlassen. Dies kann zum Beispiel bei einer Depression mit erlernter Hilflosigkeit oder Suchterkrankungen der Fall sein. Voraussetzung ist, dass es tatsächlich Möglichkeiten für die Person gibt, sich selbst zu helfen.

Man nimmt ein Blatt Papier und zeichnet den Umriss einer fallenden Person in der rechten unteren Ecke des Blatts ein. Dazu erklärt man, dass wir manchmal das Gefühl haben, zu fallen oder tief zu stürzen und nicht wieder aufstehen zu können. Nun nimmt man eine kleine Bastel- oder Nagelschere und schneidet den Umriss vorsichtig aus (oder bittet den Patienten, dies zu tun). Wichtig ist, die Figur nicht komplett auszuschneiden, sondern den Streifen an der Blattkante stehenzulassen (siehe Bild). Nun dreht man das Blatt um 180 Grad und klappt die Figur nach unten. So sind zwei Personen sichtbar, die eine ist das Spiegelbild der anderen. Die Botschaft dahinter:

„Du selbst hast die Kraft, dich zu retten!“

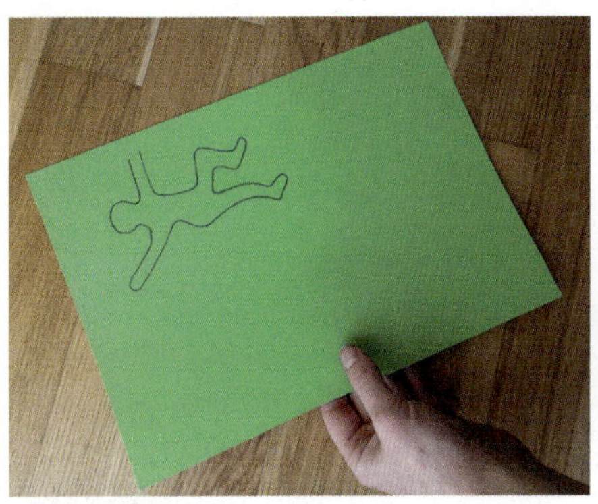 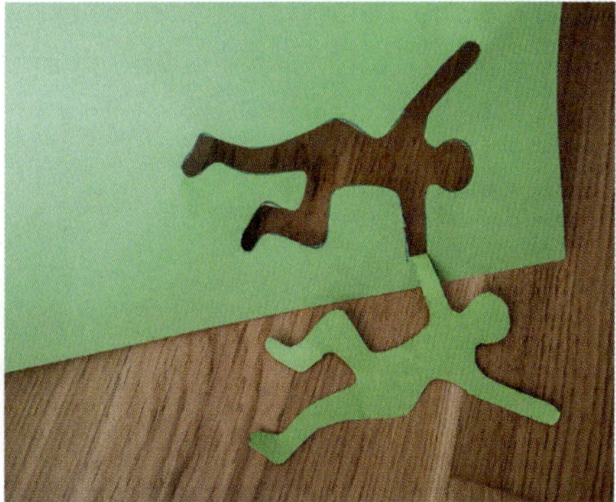

Das Unaussprechliche – Wenn etwas angesprochen werden muss

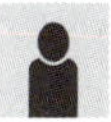 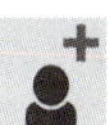 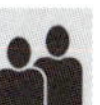

Es gibt Dinge, über die man nicht ohne Weiteres spricht. Das können Erlebnisse sein, die man niemandem anvertrauen möchte, oder man traut sich nicht, eine andere Person auf etwas Unangenehmes anzusprechen. Wenn es sinnvoll ist, über seinen Schatten zu springen und bestimmte Dinge zu verbalisieren, kann die folgende Herangehensweise helfen:

Man faltet einen Streifen Papier so, wie auf dem Bild zu sehen, und zeichnet auf der oberen Hälfte ein Gesicht bis zur Oberlippe und auf der unteren Seite die Kinnpartie bis

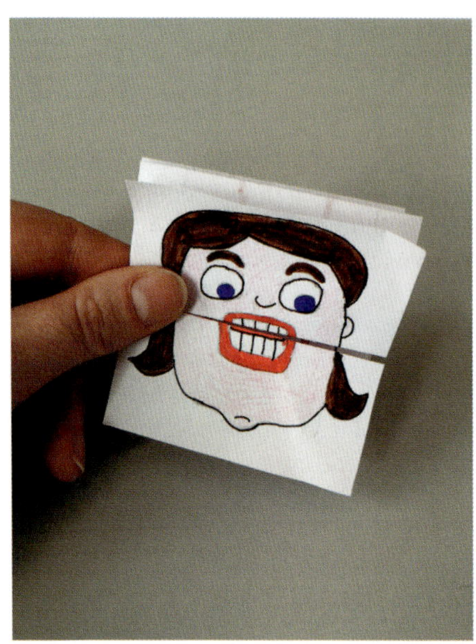

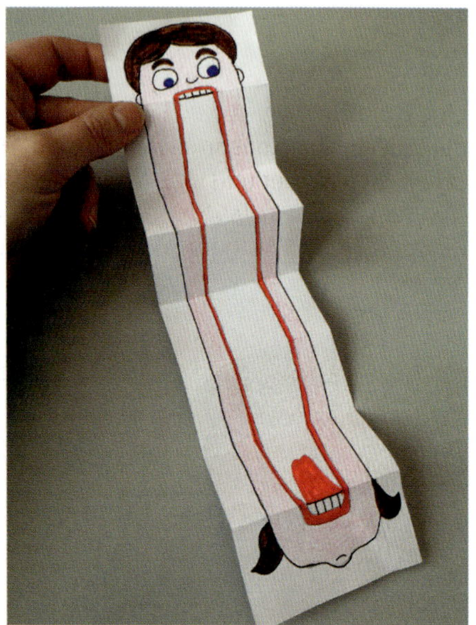

zur Unterlippe. Dann faltet man den Streifen so zusammen, dass der Mund geschlossen ist. Nun kann der Mund geöffnet oder geschlossen werden, wobei im zusammengefalteten Teil jede Menge Platz für bisher Unausgesprochenes ist.

Hierzu erläutert man:

„Es ist normal, dass uns viel mehr Dinge durch den Kopf gehen, als wir sagen würden. Das ist auch gut so, denn nicht jeder Gedanke sollte ungefiltert ausgesprochen werden. Doch manchmal füllt sich unser Kopf mit immer wiederkehrenden Gedanken oder belastenden Erinnerungen, die dort verbleiben. Wir können nichts weiter mit ihnen tun, weil sie unausgesprochen bleiben. Und so bleibt immer weniger Platz für andere Ideen, Wünsche und Bedürfnisse."

Man kann nun mögliche Inhalte für die Patientin mit einem Bleistift notieren oder diese bitten, typische Gedanken, die vor anderen nicht ausgesprochen werden können, aufzuschreiben. Nun kann man auf verschiedenen Wegen damit weiterarbeiten: Vielleicht lässt sich eine Hierarchie erstellen, sodass Dinge schrittweise angesprochen werden können. Es kann auch zeichnerisch dargestellt werden, welchen Raum einzelne Gedanken einnehmen und was an ihre Stelle rücken könnte, wenn sie ausgesprochen werden. Oder man radiert einzelne Inhalte aus und schreibt sie mittig auf ein weißes Blatt Papier, um zu symbolisieren, dass sie ausgesprochen wurden. Nun lässt sich mit der Patientin durchspielen, welche Reaktionen und Folgen sie erwartet, sodass Umgangsmöglichkeiten hierfür erarbeitet werden können.

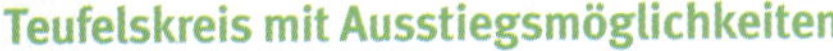

Teufelskreis mit Ausstiegsmöglichkeiten

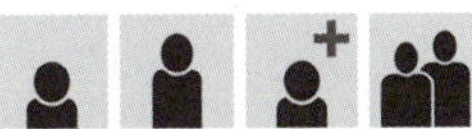

Eine einfache Möglichkeit, typische Teufelskreise (z. B. bei Zwängen, Angst, Depressionen oder Interaktionsproblemen) plastisch darzustellen, lässt sich mit einem quadratischen Blatt Papier umsetzen. Man faltet alle vier Ecken wie auf dem Bild in die Mitte. Nun lässt sich ein Teufelskreis aus vier Komponenten einzeichnen. Das Besondere: Klappt man die Ecken nacheinander auf, lassen sich dahinter Ausstiegsmöglichkeiten notieren.

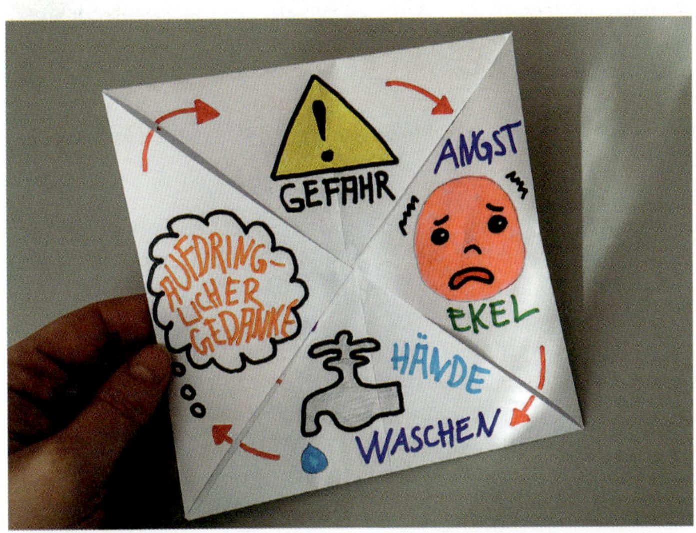

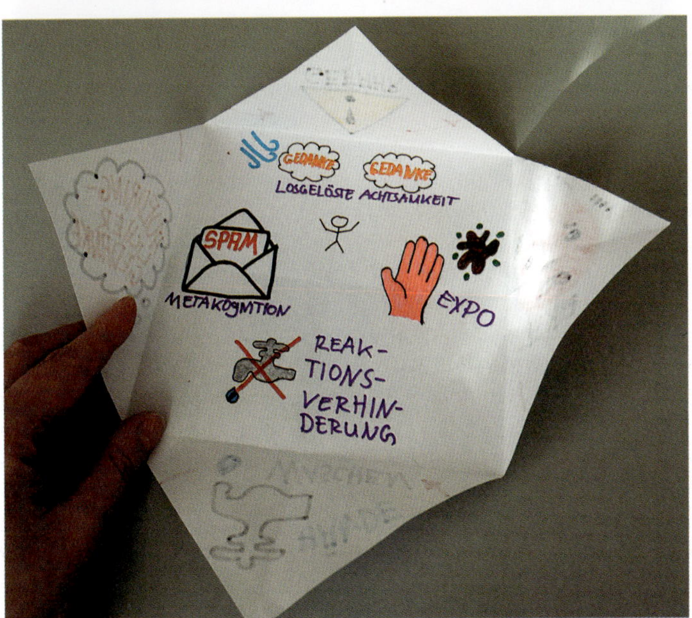

Zwei Sichtweisen müssen kein Widerspruch sein

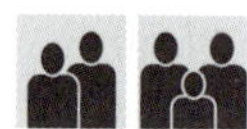

In der Elternberatung oder in der Paartherapie kommt es nicht selten vor, dass es ein scheinbares Streitthema zwischen zwei Personen gibt, bei dem beide die Meinung des anderen als ihrer entgegenstehend wahrnehmen. Ein Beispiel: Der Stiefvater von Lina (11) beklagte sich darüber, dass seine Partnerin das ADHS der Tochter häufig als Begründung anführte, warum Lina bestimmte Verhaltensweisen zeigte. Er war der Meinung, dass es doch wichtig sei, seinen Kindern beizubringen, wie sie sich zu verhalten hätten. Die Mutter hingegen beschrieb ihren Mann als streng und autoritär, auf die Besonderheiten ihrer Tochter wenig Rücksicht nehmend. Um zu zeigen, dass sich beide Sichtweisen nicht unbedingt widersprechen müssen, kann man ein Blatt Papier nehmen und eine „6" bzw. „9" darauf notieren. Beide Parteien sollten einander gegenübersitzen, sodass man das Papier zwischen ihnen positioniert und sie bittet, zu sagen, was dort steht. Nun entsteht eine Situation, in der beide Recht haben: Je nach Blickwinkel sind sowohl „6" als auch „9" korrekte Antworten.

Nun kann man erläutern, dass es sich im Leben oft so verhält: Wir äußern unsere Meinung und erhalten vielleicht nicht unmittelbare Zustimmung. Ein Einwand oder zusätzlich genannter Aspekt wird dann allzu leicht als Widerspruch wahrgenommen. Genau wie in dem Beispiel der zwei Zahlen lohnt es sich zu prüfen, ob das Gegenüber mit seiner Aussage genauso Recht haben könnte, ohne dass die eigene Meinung dadurch untergraben wird. Im Fall von Linas Eltern ließ sich so ein gemeinsames Erziehungsmodell aufdecken, das unter dem Titel „ADHS ist eine Erklärung aber keine Entschuldigung" zusammengefasst werden kann. Beide konnten fortan Verständnis dafür zeigen, dass Lina einige Dinge schwerer fielen als anderen. Gleichzeitig bemühten sich beide, Anforderungen liebevoll aufrechtzuerhalten und Lina bei Bedarf Hilfestellung zu geben, um diese zu erfüllen.

Psychoedukation bei gefühlter Mitschuld nach sexuellem Missbrauch

Menschen, die in jungen Jahren sexuell missbraucht wurden, haben oft das Gefühl, mitschuldig an dem Missbrauch zu sein. Das ist kein Wunder, gehört es doch zu den typischen Täterstrategien, sich durch das Induzieren von Gefühlen wie Schuld, Scham und Angst die Verschwiegenheit ihres Opfers zu sichern (Kuhle, Grundmann & Beier, 2015). Später können diese Gefühle erneut aufkommen, wenn man sich (aus ganz anderen Gründen) in einer hilflosen oder ohnmächtigen Situation befindet. Teil der Therapie sollte es an der Stelle immer sein, die Opfersituation herauszuarbeiten und keinesfalls eine tatsächliche Mitschuld zu erörtern (Handrock & Baumann, 2017).

Um diese wichtige Zuordnung sichtbar zu machen, kann man ein DIN-A4-Blatt, ein paar kleinere Notizzettel sowie einen Tacker einsetzen. Das DIN-A4-Blatt beschriftet man mit „Ich", die kleinen Zettel mit „Schuldig". Nun erläutert man die o. g. Täterstrategie des Schuldzuweisens und tackert die kleinen Zettel dabei an das Blatt. Der Täter hat also etwas, das ganz allein zu ihm gehört, auf das Opfer übertragen. Nun kann man sein Gegenüber fragen, was getan werden müsste, um die ständig aufkommenden Schuldgefühle abzubauen. Die Lösung liegt auf der Hand: Die „Schuldig"-Zettel müssten entfernt und dem Täter zurückgegeben werden. Nun lassen sie sich leicht abreißen (= kognitives Verstehen), doch deutlich schwieriger wird es, die Tackernadeln (= emotionales Erleben) zu lösen. Und tut man dies, bleiben immer Spuren zurück (= Löcher im Papier). Tatsächlich hinterlassen traumatische Erfahrungen so etwas wie Narben im Gehirn (Dannlowski u. a., 2021).

In der Therapie darf nun alles seinen Platz haben und auch die entsprechende Zeit benötigen. Die therapeutischen Maßnahmen wie kognitive und emotionsfokussierte Methoden sowie Elemente der Akzeptanz und Integration des Erlebten können auf Basis dieser kleinen psychoedukativen Intervention erörtert und geplant werden.

2.2 Stifte

Kugelschreiber, Bleistifte oder Buntstifte sind neben Papier ideale Gegenstände für Impact-Übungen, denn sie sind in der Regel sofort greifbar. Natürlich gibt es daneben auch unzählige besondere Stifte, die zu weiteren Übungen einladen, wie die magischen Stifte, die ihre Farbe wechseln (Bergmann & Bergmann, 2017), Regenbogenstifte, die in vier Farben gleichzeitig malen und Varianten davon wie Kugelschreiber mit bis zu zehn bunten Minen oder Farbwechselstifte, bei denen sich die einzelnen Farben nacheinander einstecken lassen. Diese sind auch ein kostengünstiges Give-away (etwa ein Euro pro Stück) für die Belohnungskiste. Auch mit Tintenrollern, bei denen die Tinte wieder langsam verschwindet, kann man schöne Überraschungseffekte erzeugen.

Einsatzmöglichkeiten

Die Linie unseres Lebens – Höhen, Tiefen und die Frage nach dem Sinn

Für diesen Gesprächsimpuls wird ein handelsüblicher Bleistift benötigt. Er eignet sich für Momente, in denen sich unsere Klienten sehr viele (oder sehr wenige?) Gedanken über ihren eigenen Lebensweg, ihre Identität, ihre Wünsche und Ziele, vielleicht auch über vergangene Fehler machen. Wenn ein Blatt Papier (oder eine Papierrolle) unser Leben darstellt, sind wir es, die den Stift führen und so „die Geschichte unseres Lebens" schreiben, mit allen Höhen und Tiefen.

Als Beraterin kann man das Papier zur Hand nehmen, und den Klienten bitten, sich vorzustellen, dass bei seiner Geburt das Blatt mit seiner Lebensgeschichte noch leer und unbeschrieben ist. Wir wissen, dass das so natürlich nicht ganz stimmt, aber für diese Übung gehen wir einmal davon aus. Dann zeichnen wir eine Linie entlang des Blatts und erklären – je nach thematischem Schwerpunkt des Klienten – die in der Tabelle genannten Punkte. Vor allem die zwei letzten Impulse bieten sich auch für erwachsene, lebenserfahrene Patienten an, die vielleicht sogar am Ende ihres Lebens stehen. Noch mehr Aufmerksamkeit lässt sich erzeugen, wenn die Intervention zuvor geübt und in eine Erzählung eingebettet wird („Wir werden geboren und das Leben nimmt unaufhaltsam seinen Lauf …"). Nicht immer eignen sich direktive Fragen, es genügt oft, die metaphorische Bedeutung stehen zu lassen und zu schauen, was diese beim Klienten auslöst, und wie sich das Gespräch hierdurch entwickelt.

Handlung	Mögliche Deutung	Gesprächsimpulse
Eine Hand führt den Stift.	Wir nehmen Einfluss auf unser Leben.	„Wir können die Zeit nicht aufhalten, aber wir bestimmen, wie der Weg verläuft. Wie soll deiner verlaufen?" „Was gibt dir inneren Halt? Wer ist dein Vorbild?"
Der Stift hinterlässt eine Spur.	Das, was wir tun, hinterlässt Spuren in unserem Leben und im Leben anderer.	„Welche Spuren hast du bzw. möchtest du gerne hinterlassen?"
Die Spur kann auf und ab verlaufen und mit viel oder wenig Druck gezeichnet werden.	Wir haben gute und schlechte Phasen im Leben. Wir haben mal mehr und mal weniger Kraft.	„Wo stehst du gerade im Leben?" „Wie hast du es geschafft, aus diesem Tief herauszukommen?" „Was gibt und was nimmt dir Kraft?"
Die Spur des Stifts kann ausradiert werden (es bleiben aber je nach Druckstärke Spuren zurück!). Anmerkung: An dieser Stelle kann sich auch zeigen, wenn jemand Angst vor Fehler hat und am liebsten „alles ausradieren" würde. Auch das kann ein Gesprächsanlass sein.	Wenn wir einen Fehler machen, können wir ihn wiedergutmachen. Wir dürfen uns für einen anderen Weg entscheiden. Schwierige Phasen und traurige Erinnerungen können verblassen.	„Welchen Weg musstest du schon einmal ändern und warum? Wie ist deine Sichtweise heute darauf?" „Was würde passieren, wenn du einen anderen Weg einschlagen würdest?" „Wie geht es dir heute, wenn du an dieses Ereignis denkst?"
Der wichtigste Teil ist die Mine im Inneren.	Unser Äußeres ist nicht entscheidend, sondern die inneren Werte.	„Was sagen die Menschen, die dich wirklich kennen, über dich? Was macht dich, ganz unabhängig von deinem Äußeren, aus?"

Handlung	Mögliche Deutung	Gesprächsimpulse
		„Wie möchtest du sein? Wie möchtest du mit anderen umgehen?“ „Mit welcher inneren Haltung möchtest du deinen Lebensweg bestreiten?“
Ein Bleistift nutzt ab und muss angespitzt werden (für diesen Teil eignet sich besonders ein sehr weicher Bleistift, da dieser schnell abnutzt).	Wir können mit Hilfe von außen reifen und dazulernen. Wir benötigen Ruhepausen und Regenerationszeit.	„Nun sind deine Energiereserven aufgebraucht und deine Lebenslinie lässt sich gerade nicht weiterzeichnen – was kannst du tun?“
Ein Bleistift wird mit der Zeit immer kleiner.	Unsere Lebenszeit bzw. unsere Lebensenergie ist nicht unendlich.	„Was ist möglich und welche Ziele sind nicht (mehr) erreichbar?“ „Wie wichtig wäre dieses Thema noch, wenn dein/Ihr Weg nicht mehr lang wäre?“
Vergleich eines kurzen, abgenutzten Bleistifts mit einem funkelnagelneuen Exemplar.	Unsere Lebenserfahrung hinterlässt Spuren.	„Wenn unser Leben schon viele Geschichten geschrieben hat, ist es vollkommen in Ordnung, wenn man uns das ansieht. Welche Spuren hat das Leben bei dir/Ihnen hinterlassen?“ „Wenn du auf dem Sterbebett liegst, woran wirst du dich in deinem Leben erinnern? Was wird dir das Wichtigste sein? Worauf möchtest du stolz sein und was könntest du bereuen?“

Seismograf der Gefühle

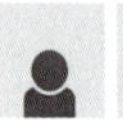

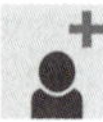

Analog zur Lebenslinie oben lässt sich mit einer Papierrolle und einem Stift, den man in die Rolle steckt, ein Seismograf der Gefühle bauen. Seismografen (griech.: seismós, „Erschütterung“ und grapho, „Schreiben“) können kleinste Erschütterungen des Bodens registrieren und dienen somit als Frühwarngeräte für aufkommende Erdbeben. Die Ausschläge ihres Schreibers geben einen Hinweis auf die Stärke der Bewegungen. Hier einige Ideen, wie mit diesem Sinnbild therapeutisch gearbeitet werden kann:

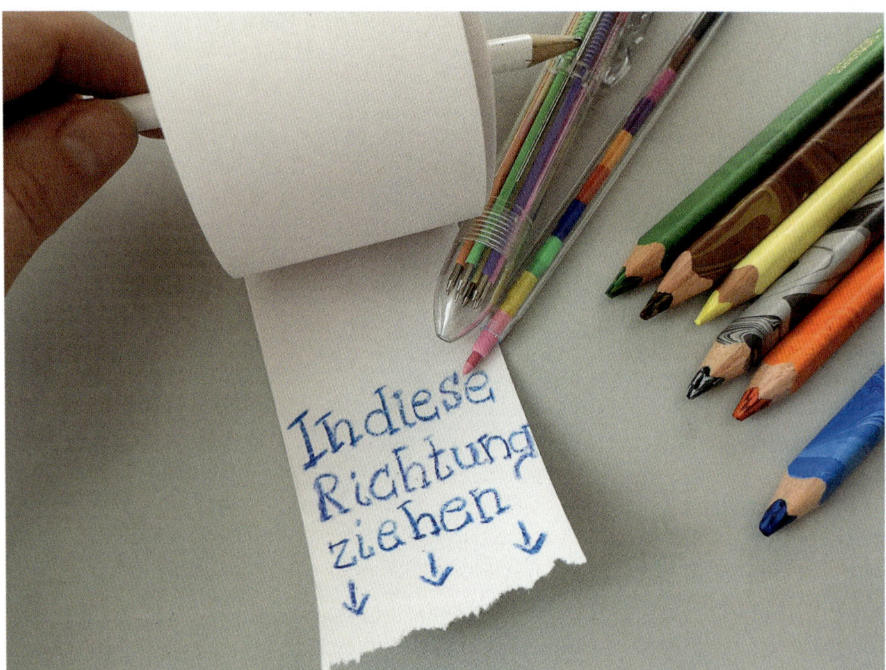

Ein buntes Bild meiner Gefühlswelt

In der Psychoedukation zu Emotionen kann der Seismograf ein nützliches Instrument sein, um diese sichtbar zu machen. Mit eher jüngeren Kindern lässt sich so ein buntes Bild der eigenen Gefühlswelt auf einer Rolle verewigen. Hierfür wird ein mehrfarbiger Stift benötigt, alternativ tun es auch verschiedene einzelne Stifte. Den größeren Impact erzielt man aber sicherlich mit einem besonderen Stift, der vielleicht noch ein personalisiertes Schildchen hat (z. B. „Lenas Gefühlsschreiber“). Mithilfe einer gedachten oder tatsächlich aufgezeichneten Nulllinie in der Mitte der Rolle kann eine neutrale Grundstimmung symbolisiert werden. Die einzelnen Farben des Stifts stehen für die jeweiligen Gefühle, die das Kind kennt und in alltäglichen Situationen empfindet (gut vorbesprechen!). Nun können gemeinsam alltägliche Situationen auf kleinen Zetteln gesammelt werden, bevor der Seismograf „eingeschaltet“ wird. Das Kind erhält dann die Aufgabe, passend zu der zufällig ausgewählten Alltagssituation sein Gefühl aufzuzeichnen. Es muss sich dabei entscheiden, ob es ein Gefühl als angenehm (Ausschlag nach oben)

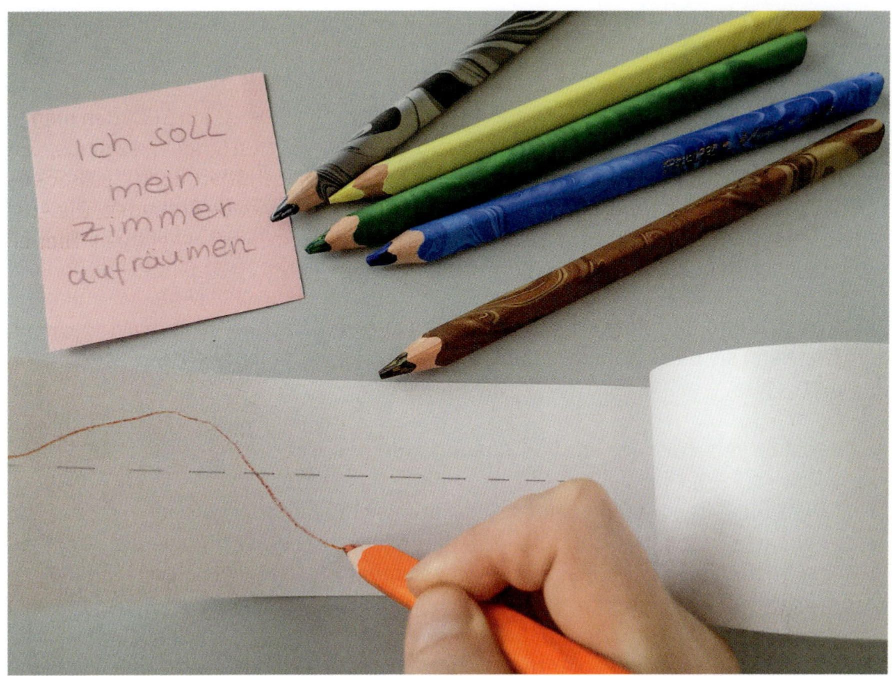

oder unangenehm (Ausschlag nach unten) erlebt, und wie stark es dieses jeweils empfindet. Mit differenzierteren Kindern können auch gemischte oder ambivalente Gefühle sichtbar gemacht und besprochen werden, indem mehrere bunte Kurven parallel gezeichnet werden. Das Ganze lässt sich auch gut als Beobachtungsaufgabe für zuhause einsetzen, indem ein Stück der Papierrolle mitgegeben wird, das zuvor in einzelne Abschnitte für die kommenden Tage eingeteilt wird.

Frühwarnzeichen erkennen

Bei Störungen mit plötzlichen Stimmungsschwankungen und Hochspannungsphasen (v. a. Borderline) kann mit dem selbstgebauten Seismografen der Gefühle das Thema „Frühwarnzeichen" fokussiert werden. Während die fein justierten Geräte in der Lage sind, Erdbeben schon vor ihrem Ausbruch zu registrieren, können auch wir Menschen unsere Antennen für die persönlichen Frühwarnzeichen einer Hochstressphase schärfen. Ist es eine innere Unruhe oder doch eher eine erhöhte Reizbarkeit? Verschiedene Farben für die Veränderungen auf gedanklicher, körperlicher und emotionaler Ebene sowie im Verhalten können hier die Entwicklung über die Zeit sichtbar machen.

Gefühle kommen und gehen

Kein Gefühl bleibt für immer, auch wenn es sich manchmal für unsere Patientinnen und Patienten so anfühlt. Um zu symbolisieren, dass Gefühle aus Hochspannungsphasen auch wieder abflachen, lässt sich gut mit verschwindender Tinte arbeiten. Die so beschriftete Rolle kann dann mit nach Hause gegeben werden, mit der Aufgabe, sie in den nächsten Stunden genauer zu beobachten (s. u. „Gedanken verschwinden wie von Zauberhand").

Verborgene Gefühle

Einige Patientinnen und Patienten verbergen ihre wahren Gefühle vor anderen, während in ihrem Inneren ein wahrer Sturm tobt. Um dies symbolisch darzustellen, lässt sich mit einem normalen Stift eine nach außen gelassen wirkende „Nulllinie" einzeichnen. Auch eine aufgesetzte positive Stimmung ist möglich und kann in Form einer Linie Teil der Darstellung sein. Der wahre Gefühlsverlauf kann anschließend mit UV-Marker (nur unter UV-Licht sichtbar) nachgezeichnet werden. Die Frage, wie andere Menschen reagieren würden, wenn sie diese Gefühle sähen, bietet hier Anlass für weitere Gespräche.

Gedanken verschwinden wie von Zauberhand

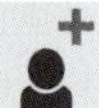

Für diese Übung benötigt man einen Stift mit unsichtbarer oder verschwindender Tinte, der zunächst wie ein ganz normaler Tintenroller schreibt (nicht zu verwechseln mit UV-Markern, deren Schrift nur unter UV-Licht sichtbar ist, siehe auch Bergmann & Bergmann, 2017). Die Kosten betragen etwa drei bis vier Euro pro Stück. Nun kann man einen Zettel mit dem Stift beschriften. Dabei sollte möglichst wenig Druck ausgeübt werden, um keine Spuren auf dem Papier zu hinterlassen. Nach einer knappen Stunde wird davon nichts mehr sichtbar sein. So lässt sich auf zauberhafte Weise demonstrieren, dass kein Gedanke für immer in unserem Kopf bleibt. Gedanken kommen und sie gehen auch wieder. Hierzu lässt sich zum Beispiel ein Zwangs- oder Sorgengedanke zu Beginn der Stunde auf einen Zettel schreiben und im Verlauf beobachten, wie er immer weiter verblasst. Alternativ kann der Zettel umgedreht und später wieder betrachtet werden, wenn die Tinte sich vollständig aufgelöst hat. Reicht die Zeit bis zum völligen Verschwinden nicht aus, kann man das Papier in einen Umschlag stecken und den Patienten bitten, diesen zu verschließen und erst zuhause zu öffnen. Beim nächsten Treffen kann er dann erzählen, ob der Gedanke immer noch da war – Überraschungseffekt auch nach der Therapiestunde garantiert.
Das Ganze lässt sich wahlweise auch mit Gefühlen und Erinnerungen durchführen, wobei gut überlegt werden muss, welche Botschaft vermittelt werden soll. Bei einigen Dingen kann es hilfreich sein, darauf zu vertrauen, dass „die Zeit alle Wunden heilt", bei anderen wiederum ist eine aktive Gefühlsregulation notwendig.

„Ich bin nicht normal, ich bin anders normal" – Individualität annehmen

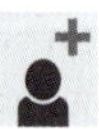

Manchmal haben wir es mit Klientinnen und Klienten zu tun, die sich aufgrund bestimmter Merkmale (z. B. eine Behinderung, Autismus, Hochbegabung) von anderen offensichtlich unterscheiden. Wenn dieser Unterschied bewusst wird, kann er starken Leidensdruck verursachen und dazu führen, dass jemand krampfhaft versucht, sich anzupassen. Dass eine übermäßige Anpassung nicht funktioniert und meist nur zu weiteren emotionalen Problemen führt, kann die folgende Übung verdeutlichen:
Man nimmt eine Reihe verschiedener Stifte und erkundet diese zusammen anhand ih-

rer spezifischen Eigenschaften. Jeder Stift wurde für seinen besonderen Zweck geschaffen und erfüllt diesen perfekt. Nun überlegt man gemeinsam: Was wäre, wenn der Bleistift für das bunte Ausmalen von Bildern zuständig wäre? Oder der Textmarker für feine Schraffuren? Vielleicht lassen sich auch alternative Einsatzmöglichkeiten finden, die gut funktionieren, wie der Filzstift als Textmarker.
Hier einige Beispiele für die Eigenschaften bestimmter Stifte und mögliche metaphorische Bedeutungen:

Stift	Eigenschaften	Mögliche metaphorische Deutung
Bleistift (mit Radierer)	Kann in unterschiedlichen Stärken malen, kann angespitzt und radiert werden, hart, klar	Beständig, unbeirrbar, anpassungsfähig, lernt aus Fehlern
Filzstift	Markant, auffällig, ausfüllend, farbenfroh	Geht einen deutlich sichtbaren, klaren Weg, kreativ, fröhlich, unterhaltsam
Wachsmaler (dick)	Kann eine Fläche schnell ausfüllen, wasserfest	Stark, energiegeladen, beschützend
Textmarker	Hebt etwas Besonderes hervor	Positiv gestimmt, strahlend, beschützend, auch vorlaut (überdeckt andere)
Tintenkiller	Kann etwas auslöschen und korrigieren	Kann etwas wieder gut machen, ungeschehen machen, reparieren, aber auch zerstörerisch sein
Füller	Schreibt fließend und schön	Anpassungsfähig, Sinn für Ästhetik

2.3 Büroklammern

Büroklammern werden seit Ende des 19. Jahrhunderts industriell hergestellt und existieren heutzutage in zahlreichen Formen und Farben. Sie sind so alltäglich wie vielseitig – nicht umsonst werden sie gerne zur Untersuchung der Kreativität genutzt, indem so viele originelle Verwendungszwecke wie möglich in einer bestimmten Zeit gefunden werden sollen (Torrance, 1974). Zur Perfektion getrieben hat es vermutlich der Serienheld MacGyver, der mit Hilfe einer Büroklammer die eine oder andere gefährliche Situation entschärfen konnte. Neben dem ganz praktischen Nutzen hat die Büroklammer eine Bedeutung als politisches Symbol des Zusammenhalts und der Verbundenheit mit der Regierung in Norwegen erlangt, als dieses im zweiten Weltkrieg von der Wehrmacht besetzt wurde. Zunächst trugen die Menschen die Klammer offen, nach dem Verbot verdeckt an der Kleidung, und setzten so ein Zeichen des Widerstands. Ein so vielseitiger und symbolträchtiger Gegenstand wie die Büroklammer darf deshalb bei unseren Überlegungen zu therapeutischen Interventionen nicht fehlen.

Einsatzmöglichkeiten

Die Umklammerung lösen – Durch Vergeben die Opferrolle verlassen

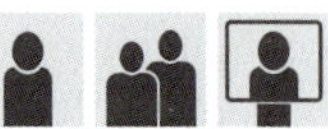

Verletzungen durch andere Personen bis hin zu Missbrauch oder körperlicher Gewalt finden immer wieder thematischen Einzug in die Psychotherapie. Auch in der Paartherapie können sie eine Rolle spielen. Gesprächsgegenstand ist oft auch der Umgang mit der Täter- und der Opferrolle, die eng mit den beteiligten Personen verbunden sind. Daraus ergibt sich eine gewisse Abhängigkeit, denn ein Opfer kann es nur geben, wenn es auch einen Täter oder Verursacher gibt. Vergeben bedeutet in diesem Zusammenhang, den Täter aus seiner Rolle zu entlassen und sich damit selbst aus der zugeschriebenen Rolle des Opfers zu befreien. Die beiden Handelnden werden wieder zu Menschen mit vielfältigen, unterschiedlichen Rollen, sodass unter Umständen eine Neudefinition der Beziehung zueinander stattfinden und das gemeinsame System von dem schwelenden Konflikt befreit werden kann (Handrock & Baumann, 2017).

Um diese Betrachtungsweise aus der Akzeptanz- und Commitmenttherapie unseren Patientinnen näherzubringen, nehmen wir zwei Büroklammern zur Hand. Diese verhaken wir nun ineinander. Beispielhaft sei hier der Fall der 19-jährigen Katja dargestellt, die sich durch die jahrelange Vernachlässigung von ihrer alleinerziehenden Mutter oft unterlegen, voller Makel und unfähig fühlte. Ihre Therapeutin hielt die zwei Büroklammern hoch und erläuterte:

„Schau mal, durch all die Verletzungen, die du erlebt hast, ist eine spezielle Verbindung zwischen dir und deiner Mutter entstanden. Sie in der Rolle der Verursacherin deiner Probleme, und du bist das wehrlose Opfer, das still alles ertragen musste. Wie diese zwei Büroklammern seid ihr ineinander verhakt oder verschlungen. Die Rolle deiner Klammer, das abhängige Opfer, kann nur existieren, wenn es auch eine Täterin gibt. Wo du bist, ist automatisch auch sie, denn das Gefühl, unterlegen und hilflos zu sein, ist immer mit dabei, stimmt's? Was wäre, wenn du diese Verbindung lösen könntest?“

Die Therapeutin befreite die beiden Büroklammern voneinander und gab Katja jeweils eine in die linke und eine in die rechte Hand. Dann fuhr sie fort:

„Was wäre, wenn du deine Mutter aus der Täterrolle entlassen würdest? Welche Rolle könntest du dann einnehmen? Wie könnten beide Klammern zueinander stehen, wie könntet ihr, deine Mutter und du, euch dann begegnen?“

Die symbolische Trennung der beiden Gegenstände kann so helfen, die wahrgenommenen Rollen aus der Distanz zu betrachten und sich in alternative Rollen einzufühlen.

„Das nehme ich mit, das lasse ich da" – Produktiv mit Kritik umgehen

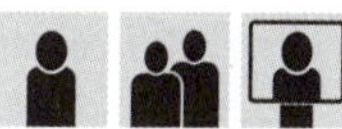

Für diese Intervention benötigt man eine Handvoll Büroklammern in zwei verschiedenen Farben bzw. unterschiedlicher Machart. Sie kann dann eingesetzt werden, wenn Jugendlichen oder (jungen) Erwachsenen der Umgang mit kritischen Rückmeldungen schwerfällt. Dies kann z. B. im Rahmen erster Schulpraktika der Fall sein.

So berichtete die 17-jährige Paula, dass sie in zwei ihrer drei Praktika der Erzieherausbildung in ihren Augen sehr negative Bewertungen bekommen hätte. Zuletzt habe sie fast täglich geweint und sei nur mit Mühe morgens zum Praktikum gegangen. Es zeigte sich im Gespräch, dass die Kritiken keineswegs durchweg negativ waren. Paula wurde jedoch immer mal wieder teils autoritär zurechtgewiesen, worauf sie sehr empfindlich reagierte. Da Erzieherin weiterhin ihr Traumberuf war, schaute sie sich die Kritikpunkte mit ihrer Therapeutin genauer an. Die Therapeutin verband für jeden Kritikpunkt jeweils zwei farbige Klammern miteinander, aus denen sie dann eine Kette bildete.

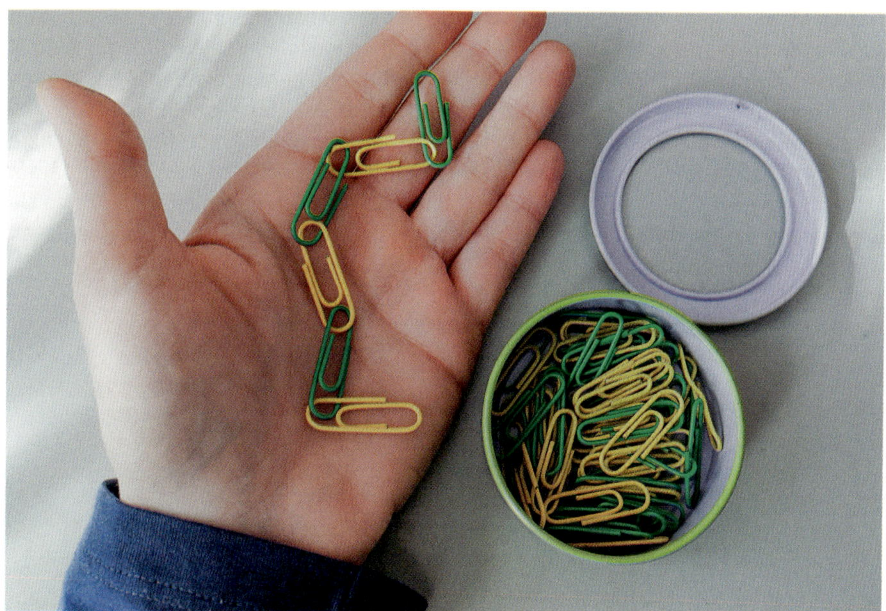

Sie erklärte dazu:

> *„Das sind alle Rückmeldungen, die du mitnimmst. Die grünen Teile sind eigentlich hilfreiche Hinweise, die dich voranbringen können. Aber sie sind verwoben mit Verletzungen, den gelben Klammern, die Zweifel an dir selbst wecken. So, wie die Kette der Rückmeldungen jetzt aussieht, würdest du sie vermutlich am liebs-*

ten in die Ecke werfen, stimmt's?". Paula nickte. *„Das Gute ist, dass du die Wahl hast. Du kannst entscheiden, welche Teile der Kette du mitnehmen, und welche du dalassen möchtest. Schauen wir uns das doch mal genauer an"*, fuhr die Therapeutin fort.

Sie nahm die ersten zwei Klammern von der Kette ab, die für die Rückmeldung standen, dass Paulas Kleidungsstil unangemessen sei. Sie trug teilweile zerrissene Jeans oder bauchfreie Oberteile. Aus der Schule kannte Paula Mobbing aufgrund ihrer Kleidung, so dass alte Verletzungen wieder hochkamen. Diese hatten jedoch mit der aktuellen Kritik nichts zu tun. Die gelbe Klammer stand also für das Gefühl, sich persönlich angegriffen zu fühlen. Nun überlegten Paula und ihre Therapeutin, wofür die grüne Klammer stand: Sie war der hilfreiche Hinweis, sich so zu kleiden, dass sie von Kolleginnen und Kollegen sowie Eltern gleichermaßen als erwachsene, kompetente Person wahrgenommen werden konnte.

Als Nächstes nahmen sie sich die Zurechtweisung vor, die Paula von einer Mitarbeiterin erhielt, als sie einem Kind einen Joghurt geben wollte. Da an diesem Tag ein Fototermin stattfinden sollte, nahm die Mitarbeiterin den Joghurt weg und fragte Paula, wie sie auf die Idee kommen könne, diesen kurz vor dem Fototermin herauszugeben – es sei doch klar, dass dann die Kleidung des Kindes verschmutzt sei. Paula nahm nun selbst die gelbe Klammer und erklärte, sie habe sich unfähig und dumm gefühlt. Aber, so ergänzte sie, der hilfreiche Teil dieser unangenehmen Situation sei, dass sie zukünftig darauf achten werde, was die Kinder vor einem Fototermin zu essen bekämen. Dies könne sie unabhängig davon, dass die Art der Zurechtweisung vielleicht nicht ganz angemessen war, für sich mitnehmen.

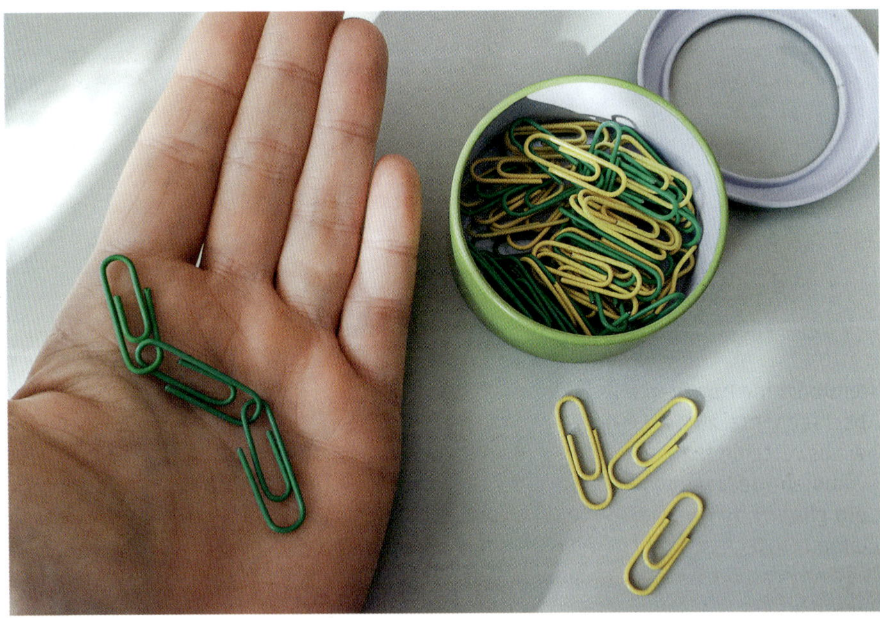

So fuhren die beiden fort, bis sie schließlich eine Kette nur aus grünen Klammern gebildet hatten. Es geht bei dieser Intervention nicht darum, auch die unangemessenste Kritik kommentarlos hinzunehmen. Vielmehr soll das Gefühl gestärkt werden, selbst entscheiden zu können, was mit dieser Kritik geschieht.

Die Denkfalle der versunkenen Kosten – Mut zum Aufhören finden

Die Redewendung „Gutes Geld schlechtem hinterherwerfen" bedeutet, dass man zwar erkannt hat, dass man eine Fehlinvestition getätigt hat, aber dennoch weiter investiert. Was in der Finanzwelt passieren kann, ist auch im zwischenmenschlichen Bereich keine Seltenheit. Menschen bleiben bei ihrem Vorgehen, obwohl es nicht zum Erfolg führt. Das kann auch das Fortführen einer destruktiven Beziehung betreffen, in der Hoffnung, genug eigenes Engagement würde die Situation schon irgendwann zum Guten wenden. Eine Grundlage für dieses Verhalten stellt die sogenannte „sunk cost fallacy" dar – ein Denkfehler, der uns dazu verleitet, etwas nicht aufzugeben, wenn wir schon viel investiert haben. Je höher die bisherige Investition ist, desto schwerer ist es, sich einzugestehen, dass diese verloren ist (Hecker, 2019).

Um ein Gespür für die Irrationalität dieses Vorgehens und im besten Fall Widerstand dagegen zu wecken, lässt sich gut eine Handvoll Büroklammern einsetzen. Man händigt diese seinem Gegenüber aus und erklärt, dass er sie nun in ein fiktives (und ihm persönlich sehr wichtiges) Ziel investieren könne – zum Beispiel in die (unglückliche) Beziehung. Er dürfe selbst entscheiden, wie viele seiner Klammern er dafür aufwenden wolle, denn es sei unbekannt, wie viele es brauche. Nun gibt man nach jeder Klammer die Rückmeldung, dass das Ziel leider noch nicht erreicht wurde. Wird der andere eine weitere Klammer investieren? Man kann ihn hierzu animieren und dabei die Aufmerksamkeit auf die bisher getätigte Investition lenken – es seien doch schon ganz schön viele Klammern, die seien schließlich alle verloren, wenn man jetzt aufhöre! Je nachdem, wie weit der andere bereit ist, zu gehen, lässt sich dies nun im folgenden Gespräch aufgreifen. Welchen Einfluss haben die bisherigen Investitionen wirklich auf die noch folgenden? Ist es realistisch, dass sie sich auszahlen, wenn man weiter investiert? Woran kann man erkennen, dass es besser wäre, Schadensbegrenzung zu betreiben, statt weiter zu investieren? Und was braucht es, um sich emotional einzugestehen, dass Aufhören sinnvoller wäre?

„Was ich dir noch mitgeben möchte" – Abschiedsritual in der Gruppe

Wer über eine bunt gemischte Sammlung an Büroklammern verfügt, kann diese für ein Abschiedsritual zum Abschluss einer Gruppentherapie nutzen. Die Sammlung kann dabei aus verschieden geformten Klammern bestehen, die es in der Gestalt von Tieren und Symbolen wie Herzen, Pfeilen oder Briefen, aber auch mit kleinen beschrifteten Wimpeln gibt. Dabei überreichen sich die Gruppenmitglieder untereinander jeweils eine Klammer, die symbolisch für das steht, was man dem anderen noch mitgeben möchte. Die Klammern können dabei an eine Karte geheftet werden, auf der der Name der jeweiligen Teilnehmerin steht.

Die Wirkung einer solchen Abschiedsübung sollte nicht unterschätzt werden. So berichtete die 19-jährige Jana, dass sie sich darüber gefreut habe, etwas Bleibendes mitnehmen zu können und eine Einschätzung von neuen, ihr nicht nahestehenden Personen zu erhalten. Sie war über einige Rückmeldungen erstaunt – so gab ihr ein Gruppenteilnehmer einen Elefanten mit als Sinnbild für ihre starke, kraftvolle Art, die er an ihr wahrnahm. Sie selbst hatte sich bisher nicht so erlebt.

2.4 Locher

Gastkapitel von Betty Ebner

Ein Locher gehört zu jeder Büroausstattung und ist vermutlich in jeder Beratungspraxis zu finden. Es gibt verschiedene Modelle – vom kleinen mobilen Locher bis zum Stapellocher. Sie unterscheiden sich nicht nur in der Größe, sondern auch in ihrer Kraft und Wirkung. Mit Aufklebern wie Wackelaugen oder dem Bemalen mit dicken Permanentmarkern lassen sie sich schnell und einfach in eine Persönlichkeit verwandeln, die in verschiedenen Situationen Zusammenhänge erlebbar macht.

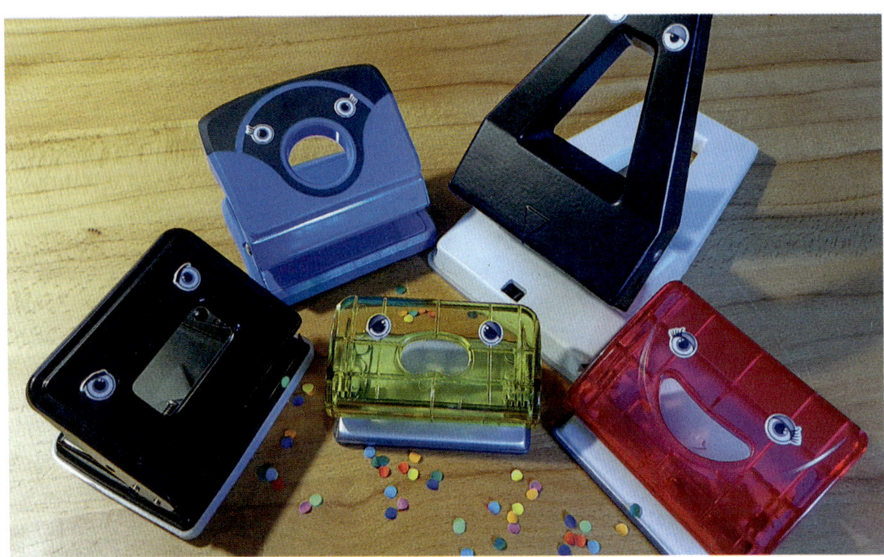

Einsatzmöglichkeiten

Ein guter Plan – Wenn eine chaotische Arbeitsweise die Motivation bremst

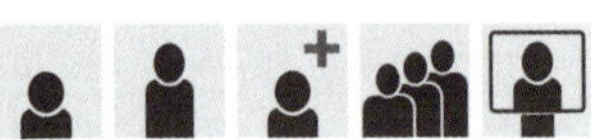

Einige Klienten schildern, dass sie oft an Aufgaben spontan und mit ganzem Einsatz herangehen, und dann schnell die Energie verlieren, sie weiter zu verfolgen. Ihnen kann die Therapeutin oder Beraterin die Aufgabe stellen, mit einem Locher und einem einfachen Blatt Papier möglichst viele Löcher in einer Minute zu stanzen. Das vielleicht gewohnte Vorgehen, einfach chaotisch drauflos zu arbeiten, führt dazu, dass der Klient nur den Rand des Papiers lochen kann und viele Stanzvorgänge nötig sind, um ein relativ spärliches Ergebnis zu erzielen. Demgegenüber lassen sich aber auch Pläne entwerfen, wie man das Papier am besten faltet, um mit weniger Lochungen mehr Löcher stanzen zu können. So wird erlebt, dass es sich lohnt, Zeit auf eine Vorüberlegung zu verwenden, um Ressourcen zu schonen und ein besseres Ergebnis zu erzielen. Was zuerst wie Zeitverschwendung wirken kann, stellt sich am Ende vielleicht als große Zeitersparnis und Arbeitserleichterung heraus. Dazu gehört auch die Erfahrung, dass Kraft und Energie gut eingeschätzt werden müssen. Nur eine bestimmte Menge an Faltungen ist möglich, sonst passt das Papier nicht mehr in den Locher oder es muss zu viel Kraft aufgewendet werden, um ihn zu bedienen. Auch das könnte zum Scheitern führen.

Diese Aufgabe lässt sich auch gut im Team oder in einer Gruppe stellen. Dabei kann sie Wettbewerbscharakter bekommen und anschließend kann jeder Teilnehmer seine Vorgehensweise erklären.

Das richtige Werkzeug – Kann ich mit meinen Ressourcen eine Aufgabe bewältigen?

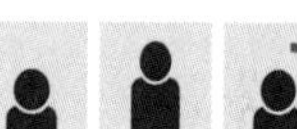

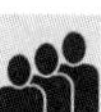

Wenn man, wie oben beschrieben, mit Lochern in einer Gruppe arbeitet, müssen alle Locher in etwa gleich sein. Anders ist es, wenn man die Frage stellt, ob eine Klientin für eine Aufgabe überhaupt „das Zeug" hat. Dabei kann man in der Beratung einen ziemlich kleinen Locher benutzen, um unterschiedliche Materialien zu lochen, z. B. dünnes Papier, dicke Pappe, Moosgummi, Kunststoffmaterialien oder sogar dünnes Sperrholz. Bei einigen Materialien stößt die Klientin sicher an die Grenze des Lochers, sei es durch die Härte des Materials oder dadurch, dass dieses einfach nicht in die Lücke des Lochers passt. Dann „zaubert" der Therapeut einen Profi- oder Stapellocher hervor, mit dem die Aufgabe einfach zu bewältigen ist. Gemeinsam überlegt man dann, welche passenderen „Werkzeuge" die Klientin braucht, um eine frustrierende Aufgabe besser und mit geringerem Energieeinsatz erledigen zu können.

Natürlich kann man diese Erfahrung auch in Abstufungen machen lassen, je nachdem, wie viele Locher mit unterschiedlicher Kraft man zur Verfügung hat.

„Heute bin ich richtig angefressen!" – Schlechte Stimmung regulieren

Es ist gar nicht so selten, dass eine große oder kleine Patientin etwas „angefressen" in der Praxis auftaucht. Was ist es, worüber sie sich geärgert hat, was bringt sie in diese Stimmung? Die Therapeutin kann den Vorschlag machen, einen von ihren „Fresserchen" das Thema bearbeiten zu lassen. Die Patientin darf sich einen Locher aussuchen und ein entsprechendes Material aus einer Bastelkiste, das sie damit bearbeiten will. Wie groß ist das Thema, wie dick und welche Farbe hat es? Dann darf sie sich mit dem Locher so richtig austoben und dem Material viele Löcher verpassen, bis die Energie aus dem „Angefressen-Sein" verbraucht ist. Eine prima Methode, um symbolisch den Ärger aus dem Raum zu schaffen und die Emotionen herunterzufahren.

Und zum Schluss: Erfolge feiern!

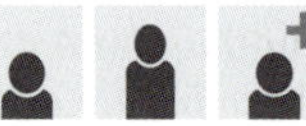

Beim Arbeiten mit Lochern lohnt es sich immer, Papier oder andere Materialien in unterschiedlichen Farben zu benutzen. Das macht die Überraschung am Ende der Sitzung umso bunter, wenn die Therapeutin zum Beispiel sagt: „Jetzt haben wir eine ganze Menge mit diesem Locher gearbeitet und du hast tolle Ideen entwickelt, wie du dir das Leben leichter machen kannst. Weißt du, was du nach jedem solchen Erfolg machen solltest? Feiern! Konfetti!" Der Locher wird geöffnet, die ausgestanzten Punkte fliegen in die Luft und es wird mit dem Konfetti gefeiert, das der Patient selbst hergestellt hat. Insbesondere für Kinder ist dies eine wunderbare und überraschende Intervention, die die Anspannung, welche in einer Sitzung entstehen kann, mit einiger Energie wieder auflösen kann. Aber auch ältere Patienten können sich über diese überraschende Wendung im „Ton" der Sitzung freuen und mit einem Schmunzeln in den Alltag entlassen werden.

2.5 Korrekturroller

Einen Korrekturroller bzw. eine -flüssigkeit zählen die meisten zu ihrem täglichen Bürobedarf. Sie sind nützlich, wenn man Fehler sauber korrigieren möchte, ohne dass es unleserlich wird. Zudem kann man gemachte Fehler so überdecken, dass man sie im ersten Moment gar nicht mehr sieht.

Das wusste auch der 9-jährige Tim, als er den Korrekturroller seiner Therapeutin sah. „Mama sagt, so etwas soll man nicht benutzen, damit man seine Fehler nicht überdeckt, sondern weiterhin sieht. Dann kann man besser daraus lernen."

Einsatzmöglichkeiten

Was ich nicht sehe, ist nicht da – Probleme überdecken wollen

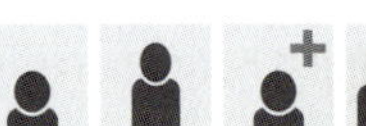

Manche Probleme oder Erlebnisse möchte man einfach vergessen. Weil man das Gefühl hat machtlos zu sein, oder weil sie schambesetzt sind, man das Gefühl hat, Fehler gemacht zu haben oder es einfach zu sehr wehtut, darüber nachzudenken. Für solche Fälle eignen es sich viele Menschen an, diese Gedanken zu verdrängen, als würde es sie gar nicht geben. Als Psychotherapeut weiß man, dass diese Methode im Normalfall nur kurzfristig wirkt und langfristig dysfunktional ist.

Den Patienten kann man dies eindrücklich darstellen, in dem man einen Satz aufschreibt, der dem Gedanken, mit dem der Patient sich nicht beschäftigen will, ähnlich ist. Zum Beispiel: „Ich habe etwas Schreckliches erlebt." Dann überdeckt man ihn mit einem Korrekturroller.

„Super, alles weg! Lass uns weitermachen." Dann schreibt man etwas über das zuvor Versteckte, will quasi neu beginnen: „Ich habe gute Freunde, die mir immer helfen. Auch wenn es mir schlecht geht." Wenn man damit fertig ist, beginnt man langsam mit einer Münze oder dem Fingernagel an der Korrekturfolie zu kratzen, so dass sie sich Stückchen für Stückchen löst. Auch der neue, positive Satz verschwindet nun immer mehr.

Dann erklärt man, dass es schwer ist, so einen Gedanken immer abgedeckt zu halten. „Es kommen neue Probleme, neue Verletzungen, irgendetwas kratzt immer an den Wunden in uns. Und dann können die tollen Dinge, die wir versuchen uns aufzubauen, mit ins Wanken geraten. Daher ist es wichtig, die Vergangenheit in unser Leben zu integrieren." Dann schreibt man den ersten Satz wieder auf und erweitert ihn um den neuen positiven Aspekt: „Ich habe etwas Schreckliches erlebt, aber ich habe gute Freunde, die mir immer helfen. Auch wenn es mir schlecht geht."

Ausbessern oder von vorne beginnen?

Die folgende Intervention lässt sich gut einsetzen, wenn ein Patient bei einer Problemlösung feststeckt und immer wieder versucht, einen wenig erfolgsversprechenden Ansatz durch zahlreiche „Ausbesserungsversuche" irgendwie in die Tat umzusetzen. Dann kann es sich lohnen, noch einmal von vorn zu beginnen.

Um ein Verständnis für die Aussichtslosigkeit der Problemlösung zu ermöglichen, lädt man den Patienten ein, sich das folgende kleine Schauspiel anzusehen: Man legt sich Papier, Stift und Korrekturroller bereit und notiert dann einen Satz mit zwei bis drei Rechtschreibfehlern. Zum Beispiel: „Ich will das hir schön schraiben."

Dann bemerkt man den ersten Fehler („hir"), ärgert sich lautstark und versucht das Wort so zu verändern, dass man aus dem r ein e macht und dahinter noch ein r anfügt. Das wird nicht schön aussehen, aber man wird es erkennen. Dann sieht man den zweiten Fehler und versucht auch diesen möglichst „unauffällig" auszumerzen, indem man über das a mehrfach ein e schreibt. Dann bemerkt man, dass man noch etwas vergessen hat, schreibt über den Satz noch das Wort „besonders" und zeichnet einen Pfeil, der das

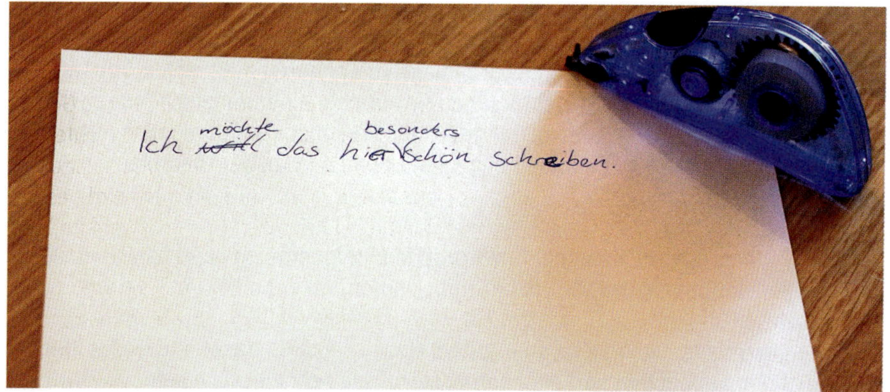

Lieber neu anfangen, als ewig etwas verbessern, was nicht mehr zu verbessern ist.

Wort zwischen „schön" und „schreiben" einordnet. Daraufhin ändert man bei der Gelegenheit noch einmal das Wort „will" zu „möchte".

Jetzt hat man seinen perfekten Satz, aber so „besonders schön" sieht dies nun nicht mehr aus. Man beginnt nun mit gespielter Verzweiflung noch einmal über die Buchstaben zu zeichnen, damit sie wenigstens gleichmäßig dick aussehen, und fragt dabei den Patienten: „Das sieht aber nicht gut aus, was soll ich machen?" Solange der Korrekturroller deutlich genug im Blickfeld des Patienten liegt, wird er von sich aus vorschlagen diesen zu benutzen. „Aber dann muss ich ja noch einmal ganz von vorne anfangen! Ich habe mir doch so viel Mühe gegeben und schon so viel Zeit investiert."

Gemeinsam kann man dann feststellen, dass das neue Schreiben des Satzes trotzdem erfolgversprechender ist als weitere Ausbesserungsversuche und auch nicht so lange dauern wird, jetzt wo man schon weiß, worauf man achten muss.

Dieses Wissen kann man daraufhin auf die Problemlösung des Patienten anwenden und gemeinsam überlegen, wie ein richtiger Neuanfang denn in seiner konkreten Situation aussehen würde.

2.6 Bücher

Ob Fachliteratur oder Wartezimmerlektüre, ein Regal mit diversen Büchern lässt sich wahrscheinlich in jeder Praxis oder Beratungsstelle finden. Aber auch ausrangierte Romane lassen sich für die eine oder andere therapeutische Intervention nutzen. Hier kommen einige Ideen.

Einsatzmöglichkeiten

Don't judge a book by its cover – Kreativer Umgang mit Vorurteilen

Der klangvolle englische Spruch „Don't judge a book by its cover" lässt sich ins Deutsche etwa übersetzen mit „Beurteile nie ein Buch nach seinem Einband". Es geht also um Vorurteile, die Menschen nur auf Grundlage von äußeren Merkmalen über andere haben. Wie beim Einband des Buches sehen sie aber nur einen winzigen Ausschnitt (einer Person), der eine Einschätzung der gesamten Persönlichkeit unmöglich macht. Als gesamtgesellschaftliches Phänomen begegnet es uns auch in der Therapie:

- Ein Patient, dessen Familie ihre Wurzeln in einem anderen Land hat, berichtet von Anfeindungen, er solle „dahin zurückgehen, wo er herkommt", worunter er psychisch leidet.
- Die depressive Jugendliche aus „gutem Hause" erzählt, dass viele sie für ihren Reichtum beneideten und annähmen, sie müsse sehr glücklich sein.

› Eine körperlich reife, altklug wirkende 12-Jährige, die früh Verantwortung übernehmen musste, erzählt weinend, dass sie manchmal einfach nur Kind sein will.

Wer das Thema kreativ (z. B. in der Gruppe) aufgreifen möchte, benötigt pro Person ein ausrangiertes Buch, mit dem gebastelt werden darf. Zusätzlich werden einige Bögen Papier (z. B. großer Zeichenblock, Tonpapier, Geschenkpapier, alte Zeitungen oder Zeitschriften) und weiteres Bastelmaterial wie Scheren, Kleber und deckende bzw. leuchtende Farben (Kreidestifte, Permanentmarker, Acrylfarbe) bereitgestellt.

Die Aufgabe ist es nun, einen Einband herzustellen, der die Vorurteile anderer über die eigene Person wiedergibt. Das kann bildlich geschehen oder über einen Titel und Klappentext. Der Gestaltungsfreiheit sind hier keine Grenzen gesetzt. Im Kontrast dazu darf dann das Innenleben zur Darstellung der eigenen Persönlichkeit bearbeitet werden, sei es mit bunten Farben, Texten oder über die Bearbeitung der Seiten selbst (Falten, Ausschneiden, ...).

Je nach Kontext ist im Anschluss eine kleine „Buchausstellung" genauso wie eine Vorstellung durch die „Autorin" möglich. Ebenso ist ein „Make Over" des Buches denkbar, bei dem ein neuer Einband hergestellt wird mit den Dingen, von denen man sich wünscht, dass andere sie mehr in den Blick nehmen.

Vorwärts leben und rückwärts verstehen – Umgang mit Schuldgefühlen nach tragischen Ereignissen

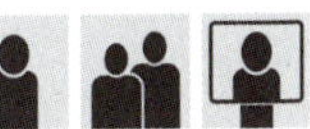

Die Kognitionspsychologie kennt eine Reihe kognitiver Verzerrungen, die unser Wahrnehmen, Denken, Urteilen und Erinnern trüben können. Diese tragen z. B. bei Depressionen und Angststörungen zur Aufrechterhaltung von Symptomen bei. Aber auch im Alltag sind sie ein Phänomen, das jeden von uns betreffen kann. Eine dieser alltäglichen Verzerrungen ist der sogenannte „Rückschaufehler": Ein Ereignis wird im Nachhinein als leichter vorhersehbar eingeschätzt, als es tatsächlich war. Oder um es mit den Worten des dänischen Philosophen Søren Kierkegaard auszudrücken: „Verstehen kann man das Leben rückwärts; leben muss man es aber vorwärts."

In der Therapie kann dies bei der Bearbeitung von Schuld eine Rolle spielen. Eine Patientin glaubt z. B., dass sie ein Geschehen (wie eine Vergewaltigung oder einen Unfall) hätte abwenden können, und macht sich Vorwürfe, dass sie dies nicht getan hat. Tatsächlich beurteilt sie den Sachverhalt in der Rückschau auf der Basis des Wissens, das sie in diesem Moment hat – dieses war jedoch in der Situation selbst gar nicht verfügbar.

Um ein Bewusstsein für dieses Phänomen zu schaffen und das Selbstmitgefühl zu fördern, kann ein Buch (idealerweise ein spannender Krimi, den man auch selbst gelesen hat) für eine kleine Impact-Übung genutzt werden. Man erzählt ein wenig über die Geschichte, die sich um die Suche nach dem Täter kreist. Dann schlägt man das Buch an verschiedenen Stellen auf und fragt sein Gegenüber, ob an dieser Stelle der Geschichte bereits klar oder zu erahnen sei, wer der Täter ist. Dabei beginnt man ganz hinten, sodass die Frage zunächst bejaht werden kann. Je weiter vorne man nun aufschlägt, desto weniger sicher wird diese Frage jedoch zu beantworten sein. Es gibt vielleicht einen vagen Verdacht, falsche Fährten und eine Vielzahl an Verdächtigen.

Nun lässt sich der Bogen zum eigenen Erleben der Patientin schlagen: Sie befindet sich jetzt am Ende der Geschichte, und hat alle Informationen. Wie aber sah es zu anderen Zeitpunkten aus? Wer möchte, kann das Buch nun mit Kapitelmarkern in Form von Post-its versehen, und die eigene Geschichte sowie das Wissen und die Handlungsmöglichkeiten zu den jeweiligen Zeitpunkten miteinander besprechen.

Der wachsende Stapel – Neinsagen üben

Ein Stapel Bücher lässt sich in seiner Symbolik gut nutzen, um eine wachsende Belastung greifbar zu machen. So kann die eigene Selbstfürsorge unter immer neuen Anforderungen und Aufgaben regelrecht untergehen. Ein therapeutisches Ziel kann es dann sein, das Neinsagen bewusst zu üben. Um die Motivation hierfür zu fördern und die Wichtigkeit von Abgrenzung zu verdeutlichen, wird eine Auswahl von etwa fünf bis zehn Büchern benötigt. Am besten lässt sich diese Übung im Stehen im freien Raum durchführen. Man überreicht der Patientin das erste Buch und erläutert, dass es sich hierbei um das Buch der Selbstfürsorge handelt (Buchtipp an dieser Stelle: „Keine Sorge – Selbstfürsorge“ von Erika Blitz, 2009). Die Patientin dürfe sich dieses in Ruhe anschauen und in Ruhe überlegen, was sie sich selbst Gutes tun wolle. Doch bevor sie überhaupt dazu kommt, das Buch aufzuschlagen, drückt man ihr schon das nächste Buch in die Hand: Eine wichtige Aufgabe ruft! Nun besteht immer noch die Möglichkeit, das Buch zur Selbstfürsorge einhändig aufzuschlagen, oder das zweite Buch darunter zu legen. Aber natürlich lässt man an der Stelle nicht locker und händigt ihr zügig ein Buch nach dem anderen aus, sodass das Lesen im Selbstfürsorgebuch irgendwann schlicht unmöglich wird.

Welche Lösungsmöglichkeiten sieht die Patientin nun? Kann sie die Bücher zurückgeben oder irgendwo ablegen? Und welche Gefühle kamen auf, als sie immer neue Bücher entgegennahm? In einer zweiten Runde dieser Übung lassen sich nun verschiedene Umgangsformen finden: Lehnt sie ein Buch freundlich ab oder bittet sie darum, es ihr später zu überreichen? Bietet sie an, statt eines dicken Buches ein dünneres anzunehmen? Usw.

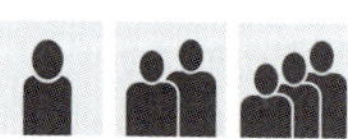

Um etwas bitten: Kein Buch mit sieben Siegeln!

Einigen (vor allem sozial ängstlichen) Patientinnen fällt es schwer, andere Personen um etwas zu bitten. Es kann für sie sprichwörtlich ein Buch mit sieben Siegeln sein, wie sie sich darum bemühen können, ihren Bedürfnissen Gehör zu verschaffen. Dieses Thema kann mithilfe eines Notizbuchs (siehe auch Bergmann & Bergmann, 2017), welches mit sieben Siegeln versehen wird, kreativ bearbeitet werden. Diese können z. B. mit buntem Siegelwachs (Sets ab etwa 20 Euro) hergestellt werden. Alternativ lassen sich auch Aufkleber verwenden oder die Siegel werden einfach gezeichnet.

Als Einleitung kann nun die Redewendung „Ein Buch mit sieben Siegeln“ aufgegriffen werden, die für etwas steht, das als kaum zugänglich oder schwer verständlich erlebt wird. Zeit also, sich die sieben Siegel einmal genauer anzuschauen: Ist es wirklich so schwierig, um etwas zu bitten? Wenn jedes Siegel das Buch zur erfolgreichen Bitte ein wenig weiter öffnet, wofür könnten die einzelnen Siegel stehen? Hier einige Anregungen in Anlehnung an Bohus & Wolf-Arehult (2018):

Siegel 1	Was ist meine Bitte? Welches Anliegen habe ich genau?
Siegel 2	Ist jetzt der richtige Zeitpunkt? Ist die Person in der Stimmung, mir zuzuhören?
Siegel 3	Bin ich richtig auf die Bitte vorbereitet oder fehlt mir noch Wissen?
Siegel 4	Darf ich die Person darum bitten? Ist sie mir gegenüber dazu gesetzlich oder moralisch verpflichtet?
Siegel 5	Ist meine Bitte angemessen für die Beziehung, die wir haben?
Siegel 6	Gebe ich der Person ebenso etwas zurück oder bin bereit dazu?
Siegel 7	Welche Auswirkungen hat es, wenn ich die Bitte ausspreche? Und welche, wenn ich sie für mich behalte?

Die Bedeutung der Siegel kann z. B. auf die Innenseite des Einbands oder auf die ersten Seiten geschrieben werden. So kann ein schnelles Nachschlagen bei der Orientierung helfen. Erfolgreich ausgesprochene Bitten können dann auf den restlichen Seiten des Buchs schriftlich festgehalten werden. In Kombination mit dieser kreativen Übung lassen sich gut Rollenspiele durchführen, um auch die praktische Umsetzung des Bittens zu fördern.

Die komplizierte Gebrauchsanweisung – Von anderen verstanden werden

Zu den Herausforderungen einer psychischen Erkrankung gehört es auch, mit den Reaktionen des eigenen Umfelds umzugehen, denn dort wird nicht immer mit Verständnis reagiert. Gerade in der Jugend werden viele Dinge emotional sehr intensiv erlebt, was für Erwachsene oft nicht ersichtlich oder manchmal nur schwer nachvollziehbar ist. Schon kleine, eigentlich gut gemeinte Äußerungen können zu massiven Kränkungen oder dem Gefühl, nicht verstanden zu werden, führen. So berichtete die 16-jährige Anna, deren Depressionen zeitweise den Schulbesuch kaum möglich machten, dass sie sich von ihrer Mutter regelmäßig unter Druck gesetzt fühlte. Diese versuchte, sie durch gutes Zureden zu motivieren, indem sie beispielsweise daran erinnerte, dass etwas „früher doch auch ging“. Anna erlebte dies jedoch als schmerzliche Erinnerung daran, dass sie bei etwas versagte, das scheinbar so leicht war. Gleichzeitig war sie verzweifelt, weil sie merkte, dass ihre Mutter ihre emotionale Notlage nicht begreifen konnte. Dennoch fehlten ihr in dieser Situation die Worte dafür, sodass es häufig zu Streit mit der Mutter kam.

Als sie ihrer Therapeutin davon berichtete, nahm diese ein dickes Buch zur Hand und erläuterte:

> *„Schau mal, du machst gerade eine Menge durch, und dein Gefühlsleben ist so umfangreich und voller Wendungen wie dieses Buch hier. Es ist wie eine lange und komplizierte Gebrauchsanweisung. Niemand, außer der Autorin selbst, hat all diese Dinge im Kopf. Und vielleicht sind viele Stellen schwer verständlich. Möglicherweise kann die Autorin ihren Lesern ein wenig behilflich sein und einen Klappentext mit den wichtigsten Informationen zur Verfügung stellen?"*

Anna und ihre Therapeutin überlegten nun gemeinsam, was andere über Annas Erkrankung und ihr emotionales Erleben wissen sollten. Sie vereinbarten, dass Anna einen ruhigen Moment nutzen würde, um mit ihrer Mutter ihr Erleben zu besprechen. So konnten sie ohne Druck und Ärger aufeinander nach Lösungen suchen, wenn es Anna nicht gelang, den Schultag zu überstehen.

An dieser Stelle darf nicht unerwähnt bleiben, dass in solchen Fällen auch die Arbeit mit den Eltern einen hohen Stellenwert haben sollte, um ihr Verständnis für das besondere Erleben ihres pubertierenden Kindes zu unterstützen.

Die drei Zukunftsgeschichten – Umgang mit Befürchtungen

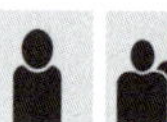 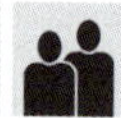 

In der Behandlung von Ängsten gehören auch Expositionen mit dazu. Die Patientinnen und Patienten lernen so, sich Situationen zu stellen, in denen sie das Schlimmste befürchten. Hierbei geht es nicht nur um die Erfahrung, die Angst überstehen zu können, sondern auch um eine Überprüfung der eigenen Befürchtungen. Bevor die eigentliche Situation aufgesucht wird, kann vorab eine Exposition in sensu erfolgen. Dabei wird der Angstauslöser in der Vorstellung dargeboten, bis der Angstgipfel überschritten wurde oder realisiert wird, dass die Befürchtung sich nicht bewahrheitet (Schneider, 2019).

Als Einstieg in dieses Verfahren können drei Bücher mit unauffälligem Einband genutzt werden (z. B. Hardcoverbücher, deren Umschlag man entfernt). Die drei Bücher stehen nun für das schlimmste, beste und realistischste Szenario, das in der gefürchteten Situation eintreten kann. Welchen Titel hätten die Geschichten jeweils und was würde in ihnen passieren? Durch das Durchspielen der denkbaren Verläufe rücken mehr Möglichkeiten in den Fokus als nur das eigene Horrorszenario, sodass die Perspektive der Patientin oder des Patienten erweitert wird. Das schlimmste Szenario kann nun für die eigentliche Exposition in sensu genutzt werden. Und schließlich kann nach einer Exposition in vivo, also in der tatsächlichen Situation, noch einmal geschaut werden, welches der drei Bücher am ehesten der Realität entsprach.

Eselsohren und Kaffeeflecken – Sich etwas erlauben

Die meisten von uns werden es kennen: Von den Lehrerinnen oder Eltern wurde man dazu angehalten, seine Bücher pfleglich zu behandeln und bloß keine Flecken oder

Knicke zu hinterlassen. In Beratung und Therapie haben wir es immer wieder auch mit Menschen zu tun, die Vorgaben von Ordnung, Sauberkeit und Perfektion so stark verinnerlicht haben, dass ihr Alltag davon überlagert wird. „Das gehört sich nicht" oder „Das macht man nicht" können typische Glaubenssätze sein, die diese Menschen bei der freien Entfaltung ihrer Persönlichkeit und im Ausdruck ihrer Bedürfnisse hemmen können. Um ihnen einen Blick über den Tellerrand der selbstauferlegten Verbote zu ermöglichen, kann ein ausrangiertes Buch genutzt werden. Es kann zunächst von der Beraterin in die Hand genommen und äußerst pfleglich behandelt werden, während sie erläutert, dass uns dies schließlich so beigebracht wurde. Nachdem sie sich die Zustimmung der Klientin für die bisherigen Aussagen geholt hat, reißt sie ohne Ankündigung eine Seite aus dem Buch heraus und zerknüllt diese mit den Worten: „Was wäre, wenn wir all diese Regeln in Frage stellen? Wenn wir genau das tun, was niemand von uns erwartet, und von dem wir glauben, dass es sich nicht gehört?"

Das Buch kann nun der Klientin überreicht werden, mit dem Auftrag, all das zu tun, was ihr in den Sinn kommt – all die Dinge, von denen sie immer gelernt hat, dass man sie niemals mit einem Buch tun sollte. Das können Eselsohren, Kaffeeflecken, Markierungen und vieles mehr sein. Was fällt ihr ein und wie fühlt sie sich dabei?

Eine schöne Variante dieser Übung stellt das Buch „Eselsohren" von Lea Kutz (2013) dar: Jede einzelne Seite wird nach einem bestimmten Muster gefaltet, sodass alle Seiten gemeinsam am Ende das Portrait eines Esels darstellen.

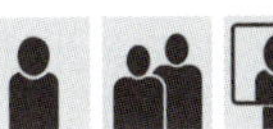

Das biografische Bücherregal

Wer die Biografiearbeit besonders lebendig gestalten möchte, kann gemeinsam mit dem Klienten in die Welt der Bücher eintauchen. Dabei bleibt es jedem freigestellt, ob er echte Bücher benutzt oder eine Imagination hierzu anleitet. Hier einige Anregungen:

- Drei verschieden alte Bücher, von ungelesen bis hin zu sichtbar gebraucht, stellen die Vergangenheit, Zukunft und Gegenwart der Person dar. Wie lauten die Titel der Bücher, wie dick sind sie und von welchen Geschichten handeln sie? Welche Emotionen sind mit dem jeweiligen Buch verknüpft?
- Das Buch des bisherigen Lebens: Wie würden wohl die Kundenrezensionen dazu lauten, wenn es im Buchhandel erhältlich wäre?
- Die Bibliothek der bisher durchlebten Emotionen: Wie dick ist das Buch des Schmerzes und das der Freude? Welche Bücher nimmt man immer wieder zur Hand und welche sind aus dem eigenen Blickfeld verschwunden? Welche möchte man in Zukunft hervorholen?

2.7 Fenster

Wir hoffen sehr, dass Sie zu den Glücklichen gehören, die ein Fenster in ihrem Therapieraum haben. Haben Sie keines, müssen Sie dieses Kapitel leider überblättern und vielleicht stattdessen noch einmal die Immobilienanzeigen durchforsten.

Für alle anderen gibt es hier einige Ideen, wie man so etwas Selbstverständliches wie ein Fenster kreativ in die Therapie einbinden kann.

Einsatzmöglichkeiten

Es wird dunkel im Kopf – Wie negative Gedanken die Sicht verbauen

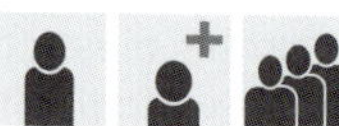

Bei einer Depression ist die Sicht auf die Zukunft häufig negativ gefärbt, so dass Patienten oft keinen Glauben daran haben, dass es ihnen wieder besser gehen kann.

Je nach Gegebenheiten und verfügbaren Mitteln im Raum gibt es mehrere Möglichkeiten, um die Auswirkungen dieser Perspektive sichtbarer zu machen. Zum einen kann man sich jede Menge Zettel oder Karten vorbereiten – am besten in dunklen Farben oder schwarz, auf nicht-durchscheinendem Tonpapier. Auf dieses schreibt man dann typisch depressive Gedanken, am besten individuell mit dem Patienten erarbeitet. Keine Angst, den Großteil kann man bei Interventionen mit anderen Patienten wiederverwenden, da sich die Gedanken meist sehr ähneln. Trotzdem sollte jeder Patient die Möglichkeit haben, auch seine ganz individuellen Gedanken beizutragen.

Nun klebt man das Fenster mit diesen Zetteln nach und nach zu. Sollte das Fenster sehr groß sein, kann man auch die Vorhänge schon vorher ein bisschen zuziehen, indem man erklärt, dass es ja tatsächlich alles ziemlich schwierig ist: „Aber es gibt noch Licht am Ende des Tunnels."

Nachdem nun aber Schritt für Schritt das Fenster komplett mit negativen Gedanken zugeklebt wurde, dürfte es ziemlich dunkel im Raum werden und auch das Licht am Ende des Tunnels ist für den Patienten nicht mehr zu erahnen. Es ist nicht mehr zu erkennen, ob es draußen Tag oder Nacht ist. Was wegfällt, ist der eigentlich gesunde Optimismus, der einem nicht depressiven Menschen sagt: „Irgendwann wird es schon mal wieder besser werden: Vor dem Sonnenaufgang ist die Nacht am dunkelsten." Mit zugeklebtem Fenster ist der beginnende Sonnenaufgang nur sehr schwer zu erahnen.

Bei sehr großen Fenstern gibt es auch die Möglichkeit, nur mit den Rollläden, Vorhängen oder Rollos zu arbeiten, mit welchen man einfach bei jeder Nennung eines negativen Gedankens das Fenster ein bisschen mehr verdunkelt. Alternativ kann man auch mit dunklen Folien (vgl. Kap. 5.2) oder Window Color arbeiten und sich nur auf einen Teilbereich des Fensters auf Augenhöhe konzentrieren.

Am Ende können die Gedanken gemeinsam auf mögliche kognitive Verzerrungen untersucht werden, um zu schauen, welche Gedanken nicht mehr unbedingt das Licht aus dem Zimmer fernhalten müssen.

Zum Ausklang dieser Intervention eignet sich auch die nächste Übung.

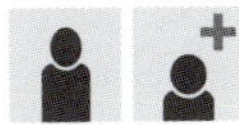

„Und jetzt das Fenster auf!" – Negative Gedanken „lüften"

Verhaltenstherapeutische Interventionen, welche der Behandlung von intrusiven Gedanken dienen, beinhalten oft eine begrenzte Zeit, in der die als unkontrollierbar erlebten Gedanken bewusst zugelassen werden dürfen. Hierbei erhalten die Patientinnen beispielsweise die Aufgabe, sich eine Grübel-Zeit zu erlauben, in der sie sich, begrenzt auf z. B. 15 Minuten, voll und ganz ihren negativen Gedanken hingeben können. Nach Ablauf der Zeit darf die Wahrnehmung wieder bewusst auf andere Gedanken gerichtet werden. Alle zu anderer Zeit aufkommenden belastenden oder ängstigenden Gedanken sollten wahrgenommen und die weitere Beschäftigung mit ihnen auf die Grübel-Zeit verschoben werden. So lernt die Patientin, die Gedanken nicht grundsätzlich zu unterdrücken, sondern ihnen stattdessen im kontrollierten Rahmen einen Raum zu geben, was das Selbstwirksamkeitserleben stärkt.

Wenn man diese Technik im Therapieraum einübt, kann es einen bleibenden Eindruck hinterlassen, wenn man zum Abschluss die Idee hinter den Grübel-Zeit mit einer eindrücklichen Geste unterstreicht. Nachdem der Therapeut also zum Grübeln angeleitet hat, kann er schwungvoll das Fenster öffnen, um nun mit der Luft auch die Gedanken im Raum auszuwechseln – die Gedanken werden also gelüftet. So kann dargestellt werden, dass die Gedanken zwar nicht unterdrückt werden sollen, man aber trotzdem kontrolliert entscheiden kann, dass eine Grübel-Zeit auch ein Ende haben kann.

Dieses Vorgehen kann man natürlich auch nach Sitzungen mit anderen schwierigen oder belastenden Themen anwenden, um die danach eher negative Stimmung symbolisch freizulassen.

Kapitel 3: Aus der Küche

3.1 Pappbecher

Pappbecher als die umweltfreundlichere Variante der Plastikbecher lassen sich in diversen Größen und Farben günstig erwerben. Ihr Material ist weich, sodass zudem die Verletzungsgefahr beim Zerschneiden gering ist. Darüber hinaus lassen sie sich problemlos mit Bunt- oder Filzstiften bemalen und bieten so eine ideale Grundlage für die eine oder andere kreative Idee in der Therapie.

Einsatzmöglichkeiten

Das übergelaufene Fass – Das Vulnerabilitäts-Stress-Modell veranschaulichen

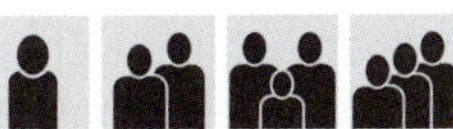

Eine typische Situation in Therapie und Beratung ist die folgende: Eine Klientin berichtet, dass ein falscher Kommentar ihres Partners sie vollkommen aus der Bahn geworfen hätte. Oder eine Mutter beschreibt, dass eine scheinbar harmlose Aufforderung ihren jugendlichen Sohn zu einem Wutanfall veranlasst habe. In beiden Fällen ist ein gewisses Unverständnis darüber herauszuhören, wieso diese eine Aussage so massive Auswirkungen haben konnte. Ebenso häufig stehen Therapeutinnen und Therapeuten nach der diagnostischen Phase vor der Aufgabe, die Entstehung einer psychischen Erkrankung zu erklären. Viele Menschen tendieren zu monokausalen Erklärungsansätzen und suchen nach „dem einen Grund", den es in der Form aber gar nicht gibt.

Das Vulnerabilitäts-Stress-Modell bietet in den genannten Fällen eine hilfreiche Grundlage und lässt sich über das Sinnbild des überlaufenden Fasses verständlich machen. Hierzu nimmt man einen Pappbecher und einen Behälter mit Wasser sowie nach Bedarf wasserabweisendes Gewebeband. Die Füllmenge des Bechers steht dabei für die genetische bzw. psychosoziale Disposition, welche die individuelle Neigung, auf Stress zu reagieren, festlegt. Das Wasser repräsentiert den erlebten Stress.

Nun gibt es mehrere Möglichkeiten der Veranschaulichung:

Das Wasser kann langsam oder schnell, in kleinen oder in großen Mengen in den Becher eingegossen werden, um eine unterschiedlich starke Ausprägung von Stress zu symbolisieren.

Der Becher kann bis zum Rand gefüllt werden, sodass der sprichwörtlich letzte Tropfen, ein kleiner Stressor, ihn zum Überlaufen bringen würde. Die Ursache ist also nicht der eine Tropfen, sondern das Zusammenspiel aus allen Faktoren (Füllmenge, bisher vorhandenes Wasser und der letzte Tropfen).

Der Becher kann in seiner Höhe gekürzt bzw. ein kleinerer zur Hand genommen werden, um eine erhöhte Vulnerabilität darzustellen.

Das stabile Gewebeband als Symbol für Schutzfaktoren (Psychotherapie, psychosoziale Maßnahmen, medikamentöse Therapie) kann den Becherrand erhöhen, sodass die Füllmenge sich vergrößert.

Das durchlöcherte Fass – Suchtverhalten erklären

Verfallen Menschen in süchtiges Verhalten (bei Jugendlichen häufig auf Medien bezogen), kann man über den folgenden Impuls ins Gespräch kommen: Man nimmt einen gewöhnlichen Pappbecher und einen Behälter (z. B. Kanne oder Flasche) mit Wasser. Außerdem benötigt man für später noch einen Auffangbehälter, z. B. eine Schüssel, sowie einen spitzen Gegenstand (angespitzter Bleistift, Schraubenzieher). Man gibt nun den Becher zusammen mit einem Filzstift an den Klienten und bittet ihn, seine Ziele dort einzutragen: Unten (mit etwas Abstand zum Boden) Ziele, die er in der nächsten Zeit erreichen möchte (z. B. das Schuljahr schaffen), dann folgen mittelfristige Ziele (z. B. der Schulabschluss) und ganz oben langfristige Träume und Wünsche (z. B. ein guter Beruf, finanzieller Wohlstand).

Nun nimmt man die Kanne mit dem Wasser und gießt dieses langsam in den Becher, bis dieser voll ist. Dabei erklärt man, dass man langsam, aber stetig durch Fleiß und Ausdauer seine Ziele erreichen kann.

Als Nächstes leert man den Becher wieder aus, durchlöchert ihn oberhalb der langfristigen Ziele und stellt ihn in den Auffangbehälter. Während man erneut Wasser hineingießt, erläutert man, dass das süchtige Verhalten viel Zeit und Energie (und häufig auch Gesundheit) kostet. Diese fehlen dann bei der Erreichung der eigenen Ziele. Eine Weile mag das gut gehen, da man seine Alltagsaufgaben noch schafft und auch die Lebensziele noch greifbar sind.

Doch – und jetzt kann man mehr und mehr Löcher weiter unten hinzufügen und wieder Wasser in den Becher gießen – das Suchtverhalten ist wie das sprichwörtliche Fass ohne Boden, man will immer mehr und es ist nie genug. So entsteht eine stetige innere Zerrissenheit zwischen dem, was man in dem aktuellen Moment möchte, und dem, was man sich am meisten wünscht.

Wie fühlt sich das für den Klienten an, wenn er sieht, dass mehr und mehr Ziele verloren gehen könnten? Welche Lösungsvorschläge hat er?

Wenn Innen und Außen verschwimmen – Psychoedukation bei Schizophrenie

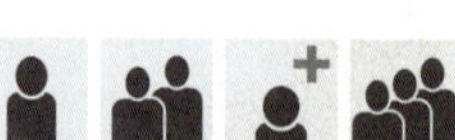

Zu einer schizophrenen Erkrankung gehören auch Phänomene wie Gedankenlautwerden, Gedankeneingebung, Gedankenausbreitung, ein Gefühl des Gemachten und das Hören von Stimmen (Erklärungen zu den Begriffen s. u.). All diese Symptome haben gemeinsam, dass eine Unterscheidung zwischen Innen (also den eigenen Gedanken, Empfindungen und Impulsen) und Außen (also dem, was andere betrifft) nicht mehr oder nur erschwert möglich ist. Nicht ohne Grund bedeutet der Begriff „Schizophrenie" in etwa „gespaltene Seele". Er deutet darauf hin, dass innerseelische Zusammenhänge verlorengehen. Um Betroffenen (die sich nicht gerade in einer akuten Psychose befinden) und Angehörigen zu veranschaulichen, was vor sich geht, lassen sich zwei einfache Pappbecher verwenden. Der erste Becher wird mit dem Wort „Ich" beschriftet, der zweite mit „Andere".

Gedankenlautwerden

„Normalerweise bewegen sich unsere Gedanken in einem geschützten Umfeld, unserem Kopf (Becher mit „Ich" mit der Öffnung nach unten aufstellen). *Nur wir selbst entscheiden, ob wir sie anderen mitteilen. Bei einer Psychose scheint es so, als gäbe es keine natürliche Barriere mehr zwischen der eigenen Person und der Außenwelt* (Becher mit der Öffnung nach oben in die Hand nehmen und Becher mit „Andere" hervorholen). *Man weiß einfach nicht, ob die eigenen Gedanken ungewollt nach außen gedrungen sind, und andere sie wahrgenommen haben* (so tun, als würde man den Inhalt des Bechers mit „Ich" in einen Becher mit „Andere" gießen). *Das kann ganz schön beängstigend sein. Man spricht dann von ‚Gedankenlautwerden'."* *(s. Abb. 1)*

Gedankeneingebung

„Andersherum sieht es bei der Gedankeneingebung aus: Durch die nicht mehr spürbare Grenze zwischen Innen und Außen kann man auch den Eindruck haben, dass fremde Personen oder Mächte einem die eigenen Gedanken eingegeben haben (so tun, als würde man nun vom ‚Andere'-Becher etwas in den ‚Ich'-Becher gießen), *ob es einem gefällt, oder nicht. Das nennt man dann ‚Gedankeneingebung'."* *(s. Abb. 2)*

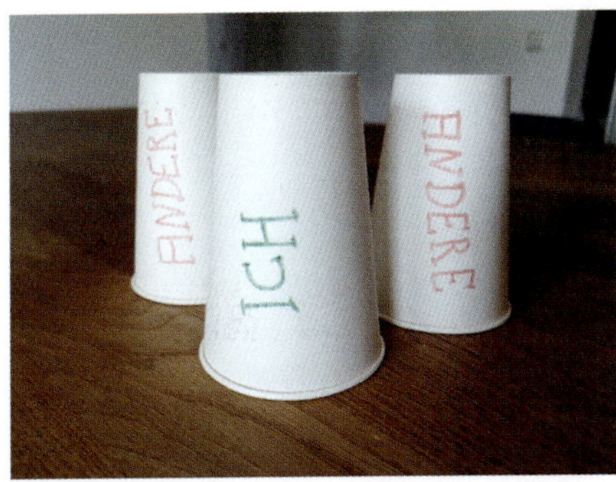

Abb. 1: Gedankenlautwerden

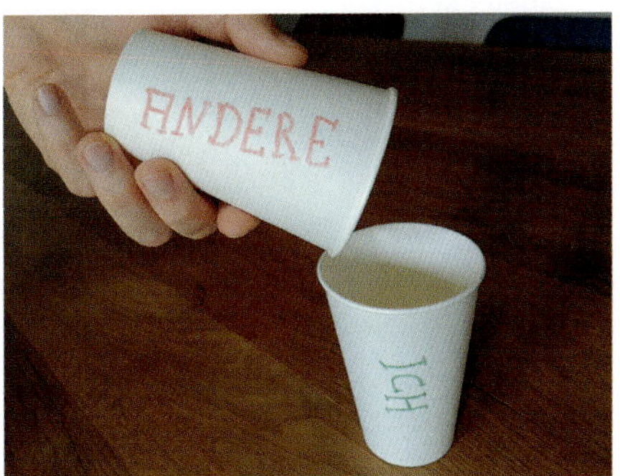

Abb. 2: Gedankeneingebung

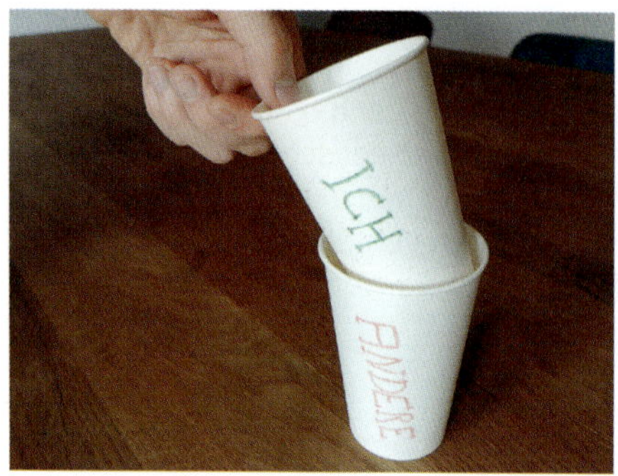

Abb. 3: Gedankenausbreitung

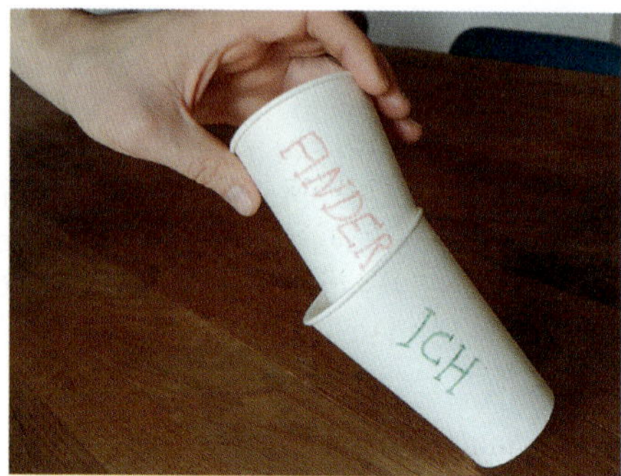

Abb. 4: Gefühl des Gemachten

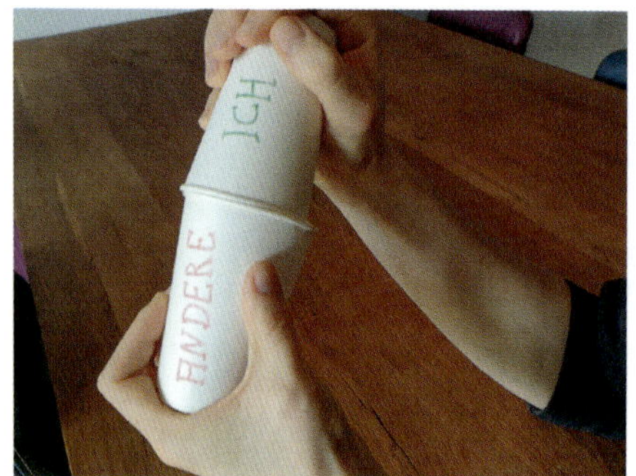

Abb. 5: Stimmen hören

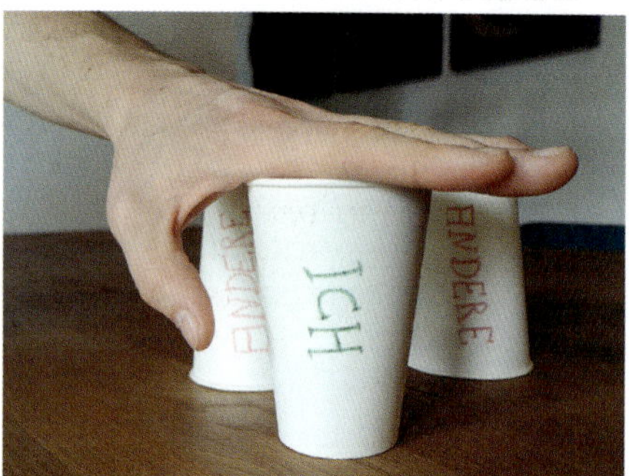

Abb. 6: Die Wirkung von Medikamenten

Gedankenausbreitung

„Wenn ich nun die Annahme habe, andere könnten meine Gedanken mitbekommen oder hören, kann es auch passieren, dass ich glaube, andere würden diese Gedanken selbst auch mitdenken (den ‚Ich'-Becher in einen ‚Andere'-Becher hineinstecken). *Dann spricht man von ‚Gedankenausbreitung'."* *(s. Abb. 3)*

Gefühl des Gemachten

„Wenn jemand annimmt, andere könnten ihm Gedanken eingeben, kann er auch auf die Idee kommen, das, was er fühlt oder erlebt, sei von außen gesteuert. Er glaubt also, nicht mehr aus eigenem Antrieb zu handeln (einen ‚Andere'-Becher nun locker etwa bis zur Hälfte in den ‚Ich'-Becher" stecken und ihn damit hin- und herschieben). *In dem Fall reden wir von einem ‚Gefühl des Gemachten'."* *(s. Abb. 4)*

Stimmen hören

„Und nicht zuletzt ist das Hören von Stimmen ein häufig berichtetes Phänomen bei Psychosen. Was ich von außen wirklich höre, und was aus meinem Inneren kommt, vermischt sich" (die Öffnungen des „Ich"- und des „Andere"-Bechers aneinanderhalten und sie schütteln, als würde man einen Cocktail mixen).
(s. Abb. 5)

Die Wirkung von Medikamenten

„Wenn man ein Medikament gegen Psychosen einnimmt, kann das helfen, diese Grenze zwischen Innen und Außen wiederherzustellen (die Hand auf die Öffnung des ‚Ich'-Bechers halten). *Ein solches Medikament, auch Neuroleptikum oder Antipsychotikum genannt, sorgt dafür, dass nicht mehr so viel Dopamin, das ist der Botenstoff, der für viele Symptome verantwortlich ist, von unseren Nervenzellen im Gehirn aufgenommen wird. In den meisten Fällen verschwinden dann die psychotischen Symptome und ein normales Leben wird wieder möglich."*
(s. Abb. 6)

Turmbau zu Babel – Ein kooperatives Gruppenspiel

In Gruppen zur sozialen Kompetenz mit Kindern im Grundschulalter oder in der Familientherapie darf auch das Thema Kooperation nicht fehlen. Dies kann spielerisch mit einer Packung Pappbecher aufgegriffen werden, aus denen gemeinsam Türme gebaut werden. Zusätzlich benötigt man ein handelsübliches Küchengummi, an dem pro Teilnehmer ein Bindfaden (bei wenigen Mitspielern zwei) befestigt wird, der zum Bewegen des Bechers genutzt wird. Das Gummi sollte dabei nicht zu groß sein, sodass es die Becher fest umspannen kann. Das Team erhält nun die Aufgabe, gemeinsam mit Hilfe des Gummis den Turm nach einem festgelegten Muster aufzubauen, jedoch ohne die Becher mit den Händen oder anderen Körperteilen zu berühren. Wie dies gestaltet wird, bleibt den Spielleiterinnen und Spielern überlassen (s. Fotos auf Seite 62 oben).

Hier einige Anregungen:

- Es können vorab Fotos von verschiedenen Formationen der Becher erstellt werden, die nacheinander gezogen und dann aufgebaut werden.
- Die Becher können verschiedene Farben haben oder mit verschiedenen Symbolen versehen werden, die in einer bestimmten Formation gestapelt werden müssen.
- Es kann reihum ein „Bauleiter" festgelegt werden, der den Aufbau steuert.
- Zur Steigerung der Schwierigkeit kann die zusätzliche Regel eingeführt werden, dass nicht gesprochen werden darf.

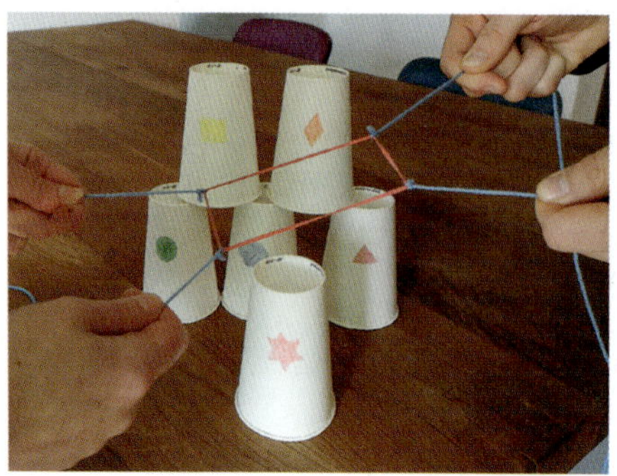

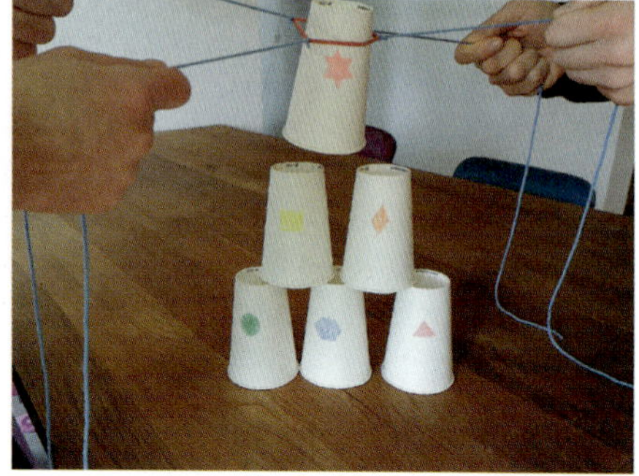

Der Igelmodus – Über die Sinnhaftigkeit von Schutzverhalten

Der Igel ist ein interessantes Tier: Er ist weder besonders schnell noch kann er gut sehen. Sein Stachelkleid schützt ihn jedoch vor vielen Gefahren. Zu einem piksenden Ball zusammengerollt schreckt er etliche Fressfeinde ab. Wir Menschen verhalten uns bisweilen auch wie dieses Tier und versuchen über eine besonders „stachelige" Art, drohende Gefahren abzuwehren. Dabei kann es passieren, dass wir sofort in den „Igelmodus" gehen, ohne zu überprüfen, ob eine tatsächliche Gefahr vorliegt.

Um diese Symbolik als Gesprächseinstieg zu nutzen, lässt sich aus einem Pappbecher eine Igelfigur herstellen. Hierfür kürzt man die Becherhöhe um etwa ein Drittel und schneidet dann den oberen Teil in acht gleichmäßige Streifen. Diese lassen sich jetzt so ineinanderschieben, dass der Becher hierdurch fest verschlossen wird (siehe Bilder unten). Wer möchte, kann zusätzlich noch Gegenstände bereitlegen, die Gefahren (z. B. kleine Steine) sowie positive Dinge (z. B. trockene Bohnen als „Futter") darstellen.

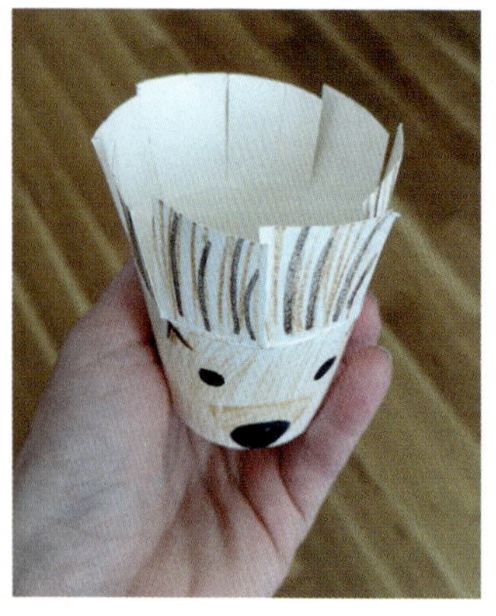

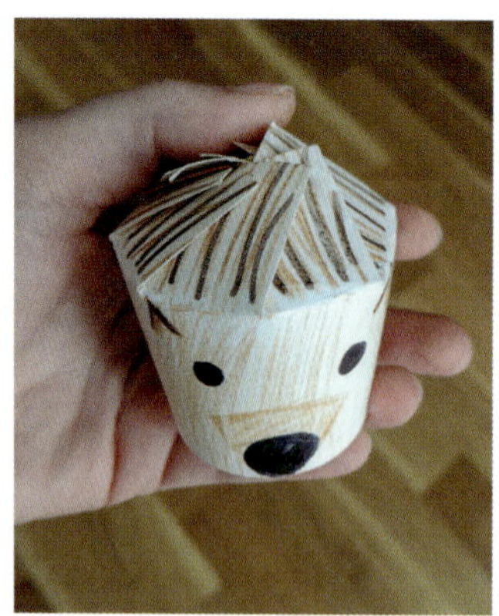

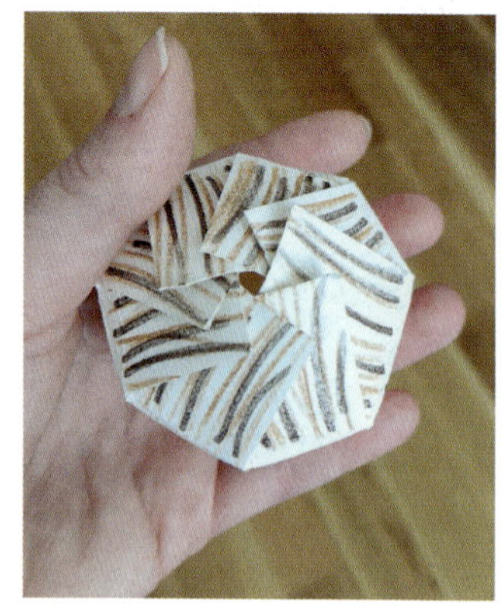

Nun demonstriert man, dass es dem Igel gut geht, solange er sein Futter erhält und gut behandelt wird (Bohnen in ihn hineinlegen). Doch was passiert, wenn man ihn schlecht behandelt oder er sich einer Gefahr ausgesetzt sieht (Steine hineinlegen)? Er wird sich zu Recht schützen wollen und sich zu einer stacheligen Kugel zusammenrollen (Streifen verschließen). Nun können die Gefahren ihm nichts mehr anhaben, aber auch die positiven Dinge fallen weg. Jemand, der viel Schlechtes erlebt hat, ist irgendwann gar nicht mehr offen dafür, dass ihm auch gute Dinge passieren können. Er ist sozusagen ständig im „Igelmodus", was mehr als verständlich ist. Dennoch wird mit der Zeit ein gewisser Leidensdruck entstehen. Wer immer „stachelig" ist, ist vermutlich auch einsam und hat gar keine Chance, die Welt als etwas Positives zu erleben.

Was würde unserem Igel wohl helfen, sein Stachelkleid wieder etwas zu lüften? Und wie sieht es im wahren Leben aus? Wie können Zuwendung, schöne Erlebnisse und eine Offenheit für die Welt wieder schrittweise möglich werden?

3.2 Pappteller

Einfache Pappteller sind ein beliebtes Bastelmaterial bei Groß und Klein. Mit nur wenigen Handgriffen lassen sie sich in Sonnen, Fische, Traumfänger oder venezianische Masken verwandeln. In der Therapie ist von Zeit zu Zeit vielleicht der berühmte Blick über den Tellerrand hilfreich, um neue Lösungsideen zu entdecken. Welche weiteren therapeutischen Interventionen wir uns mit Papptellern vorstellen können, zeigen wir im folgenden Abschnitt.

Einsatzmöglichkeiten

Wenn Nähe auch Gefahr bedeutet – Beziehungsverhalten bei Borderline

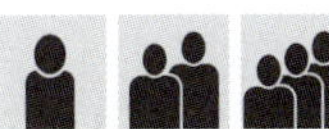

Eine Borderline-Persönlichkeitsstörung zeigt sich im zwischenmenschlichen Bereich auch dadurch, dass einerseits Angst vor Nähe besteht, gleichzeitig aber auch vor dem Verlassenwerden. Daraus resultiert ein sehr sprunghaftes Beziehungsverhalten, das zwischen den Polen Nähe und Distanz pendelt. Ein psychisch stabiler Partner, für den Nähe positiv besetzt ist, kann meist schwer aushalten, dass sein Gegenüber diese nur bis zu einem gewissen Punkt zulassen kann und dann wieder auf Abstand geht. So gelingt der Aufbau einer Beziehung von Dauer kaum und die Erfahrung des Verlassenwerdens wiederholt sich immer wieder.

Um das Erleben von Nähe als etwas potenziell Gefährliches zu thematisieren, lassen sich zwei Pappteller nutzen, die wie folgt beschriftet werden: Der eine Teller erhält auf der Vorderseite die Aufschrift „Nähe" und auf der Rückseite verschiedene Worte wie „Sicherheit", „Geborgenheit" und „Schutz". Der andere Teller wird auf der Rückseite mit „Gefahr" beschriftet. Sie werden nun ineinandergeschoben, sodass es so aussieht, als handele es sich um einen einzigen Teller, der beidseitig beschriftet ist (vorne mit „Nähe" und hinten mit „Gefahr"). Während man die Teller hin- und herdreht, kann man nun erläutern, dass für die Patientin Nähe und Gefahr wie zwei Seiten einer Medaille sind. Das eine gibt es scheinbar nicht ohne das andere.

An dieser Stelle kann auf ihre Bindungsgeschichte näher eingegangen werden: Insbesondere frühe Bindungstraumata wie emotionale Vernachlässigung und Missbrauch führen fast automatisch zu der Annahme, dass in engen Beziehungen Gefahr droht, und man Nähe daher besser vermeiden sollte. Die Wahrnehmung der Patientin ist also auf Basis ihrer bisherigen Erfahrungen absolut verständlich.

Anschließend bittet man die Patientin, sich den Teller noch einmal genauer anzuschauen, ob ihr etwas daran auffällt. Kommt sie nicht von selbst darauf, zeigt man, dass es sich eigentlich um zwei Teller handelt. Die Botschaft dahinter: Ihre persönlichen Erfahrungen haben zu der Annahme geführt, dass Nähe und Gefahr zusammengehören, doch das müssen sie nicht zwangsläufig.

Im Sinne einer rationalen Disputation kann nun gemeinsam überlegt werden, welche Beziehungen es im Leben der Patientin gab, in denen Nähe eher mit Sicherheit und Geborgenheit verbunden war, und welche Bezugspersonen ihr auch positive, wertschätzende Beziehungsangebote machen. Ebenso lässt sich besprechen, woran man erkennt, ob ein Beziehungsangebot guttut oder nicht. Es kann auch herausgearbeitet werden, wann genau sie in engen Bindungen Gefahr erlebt, und welche alternativen Erklärungsmöglichkeiten es geben könnte (z. B. könnte die ausbleibende Antwort auf eine Chatnachricht auch an Zeitmangel oder Empfangsproblemen liegen).

Die Torte des Vertrauens – Nach Vertrauensbrüchen wieder zueinander finden

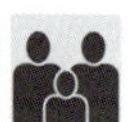

Menschen, die in einer engen Beziehung miteinander stehen, vertrauen einander in der Regel. Dieses Vertrauen kann im Laufe der Zeit verletzt werden. Beispielhaft sei hier der 14-jährige Tim genannt, der die Eltern eine Weile bezüglich seiner Hausaufgaben belog. Beim Elternsprechtag kam schließlich heraus, dass Tim sehr viel mehr Aufgaben aufgehabt hatte, als er den Eltern mitteilte. Diese waren so enttäuscht, dass sich fortan ein Misstrauen in den Alltag einschlich, das immer wieder zu Streitereien führte. Neben den Hausaufgaben und seinem Zimmer kontrollierte die Mutter auch Tims Handy und rief bei Verabredungen häufiger an, um sicherzugehen, dass er sich wirklich mit den vorher genannten Freunden traf. Wehrte sich Tim dagegen, entgegnete die Mutter, dass man ihm schließlich nicht mehr vertrauen könne. Letztendlich ging Tim immer weniger ans Telefon, wenn die Mutter anrief, und schloss sein Zimmer ab, wenn er aus dem Haus ging. Während die Mutter von Sorgen über die Entwicklung ihres Sohnes immer mehr eingenommen wurde, rang Tim um seine Selbstständigkeit und Privatsphäre, was wiederum die Sorge der Mutter verstärkte – ein Teufelskreis.

Die Mutter suchte schließlich eine Erziehungsberatungsstelle auf. Im Rahmen der Gespräche dort nahm die Beraterin einen Pappteller und erläuterte, dass dieser symbolisch für das Vertrauen stünde, das sie ihrem Sohn schenken könne. Wie bei einer Torte könne die Mutter nun Stücke einzeichnen für die Lebensbereiche, auf die sich dieses Vertrauen aufteile. Wie sich herausstellte, fand sie hiervon einige: Neben den Schulaufgaben das Aufräumen des Zimmers, der tägliche Spaziergang mit dem Hund, die pünktliche Rückkehr nach Verabredungen, das sonntägliche Austragen des Gemeindebriefs und noch einiges mehr.

Nun holte die Beraterin bunte Klebepunkte hervor und sagte: „Jetzt wollen wir unsere Vertrauenstorte noch etwas garnieren. Suchen Sie sich für jedes Stück einen Klebepunkt aus, z. B. eine rote ‚Kirsche' für jedes Stück, bei dem Sie Tim vorbehaltlos vertrauen können, und eine ‚Blaubeere' für jedes Stück, bei dem dies noch nicht der Fall ist."

Schnell zeigte sich, dass die meisten Stücke eine Kirsche erhielten, denn all diese Dinge erledigte Tim nach den Berichten der Mutter zuverlässig. Etwas nachdenklich betrachtete sie schließlich die Torte. Sie konnte nun die Lebensbereiche unabhängig voneinander betrachten und nachvollziehen, dass es nicht zielführend war, einen einzigen Vertrauensbruch auf die anderen Bereiche zu übertragen. In einem gemeinsamen Gespräch mit ihrem Sohn konnte daraufhin verbindliche Absprachen in Bezug auf die Hausaufgaben getroffen werden, während die Mutter zusicherte, in den weiteren Bereichen ihre Kontrollen einzustellen (Übung in Anlehnung an Handrock & Baumann, 2017).

Die Torte der Klarheit – Psychoedukation zu kognitiven Verzerrungen bei Depressionen

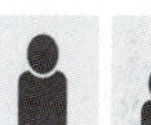

Die typischen kognitiven Verzerrungen bei einer Depression (de Jong-Meyer, 2018) sind insbesondere für junge Patientinnen nicht immer so leicht nachvollziehbar, dass sie im Gedächtnis bleiben und im Alltag erkannt werden können. Wie können wir also das Thema für sie greifbarer machen?

Wir finden die humorvollen „Torten der Wahrheit" (z. B. Berlin, 2018 oder unter dem Pseudonym „Katja Berlin" wöchentlich in der „Zeit") ganz charmant – warum nicht auch mal dysfunktionale Kognitionen als Tortendiagramme darstellen? Das funktionale Pendant nennt sich dann passenderweise „Torte der Klarheit" und illustriert eine hilfreichere Version der depressiven Denkweise. Alles, was wir benötigen, ist ein Satz Pappteller und Stifte. Die Vorder- und Rückseite der einzelnen Teller können jetzt jeweils mit der „Torte der Depression" und der „Torte der Klarheit" versehen werden. Hier unsere Vorschläge für die Beschriftung:

Kognitive Verzerrung	Torte der Depression	Torte der Klarheit
Dichotomes Denken: „Alles-oder-nichts"-Denken, Zuordnung von Erfahrung in zwei extreme Kategorien	Halb weiß („Alles"), halb schwarz („Nichts")	Zwei schmale, gegenüberliegende Streifen je schwarz und weiß, dazwischen Grautöne
Selektives Verallgemeinern: Konzentration auf	Keine Aufteilung, nur eine Beschriftung, z. B.: „Woran	Aufteilung in verschiedene Stücke mit diversen Erklä-

(Fortsetzung S. 66)

Kognitive Verzerrung	Torte der Depression	Torte der Klarheit
negative Einzelheiten, während der Kontext nicht berücksichtigt wird	es lag, dass die anderen mich nicht gefragt haben, ob wir die Pause zusammen verbringen: Ich bin unbeliebt.“	rungen
Maximieren und Minimieren: Über- oder Unterschätzung der Bedeutung eines Ereignisses	Ein möglichst schmales Stück: „Mein restliches Leben“, Rest des Kuchens: „Dieser eine Moment“ Alternativ Beschriftung der gesamten Torte: „Wonach es aussah: Das Ende der Welt.“	Ein möglichst schmales Stück: „Dieser eine Moment“, Rest des Kuchens: „Mein restliches Leben“. Alternativ: „Wonach es aussah“: Schmales Stück für „Das Ende der Welt“, der Rest für „Eine lehrreiche Erfahrung.“
Personalisieren: Überschätzung der Bedeutung des eigenen Handelns für Ereignisse	Keine Aufteilung, nur eine Beschriftung: „Wer schuld war, dass ...: Ich“	Aufteilung in verschiedene Stücke mit diversen Erklärungen
Übergeneralisieren: Einzelne Fakten werden unhinterfragt auf andere Situationen übertragen, mit denen es keinen Zusammenhang gibt	Aufteilung in mehrere Stücke, Beschriftung z. B.: „Was sich daraus schließen lässt, dass mein Deutsch-Referat nicht so gut lief: Die Englischarbeit wird auch schlecht/Im Vokabeltest werde ich auch eine 5 schreiben/In Mathe bekomme ich mündlich eine schlechte Note.“	Ein Stück mit der Beschriftung: „Was sich daraus schließen lässt, dass mein Deutsch-Referat nicht so gut lief: Das Deutsch-Referat lief nicht so gut.“
Willkürliches Schlussfolgern: Negative Schlüsse aus einem Ereignis ziehen, ohne zu überprüfen, ob es dafür einen Beleg gibt oder andere Erfahrungen dagegen sprechen	Keine Aufteilung, nur eine Beschriftung, z. B.: „Was es bedeutet, dass ich eine 5 in der Klausur geschrieben habe: Ich bin eine Versagerin/zu nichts zu gebrauchen.“	Aufteilung in verschiedene Stücke mit diversen Erklärungen, z. B. „Die Klausur war besonders schwer“, „Ich bin eine von vielen, die durchgefallen sind“.

Ob die Beschriftung vorab erfolgt und der gleiche Satz Teller immer wieder zur Psychoedukation genutzt wird, oder ob ein individuelles Set mit jeder Patientin erstellt wird, bleibt dem Geschmack der Therapeutin überlassen.

Die zwei Wölfe: Welchen Teil in uns lassen wir stark werden?

Ein weiser Indianer sitzt mit seinem Enkelsohn am Lagerfeuer und erzählt ihm von zwei Wölfen, die in jedem von uns toben.

Der eine Wolf ist böse, er kämpft mithilfe von Hass, Gier, Eifersucht und Lügen.

Der andere ist gut, er kämpft mithilfe von Liebe, Hoffnung, Gelassenheit und der Wahrheit.

Der Enkelsohn fragt seinen Großvater: „Und welcher Wolf gewinnt?"

Der alte Indianer schweigt eine Weile.

Dann sagt er: „Der, den du fütterst."

Diese überlieferte Geschichte demonstriert eindrucksvoll, dass wir allein die Entscheidungsmacht darüber haben, welche Seiten unserer Persönlichkeit wir anderen zeigen. Die Idee lässt sich mit einem Pappteller kreativ umsetzen: Auf der einen Seite finden die individuellen positiven Charaktereigenschaften Platz, auf der anderen die negativen. Wer möchte, kann sich natürlich auch gestalterisch austoben und zusätzlich die zwei Wölfe bildlich darstellen.

Diese kleine Kreativarbeit ermöglicht nicht nur den Zugang zu den verschiedenen Facetten der eigenen Persönlichkeit, sie lädt auch zum Erleben von Selbstkontrolle ein: Mit einem Handgriff entscheidet man immer wieder neu, wie man sich präsentiert und welchen Eigenschaften man die Oberhand geben möchte.

3.3 Kaffeefilter

Die klassischen Einwegfilter aus braunem Filterpapier gehören nach wie vor zur Grundausstattung vieler Küchen. Sie sind leicht verfügbar und günstig. Damit sind sie prädestiniert für die eine oder andere therapeutische Intervention, die das Filtern symbolisch aufgreift oder die sich die Saugfähigkeit des Papiers zunutze macht.

Einsatzmöglichkeiten

Der offene Filter – Psychoedukation bei Autismus und ADHS

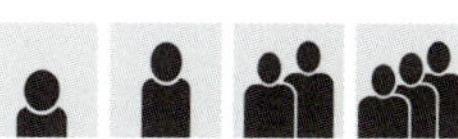

Eine Reizfilterschwäche kennen wir von Menschen mit Autismus, ADHS und einer erhöhten sensorischen und emotionalen Sensitivität („Hochsensibilität"). Sie ist gekennzeichnet durch eine unterdurchschnittliche Fähigkeit, eine Vielzahl von Reizen zu verarbeiten und sich von sensorischem Input zu erholen. Es kann zu einer Reizüberflutung mit einer Überlastung des Nervensystems durch die Sinneseindrücke und daraus folgend zu einem erhöhten Stresserleben kommen. Dafür reicht manchmal schon ein Nebengeräusch wie eine tickende Uhr oder das Knistern einer Folienverpackung. Das hat übrigens nichts mit den Sinnesorganen selbst zu tun – man hört oder sieht also nicht „besser" als andere, sondern nimmt mehr Reize zur gleichen Zeit wahr.

Um dies zu verdeutlichen, lassen sich gewöhnliche Kaffeefilter einsetzen. Diese präpariert man wie folgt: Den ersten Filter belässt man, wie er ist, einen weiteren locht man an einzelnen Stellen mit einem Locher und den dritten versieht man mit etlichen Löchern. Diese drei Filter symbolisieren nun die Voraussetzungen verschiedener Menschen bei der Verarbeitung von sensorischen und emotionalen Eindrücken. Füllt man jeden mit der gleichen Menge Wasser, werden die Unterschiede klar. Je mehr Löcher im Kaffeefilter (je durchlässiger die sensorischen und emotionalen Filter), desto mehr Reize dringen in das Gehirn ein, desto schneller fließt aber auch die Energie ab. Wer einen sehr offenen Reizfilter hat, wird schneller erschöpft von den vielen Sinneseindrücken sein, die er verarbeiten muss.

Was bedeutet es nun für das tägliche Leben, einen solch offenen Filter zu haben? Welche Lösungsideen lassen sich finden, wenn der Filter selbst nicht verändert werden kann? Anhand des Anschauungsobjekts können nicht nur praktische Veränderungen im Alltag wie die Reduktion von Sinneseindrücken besprochen werden, es sollte auch eine Akzeptanz des „So-seins" im Vordergrund stehen. Dazu gehört, dass Betroffenen der Druck genommen wird, sich der Umwelt anpassen zu müssen. Und auch Bezugspersonen dürfen sich von der Idee verabschieden, dass etwas doch gehen müsste, wenn die Person sich „etwas mehr anstrengt" oder „zusammenreißt".

Die drei Denkfilter – Warum schonungslose Ehrlichkeit nicht immer gut ist

Menschen mit autistischen Zügen fällt es in der Regel schwerer als anderen, zu entscheiden, welche Dinge sie aus Rücksichtnahme auf andere besser nicht aussprechen sollten. Auch bei einem ADHS kann dies aus Impulsivität geschehen, oder bei jüngeren Kindern aus Unwissenheit. In allen Fällen hat es meist nichts mit einer negativen Absicht zu tun, und es gibt auch Situationen, in denen diese schonungslose Ehrlichkeit geschätzt wird. So wurde die 17-jährige autistische Melina bevorzugt von ihren Freundinnen gefragt, wie sie deren neues Outfit findet, da diese sich auf ihre ehrliche Meinung verlassen konnten. An anderer Stelle können ungefilterte Äußerungen dazu führen, dass Menschen sich bloßgestellt oder beleidigt fühlen. So fragte der 9-jährige Fabio seine Lehrerin, die etwas fülliger war, vor der gesamten Klasse, wann sie denn ihr Baby erwarte.

Wenn schonungslose Ehrlichkeit zu Konflikten mit der Umwelt führt, lassen sich Kaffeefilter gut als Symbol für einen notwendigen Filterprozess zwischen Gedanken und Gesagtem einsetzen. Zur Erklärung kann der Prozess des Kaffeekochens dienen – vielleicht steht sogar eine Filterkaffeemaschine zur Demonstration zur Verfügung. Ohne Filter befindet sich der Kaffeesatz in der Tasse, und man muss aufpassen, dass er nicht in den Mund gerät. Wie fühlt es sich an und wie schmeckt es, zermahlene Kaffeereste zwischen den Zähnen zu haben? Sicherlich nicht sehr angenehm. Ebenso wenig mögen Menschen unangenehme Wahrheiten oder negative Bewertungen anderer hören. Ein wenig davon wäre vielleicht noch erträglich, nicht aber komplett ungefiltert und in großen Mengen. Es gilt auch zu bedenken, dass negative Folgen für einen selbst, wie der Verlust von Freunden oder Strafen, die Konsequenz sein können.

Nun kann man drei Kaffeefilter nehmen und erklären, dass es auf dem Weg vom Denken zum Aussprechen drei wichtige Filter gibt. Vielleicht mag der Patient ja raten, welche dies sein könnten? Unser Vorschlag für das Filter-Trio ist:

Filter 1: „Ist es notwendig?"

Geht es um die Notwendigkeit einer Äußerung, kann man überlegen, ob das Gegenüber die Information unbedingt haben muss. Ist diese wirklich wichtig für die andere Person? Es stellt sich auch die Frage, ob dadurch ein sinnvolles Ziel erreicht werden kann, wie die Beendigung eines unangenehmen Zustands oder der Schutz des Gegenübers (z. B. die diskrete Mitteilung, dass jemand Mundgeruch hat, damit es anderen nicht auch auffällt).

Filter 2: „Ist es angemessen?"

Bei diesem Filter kann überprüft werden, ob eine Äußerung in die aktuelle Situation passt. Rechnen andere mit einer solchen Aussage, passt sie zum Thema oder sollte man besser einen anderen Zeitpunkt oder Ort wählen? Und geht das, was man sagen möchte, alle Anwesenden etwas an oder wäre ein Gespräch unter vier Augen besser?

Ist es notwendig?
Ist es angemessen?
Ist es höflich?
o Wie würde ich mich fühlen? Könnte es dem anderen auch so gehen?
o Meine ich es gut mit der Person? Oder möchte ich sie verletzen?
o Habe ich so etwas schon einmal gesagt? Wie kam das an?
o Geht es noch netter?

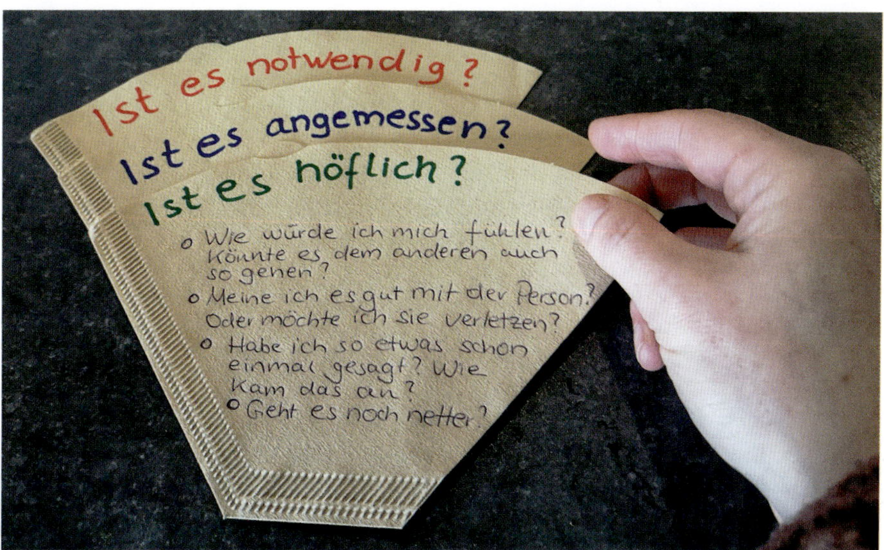

Filter 3: „Ist es höflich?"

Hier kann z. B. überlegt werden, wie Menschen in der Vergangenheit reagiert haben, und wie man selbst mit einer solchen Rückmeldung umgehen würde. Außerdem können Gefühle besprochen werden, die vermutlich bei dem anderen ausgelöst werden. Kann man das Anliegen noch netter ausdrücken? Auch die eigene Intention kann thematisiert werden: Was möchte man bei dem anderen erreichen? Möchte man ihn vielleicht sogar verletzen?

Die Filter können nun gemeinsam beschriftet und anschließend genutzt werden, um Äußerungen der Reihe nach „auf Herz und Nieren zu prüfen". Es kann vereinbart werden, dass Dinge nur ausgesprochen werden, wenn sie erfolgreich alle Filter durchlaufen haben.

Fußspuren und Sternschnuppen – Trauerbewältigung unterstützen

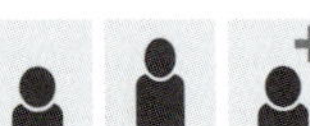
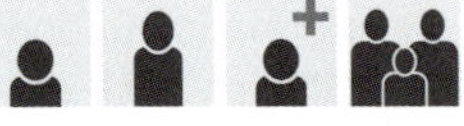

Wenn ein Mensch verstirbt, ist das für die Hinterbliebenen zumeist ein unbegreiflicher Verlust, dessen Verarbeitung ihre Zeit benötigt. Auch der Tod eines geliebten Haustiers kann die Besitzer in tiefe Trauer stürzen. Nach dem ersten Schock, Verleugnung und Ärger kommt es im Verlauf in der Regel zu einer Phase der Akzeptanz und Neuausrichtung. Diese kann geprägt sein von positiven Erinnerungen und Dankbarkeit. Die folgende Idee kann dann in der Therapie oder Beratung zur Stabilisierung angeboten werden:

Man nimmt einen länglichen Streifen des Kaffeefilters und stellt ein Glas oder eine Schale mit Wasser bereit. Gemeinsam werden nun die Dinge reflektiert, die die verstorbene Person zu Lebzeiten getan hat. Das können liebevolle Gesten anderen gegenüber sein, aber auch Errungenschaften, vorgelebte Tugenden, gemeinsame Erlebnisse oder Werke, die die Person geschaffen hat. Auf die vordere Hälfte des Filterstreifens (etwas Abstand zum unteren Rand lassen) zeichnet man nun etwas versetzt kleine Fußspuren mit Filzstift, am besten in kräftigen Farben, für jede schöne Erinnerung eine. Die Symbolik kann dabei erklärt werden: Jeder Mensch hinterlässt Fußspuren in der Welt, mit dem, was er tut und wie er ist. Verlässt er die Welt, weinen seine Liebsten um ihn (den Streifen nun mit der Spitze in das Wasser tunken). Er kann keine neuen Fußspuren hinterlassen (nun etwas abwarten und das Wasser hochziehen lassen, bis die Farbe der Fußspuren länglich verlaufen ist), aber wenn wir nachts in den Himmel schauen, entdecken wir manchmal eine Sternschnuppe, die uns daran erinnert, dass sein Erbe in unseren Erinnerungen weiterlebt.

Das Glück verdoppeln – Gefühlsansteckung sichtbar machen

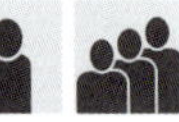

Immer wieder haben wir es in der Therapie auch mit emotionsgehemmten Patienten zu tun, die auch positiven Gefühlen wenig bis gar keinen Ausdruck verleihen können. Neben der gemeinsamen Ursachenforschung (Wie wird in der Familie mit dem Ausdruck von Emotionen umgegangen?) kann es auch hilfreich sein, das Prinzip der Gefühlsansteckung kreativ und mit bleibendem Eindruck zu vermitteln.

Man benötigt hierfür ein Glas Wasser und einen Streifen Filterpapier, auf den man in der unteren Hälfte mit Blei- oder Buntstift ein Herz aufzeichnet. Über das Herz zeichnet man nun weitere, etwas kleinere Herzen. Die Umrisse belässt man zunächst farblos und legt sich einen roten Filzstift zurecht.

Das Gespräch kann man nun mit einer Frage einleiten: „Was wird nicht weniger, wenn man es teilt?" Die Antwort ist – frei nach Albert Schweitzer – Glück, wahlweise auch Liebe. Man lenkt nun die Aufmerksamkeit auf den vorbereiteten Filterstreifen und erklärt, dass die Gefühle von uns Menschen (und auch von höheren Tierarten!) nicht unbemerkt von anderen bleiben, sondern sie vielmehr die besondere Eigenschaft haben, andere anstecken zu können. Wenn wir also ein positives Gefühl ausdrücken (großes Herz mit Filzstift ausmalen), können wir auch in anderen dieses Gefühl hervorrufen (Streifen in Wasser tauchen). Die Farbe des Filzstifts verläuft nun und wandert in die weiteren, kleineren Herzen. Je nach Schwerpunkt können nun die therapeutischen Interventionen vertieft werden, z. B. in Richtung eines deutlicheren Gefühlsausdrucks.

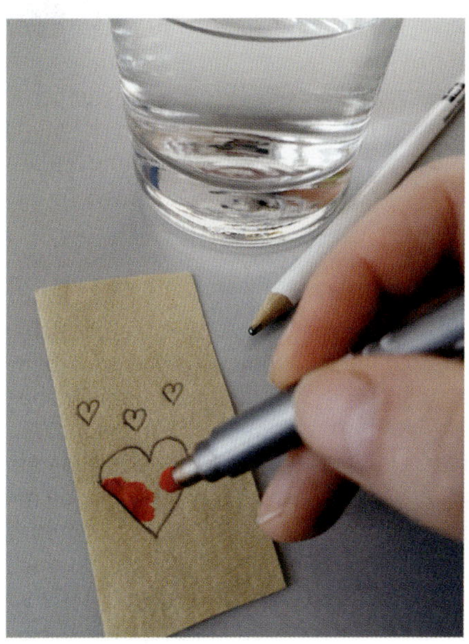

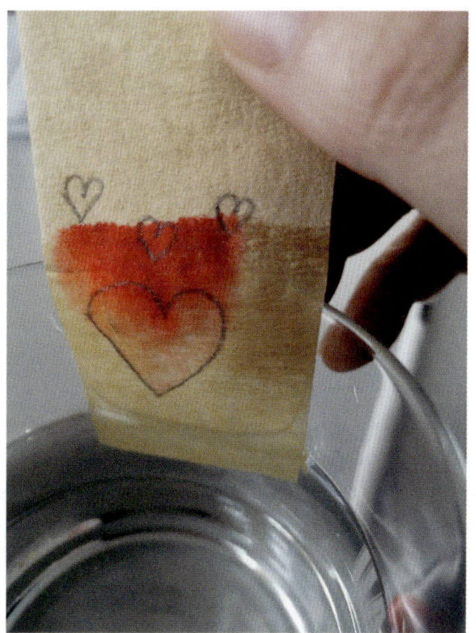

3.4 Gummibänder

Bunte Gummibänder in diversen Farben und Größen dürften sich in jedem Haushalt finden lassen. Ihre vielseitigen Einsatzmöglichkeiten im Alltag laden regelrecht dazu ein, mit ihnen auch in der Therapie kreativ zu werden. Daneben gibt es noch weitere Ausführungen, die man im therapeutischen Kontext nutzen kann, wie breite Fitnessgummibänder aus Latex. Bekannte Einsatzmöglichkeiten ohne große Erklärung sind das Flitschen mit Gummiarmbändern als Skill zur Regulation von Anspannung oder als Erinnerungshilfe am Handgelenk, die z. B. bei Erledigung einer bestimmten Aufgabe auf die andere Seite oder in die Tasche gesteckt werden kann. Weitere Ideen sind im Folgenden zu finden.

Einsatzmöglichkeiten

Meine Freundebubble – Ein buntes Soziogramm legen

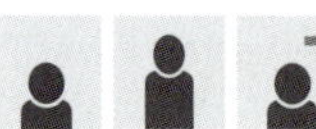

Verschieden große, farbige Haushaltsgummis eignen sich hervorragend, um gemeinsam mit den Patienten ihre sozialen Kontakte zu erkunden. Dabei stellt jedes Gummi eine Person dar. Die Farben können verschiedene Bezugsgruppen (Schule, Sportverein, Nachbarschaft, Online-Kontakte ...) markieren, während unterschiedlich große Gummis die Bedeutsamkeit einer Person symbolisieren. Durch das Übereinanderlegen einzelner Gummis kann außerdem die Schnittmenge (gemeinsame Interessen, miteinander verbrachte Zeit) sichtbar gemacht werden.

Insbesondere in der Zusammenarbeit mit besonders begabten Patienten oder solchen, die sich als von der Norm abweichend erleben, kann dies sinnvoll sein: Oft entsteht das Gefühl, Außenseiter zu sein und bei niemandem so richtig Anschluss zu finden oder verstanden zu werden. Es kann dann erarbeitet werden, dass das eigene soziale Netz vielleicht ein bisschen anders aufgebaut werden darf: Wenn es nur sehr wenige Menschen gibt, mit denen man viele Gemeinsamkeiten hat, dann gibt es vielleicht mehr Menschen, mit denen man einzelne Themen wie gemeinsame Hobbys teilt.

„Check deine Filterbubble" – Über Social Media-Inhalte ins Gespräch kommen

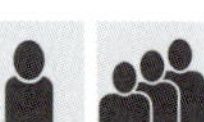

Ein für Jugendliche sehr präsentes Thema sind die verschiedenen sozialen Medien, deren Beliebtheit und Nutzungsart einem schnellen Wandel unterworfen sind. Neue Netzwerke entstehen, andere gelten schnell als Plattform „für alte Leute", und rasend schnell werden neue Inhalte in den Alltag integriert. Es kann für die Therapie hilfreich sein, sich die bevorzugten Themen und Rezeptionsformen von den Jugendlichen näher erläutern zu lassen.

So konsumierte die 15-jährige Samira regelmäßig über eine Videoplattform kurze Filme und Bilder zum Thema Schönheit und Ernährung. Sie beschrieb, dass diese Plattform „ihr Leben" sei, und sie viele Stunden täglich dort verbringe. Nach der Nutzung fühlte sie sich regelmäßig schlecht, da sie sich als unattraktiv und übergewichtig wahrnahm. Gemeinsam mit ihrer Therapeutin sichtete sie ihren Feed (also die auf sie zugeschnittenen Inhalte), um herauszufinden, in welcher „Bubble" sie sich bewegte. Jedes dargebotene Thema erhielt einen farbigen Gummiring, wobei häufig auftauchende Themen (Schminken, gesunde Ernährung, Sport, Bekleidung) größere Ringe erhielten, und seltenere Themen (Body Positivity, mentale Gesundheit, Mangas, Zeichnen) kleinere. Samira positionierte ihre Bubbles so zueinander, dass auch die Schnittmengen sichtbar wurden. So wurde für sie deutlich, dass der große Bereich um das Thema Körper und Äußerlichkeiten viele Neben- und Teilbereiche enthielt, die alle gemeinsam hatten, dass sie Insuffizienzgefühle in ihr erzeugten. Sie konnte nun erkennen, was diese Bubble so „toxisch" für sie machte: Zahlreiche Schönheitsfilter und andere Schummeleien führten zu einem verzerrten Bild dessen, was sie als Maßstab für sich selbst betrachtete. Der

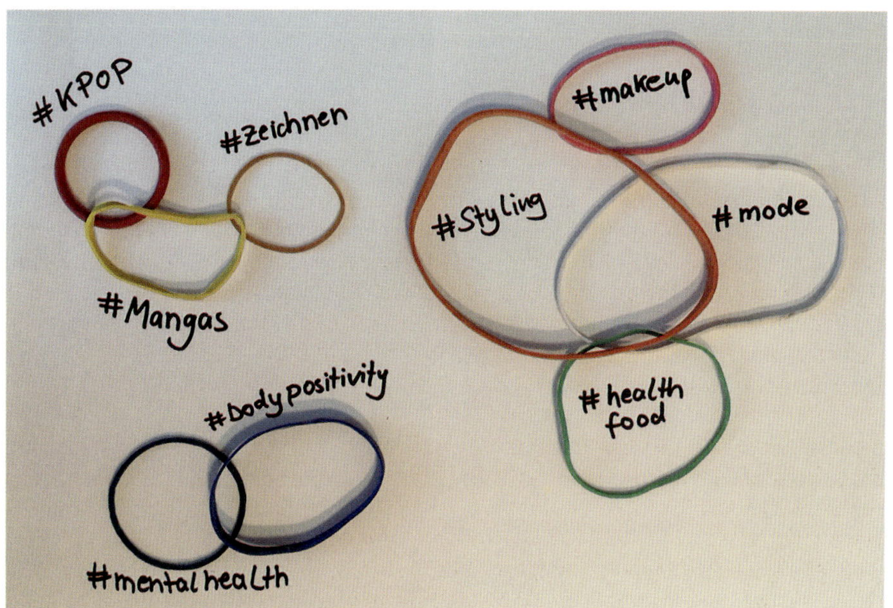

Wunsch, so sein zu wollen wie die jungen Frauen in dem Video, verleitete sie zu Klicks, die wiederum dafür sorgten, dass sie mehr dieser Inhalte dargeboten bekam. Dieser von den sozialen Medien programmierte Algorithmus sorgte schließlich dafür, dass sie sich in einer Filterblase von unerfüllbaren Schönheitsidealen bewegte.

Gemeinsam wurde nun nach Auswegen gesucht: Die Bubbles, die mit angenehmen Gefühlen verbunden waren, sollten gezielt durch Klicks vergrößert werden. Als Gedächtnisstütze behielt sie die Gummibänder der zu stärkenden Bubbles am Handgelenk. So berichtete Samira nach einigen Wochen, dass sie mehr und mehr Zeichen-Tutorials zu sehen bekam und selbst wieder mehr zeichne, außerdem hätte sie nun viel mehr Bilder von ihren Animehelden in ihrem Feed, die sogar den Bereich der mentalen Gesundheit abdeckten (z. B. über die Darstellung von Resilienz).

Anmerkung: Ja, auch wir finden es traurig, dass Algorithmen einen so großen Einfluss auf die Identitätsentwicklung von Jugendlichen nehmen können, dass sie zum Thema in Therapie und Beratung werden. Sie sind aber Realität und sollten im Sinne der Vermittlung von Medienkompetenz verstanden werden, um Einfluss auf sie nehmen zu können.

Unperfekt ist auch gut genug – Ungesunden Perfektionismus spürbar machen

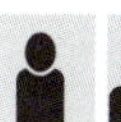  

Gewöhnliche Haushaltsgummis sind auch in Form eines Flummis erhältlich. Etwa 200 bunte Gummis bilden jeweils einen Ball. Sie lassen sich nutzen, um die Sinnhaftigkeit eines hohen Perfektionsanspruchs zu hinterfragen. Hierfür nimmt man einen Gummiball und bittet die Klientin oder den Klienten, diesen hüpfen zu lassen. Dann entfernt

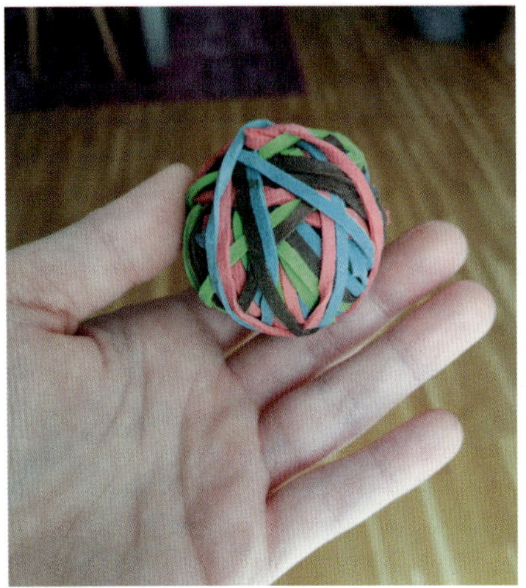 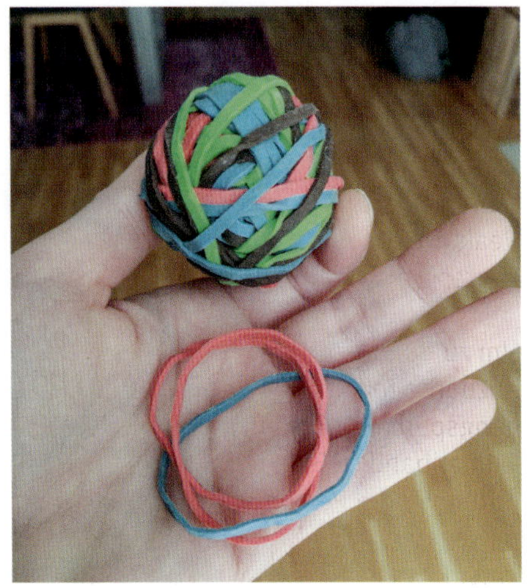

Es müssen schon sehr viele Gummibänder fehlen, bis der Ball nicht mehr springt.

man ein einzelnes Gummi und fordert die Person erneut auf, den Ball zu benutzen. Man kann nun noch weitere Gummis entfernen und die Bitte wiederholen. Es müssten sehr viele einzelne Gummis entfernt werden, bis der Flummi irgendwann auseinanderfällt. Bis dahin aber wird er weiter recht gut springen. Diese kleine Übung kann dazu anregen, den eigenen Perfektionsanspruch in Frage zu stellen:

- Wie gut springt der Flummi mit oder ohne das einzelne Gummi, das man abgezogen hat? Also: Ist es wichtig, eine Aufgabe bis ins letzte Detail zu erledigen?
- Würde es anderen auffallen, dass ein Gummi fehlt? Also: Würde es anderen auffallen, wenn man mal nicht 100% gibt?
- Wie „gut" ist der Flummi mit einem Gummiband weniger? Also: Ist „gut" nicht auch „gut genug"?

Eine Variante dieses Gesprächsimpulses ist die Einteilung in Zeiten von Entspannung und Anspannung. Jedes Gummiband, das von dem Ball gelöst wird (und damit nicht mehr unter Spannung steht), symbolisiert dabei eine schöne Aktivität. Der verbliebene Ball steht für die Aufgaben, die erledigt werden müssen. Auch nach dem Entfernen etlicher Gummis kann der Ball noch wunderbar hüpfen – man kann also etwas für das eigene Wohlbefinden tun und dennoch (oder gerade deshalb) seine Aufgaben gut meistern.

Gegen Widerstand arbeiten – Wenn in der Erziehung viel Druck angewendet wird

Für diese Übung wird ein Fitnessgummiband benötigt, alternativ lässt sich auch Gummilitze aus dem Nähbedarf einsetzen. Dieser Impuls eignet sich für alle Situationen, in denen eine Person Druck ausübt und gegen Widerstände ankämpft. Exemplarisch sei hier das Thema Erziehung genannt. Viele Eltern glauben, sie müssten nur den Druck (z. B. durch vermehrte Kontrollen) erhöhen, damit ihr Kind macht, was sie sich vorstellen. Hier geht es also um den Denkfehler „Mehr desselben wird schon zu unterschiedlichen Ergebnissen führen". Tatsächlich erzeugt dieses Erziehungsverhalten vielleicht Resignation (was die Eltern dann traurigerweise in ihrer Haltung bestätigt), häufig jedoch eine Reaktanz auf der Seite des Kindes, das sich durch vermehrt verweigerndes oder passiv-aggressives Verhalten versucht, dem Druck zu entziehen.

Um zu demonstrieren, dass es ungleich mehr Energie kostet, gegen einen Widerstand anzuarbeiten, kann man nun den Elternteil bitten, aufzustehen und sich an einen Ausgangspunkt im Raum zu stellen. Hier sollte sich eine Befestigungsmöglichkeit für das Gummiband (z. B. eine Türklinke oder das Bein eines schweren Tisches) befinden. Nun bitten wir die Person, sich in Richtung eines gedachten Ziels in einiger Entfernung zu bewegen (symbolisiert z. B. durch einen Stuhl, die Wand oder einen Gegenstand). Nach einer kurzen Reflektion („War es schwer, das Ziel zu erreichen?") kommt nun das Gummiband zum Einsatz: Es wird an Hüfte oder Beinen befestigt, mit der Aufgabe, das Ziel erneut anzusteuern. Dies wird nun mehr Kraft kosten, und je nach Länge des Gummibands ist es gar nicht mehr erreichbar. Und auch wenn es erreicht wurde, wird es anstrengend sein, dort stehenzubleiben. Auch die Bewegungsfreiheit ist in dieser Situation eingeschränkt. Über die Frage, wie mit dem störenden Gummiband umgegangen werden kann, drängt sich auf metaphorischer Ebene die Problemlösung unmittelbar auf: Erst, wenn auf den Widerstand reagiert wird (z. B. mit ihm gehen bzw. ermöglichen, dass das Kind freiwillig „mitzieht"), können eine befriedigende Lösung für alle gefunden und Zwangsprozesse in der Erziehung minimiert werden.

Achtung: Bevor diese Übung zum Einsatz kommt, sollte gut überlegt werden, um welches Thema es sich handelt. In einigen Bereichen ist das Bestehen auf Anforderungen alternativlos (z. B. in der Regel beim Schulbesuch). Erfahrungsgemäß gibt es aber weitaus mehr Themen, die verhandelbar sind. Hier kann durch das Vertrauen in die Verantwortungsübernahme und Entscheidungsfähigkeit des Kindes mehr erreicht werden als über Einengung und Kontrolle. Mit einem Kind Vereinbarungen auszuhandeln und ihm ein Entscheidungsrecht einzuräumen unterstützt es dabei, seine Bedürfnisse ernst zu nehmen und sich für diese einzusetzen. Strikte Regeln machen hingegen eher ohnmächtig oder traurig und das Kind fühlt sich ungesehen. Auch Eltern können hier hinzulernen und wachsen. Kinder haben meist ihre ganz eigene Perspektive – der wertschätzende Blick ihrer Eltern darauf kann manchmal Wunder bewirken.

3.5 Sieb

Siebe gibt es in verschiedenen Größen und Formen: Vom großen Nudelsieb bis zum kleinen Teesieb, vom grobmaschigen Abtropfsieb bis zum feinmaschigen Mehlsieb. Für die Praxis eignen sich kleinere Versionen besser, da sie platzsparend sind. Größere Siebe aus Metall sind hingegen vielfältiger einsetzbar, vor allem weil alles auf der größeren Fläche besser sichtbar zu machen ist. Sie können zwischendurch als Aufbewahrungsplatz für allerlei Krimskrams herhalten.

Besonders gut ist es, wenn man noch Sand und kleine Steine, Muscheln oder Murmeln (vgl. Bergmann & Bergmann, 2017) besitzt, um diese gemeinsam mit dem Sieb zu nutzen.

Einsatzmöglichkeiten

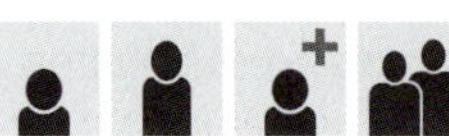

Wichtiges aussieben – Priorisieren lernen

Die 19-jährige Marissa war in der Ausbildung zur Krankenpflegerin und litt unter extremen Prüfungsängsten. Um dies zu kompensieren, lernte sie jeden Tag für mehrere Stunden, so dass ihr keine Zeit mehr für Freizeit oder Sozialkontakte blieb. Trotzdem schrieb sie in den Prüfungen bestenfalls die Note Drei, oft auch eine Fünf. Dies lag einerseits daran, dass sie durch die hohe Anspannung bei den Klausuren völlig blockierte und Abrufschwierigkeiten bekam, weil sie sich nur darum sorgte, was die Lehrer von ihr denken würden, wenn sie „etwas Dummes" schreibt. Andererseits konnte Marissa nicht zwischen wichtigen und weniger wichtigen Themen unterscheiden und verwendete daher beim Lernen für jede Information gleich viel Zeit, um jedes Detail perfekt zu behalten. Dass dies bei der Menge an Lernstoff kaum möglich war, war ihr zwar klar, aber eine Alternative gab es für sie nicht.

„Du brauchst ein Sieb", stellte die Therapeutin ernst fest. Sie nahm ein paar Halbedelsteine (vgl. Kapitel 6.6) und etwas Sand und erklärte: „Dieser Stein ist das Thema ‚die Lunge', welches in der letzten Klausur sehr wichtig war. Dieses Sandkorn ist das Thema ‚Geschichte der Pflege', wozu es nur eine Frage gab, was du ja vorher schon wusstest. Beides nahm aber viel Zeit zum Lernen in Anspruch. Jeder dieser Steine nimmt genauso viel Zeit ein, wie jedes dieser Sandkörner. Ein Stein bringt dir aber 10 Punkte in der Klausur, ein Sandkorn hingegen nur einen Punkt." Sie nahm ein Sieb hervor und schüttete Steine und Sand gemeinsam in das Sieb. Dann bewegte sie es ein paar Mal hin und her, bis nur noch die Steine übrig waren. „Das lernst du. Alles was durch das Sieb gefallen ist, ignorierst du erst einmal. Wenn du die Steine perfekt gelernt hast, kannst du gerne noch ein paar Sandkörner nehmen und diese auch noch lernen."

Genauso kann man es auch mit solchen Patienten machen, die einfach viel zu viele Hobbys, Interessen, Verpflichtungen und Freunde haben, denen sie nicht mehr gerecht werden können. Sie fühlen sich davon überfordert „alles unter einen Hut" zu bringen. Auch hier kann man sieben. Zuerst mit einem groben Sieb, das nur die allerwichtigsten Dinge nicht hindurchfallen lässt. Wenn dann noch Zeit ist, können immer feinmaschigere Siebe genutzt werden, um weitere wichtige Tätigkeiten herauszufiltern.

Nach dieser Einleitung kann man sich dann in der Therapie Zeit nehmen, um diese Priorisierung gemeinsam zu erarbeiten und Wichtiges von weniger Wichtigem zu trennen, um danach zu wissen, was Stein und was Sandkorn ist.

Mit einem „Kopf wie ein Sieb“ umgehen lernen

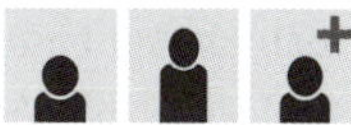

Manche Patienten beschreiben, dass sie (Therapie-)Hausaufgaben immer wieder nicht erledigen, weil sie einfach ein schlechtes Gedächtnis haben. Sie könnten nichts dafür, sie würden einfach alles vergessen. Genauso war die 14-jährige Mina.

Um diesen Patienten einerseits zu zeigen, dass sie auch weiterhin Verantwortung für ihr Tun übernehmen können und sollen und um andererseits auch ihr Selbstwirksamkeitserleben zu stärken, kann man das Sieb nutzen.

„Du beschreibst das so, als sei ein Kopf wie ein Sieb. Wenn man Informationen hineintut, kommt fast alles direkt wieder raus“, erklärte der Therapeut, während er etwas Sand durch das Sieb laufen ließ. *„Schade, dass es überhaupt keine Möglichkeit gibt, das zu beenden“*, sagte er die Stirn runzelnd und klebte dabei ganz nachdenklich einen Klebezettel auf die Mitte des Siebs.

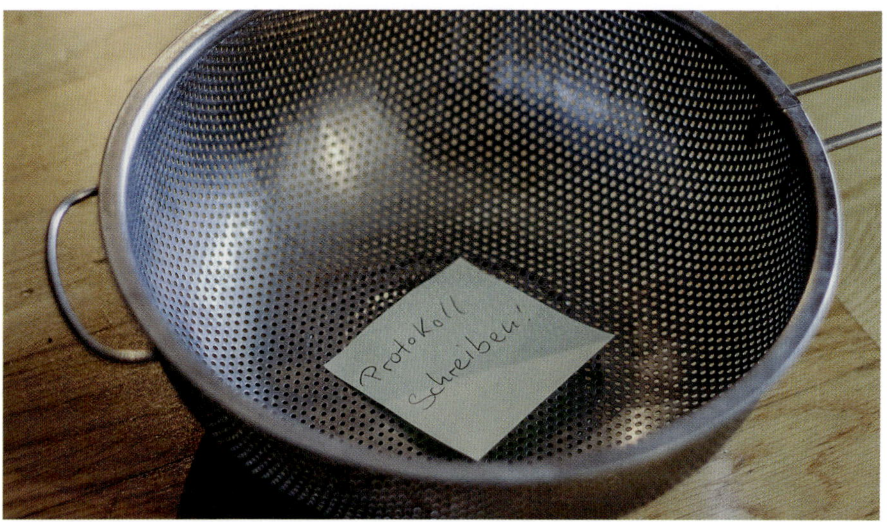

Ein Klebezettel kann zumindest ein paar Sandkörner davon abhalten, durchs Sieb zu fallen.

Eine weitere Erklärung ist nach diesem Bild oft gar nicht mehr notwendig. Je jünger der Patient, desto hilfreicher ist es, das Durchlaufen des Sandes noch einmal tatsächlich auszuprobieren. Ältere Jugendliche wie Mina werden dagegen im Normalfall sofort die Augen verdrehen und vielleicht beginnen zu erklären, warum solche Zettel keine Hilfe für sie darstellen, weil sie diese z. B. ständig verlieren würden. Der Therapeut wies Mina dann darauf hin, dass wir inzwischen noch deutlich modernere Methoden als Klebezettel haben und sie auch ihr Handy nutzen kann, um sich Notizen zu machen und sich erinnern zu lassen. Das habe sie ohnehin immer dabei und ihre Therapiehausaufgaben könne sie direkt jetzt und hier während der Stunde notieren. „Dafür darfst du dein Handy sogar aus der Tasche holen.“

Noch besser ist es, wenn es gelingt, den Patienten dazu anzuregen, seine eigene Lösung zu finden. Vielleicht trifft man auf Patienten, die einem sehr kreative Ideen präsentieren, zum Beispiel eine Auffangschale aufzustellen oder den Sand anzufeuchten. Gemeinsam schaut man dann, wie sich diese Idee auf die Realität übertragen lässt. Das Befeuchten des Sands mit Wasser könnte in diesem Fall für eine weitere Tätigkeit stehen, die mit der eigentlichen Aufgabe verknüpft wird: „Wenn ich abends noch kontrolliere, ob ich alles für die Schule eingepackt habe, dann kontrolliere ich gleichzeitig, ob ich schon mein Therapieprotokoll ausgefüllt habe."

Kapitel 4: Aus dem Kinderzimmer

4.1 Spielzeugautos

Eine Sammlung an Spielzeugautos haben vermutlich viele Therapeuten in ihrer Praxis. Ansonsten sind diese zumeist günstig auf dem Flohmarkt oder in 1-Euro-Shops erhältlich. Für die folgenden Übungen werden eine Handvoll verschiedener Modelle inklusive Rennautos benötigt. Aufbewahren kann man sie gut in einem Spielzeugbeutel mit einer Kordel, dessen aufgedrucktes Straßenmotiv ausgebreitet als Autoteppich genutzt werden kann (Suchbegriffe: Aufräumsack oder Spielmatte).

Einsatzmöglichkeiten

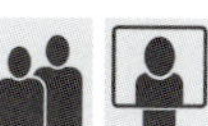

Ein unmöglicher Reparaturauftrag

Immer wieder finden Eltern mit unklaren „Reparaturaufträgen" den Weg in die Beratung oder Therapie. Hier eignet sich eine simple Intervention, um die Schwierigkeit solcher „Reparaturaufträge" zu verdeutlichen: Man bittet sie, sich vorzustellen, sie seien Automechaniker. Nun stellt man ihnen ein beliebiges Spielzeugauto hin und bittet sie, dieses zu reparieren. Die Nachfrage, was denn zu reparieren sei, wird nicht lange auf sich warten lassen. Daraufhin entgegnet man sinngemäß ganz gelassen: „Sie sind doch vom Fach. Ich vertraue Ihnen da voll und ganz. Sie werden schon herausfinden, was mit dem Auto nicht stimmt, und es in Ordnung bringen. Ich komme dann morgen wieder."

Diese Analogie kann helfen, die Perspektive der Therapeutin einzunehmen, die erst auf der Basis von klar formulierten Therapiezielen tätig werden kann. Selbstverständlich sollte nicht unerwähnt bleiben, dass dieses Bild streng genommen einen kleinen Haken hat: Kinder sind keine Autos, sondern menschliche Wesen, für die sich nicht einfach ein „Reparaturauftrag" formulieren lässt.

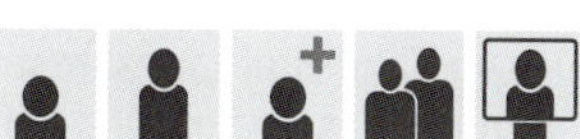

Der Spezialführerschein – Psychoedukation bei ADHS

In der kindgerechten Psychoedukation zum Aufmerksamkeits-Defizit-Hyperaktivitäts-Syndrom lässt sich gut mit Autos als Metapher arbeiten, vor allem, wenn beim Patienten ein Interesse dafür vorliegt. Man nimmt ein gewöhnliches Spielzeugauto und erklärt, dass dieses wie jedes andere Auto sei – mit dem Unterschied, dass es einen sehr starken Motor habe, nämlich den eines Rennwagens. Dabei kann man demonstrieren, wie schnell der Wagen fährt, und dabei fast nie stillsteht. Während der Demonstration arbeitet man dann ein weiteres Merkmal des Autos heraus: Es hat keine Bremsen und stößt immer mal wieder gegen Barrieren oder fährt dorthin, wo es eigentlich gar nicht hinfahren sollte oder wollte. In diesem Bild kann der starke Motor dafür stehen, dass es sich zwar um eine „leistungsfähige" Eigenschaft handelt, die aber aufgrund der fehlenden Bremsen nicht immer so gut zum Einsatz kommen kann. Und manchmal geht dadurch auch unabsichtlich etwas zu Bruch. Dies steht dem häufig rein defizitorientierten Bild von Menschen mit einem ADHS entgehen – es ist sehr wohl viel Potenzial da, es kann aber unter den gegebenen Umständen schwerer genutzt werden. Die Therapie ist dann wie eine Fahrschule, in der ein Spezialführerschein für dieses besondere Auto erworben wird: Gemeinsam mit dem Kind kann nun überlegt werden, wie man dem Auto und seinem Fahrer wohl helfen kann: Ihm vielleicht zeigen, wie man etwas weniger auf das Gaspedal drückt? Oder ihn öfter dort fahren lassen, wo er nirgendwo anstoßen kann oder wo es weiche Pufferzonen gibt?

Unerreichbare Ziele oder: Mit dem Kleinwagen beim Autorennen

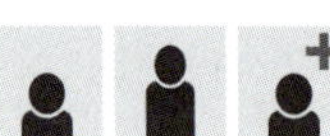

Für diese Übung braucht man idealerweise einen typischen Kleinwagen sowie mehrere schnellere Wagen, zum Beispiel Rennautos. Sie eignet sich immer dann, wenn man jemandem helfen möchte, seine eigenen Grenzen zu entdecken. Gerade in der Pubertät ist es normal, dass Jugendliche große Träume haben. Nach ihrem Berufswunsch gefragt, sagen sie nicht selten „Rapper", „Influencerin" oder „YouTuber". Es kann aber auch vorkommen, dass eigentlich alltägliche Wünsche, wie den Führerschein zu machen oder zu studieren, für jemanden unerfüllbar sind. Dies ist insbesondere bei jungen Menschen mit kognitiven Einschränkungen der Fall. Vermutlich haben sie schon oft gesagt bekommen, sie würden etwas nicht schaffen und sollten ihren Wunsch am besten wieder vergessen. Im anderen Extremfall hat sich bisher noch niemand getraut, ihnen eine ehrliche Rückmeldung zu geben. Dann sollte diese Übung unbedingt mit den Eltern vorab besprochen werden. Es ist gut möglich, dass diese bisher noch keine zufriedenstellende Idee hatten, wie sie ihrem Kind schonend die eigenen Grenzen mitteilen können, und sich über das Angebot freuen.

Man nimmt also die Rennautos und stellt sie an einer Linie auf. Der Patient erhält den Kleinwagen und wird gebeten, diesen ebenfalls für das Rennen aufzustellen. Nun kann ein bisschen Spannung aufgebaut werden, indem über das anstehende Rennen und die einzelnen Autos gesprochen wird, zum Beispiel die PS-Zahl. Es kann auch gefragt werden, wie schnell die einzelnen Wagen wohl fahren werden (vormachen lassen). Dabei sollte deutlich werden, dass der Kleinwagen langsamer als die anderen Autos ist. Der Abstand zum langsamsten Rennwagen sollte dabei nicht zu groß gewählt werden, um nicht das Gefühl des völligen Versagens aufkommen zu lassen. Das Rennen sollte nun von der Therapeutin selbst simuliert werden, während der Patient zuschaut. So wird verhindert, dass er sein Auto kurzerhand doch zum schnellsten werden lässt. Die Autos können dann in der Reihenfolge, wie sie in das Ziel einfahren, aufgestellt werden.

Im anschließenden Gespräch kann dann thematisiert werden, wie es sich anfühlt, im Rennen meist den letzten Platz zu belegen. Wichtig ist die Erarbeitung von Alternativen: Wenn es nicht der große Wettkampf der schnellsten Rennautos sein kann, welches Rennen ist dann möglich?

Der Parkplatzwächter oder: Wie man dafür sorgt, dass Absprachen eingehalten werden

Viele Eltern wundern sich, dass ihre Kinder sich nicht an scheinbar klare Absprachen halten. Sie ärgern sich vielleicht sogar, weil sie der Meinung sind, etwas doch „unmissverständlich" gesagt zu haben. Um sie dafür zu sensibilisieren, wie unklar scheinbar eindeutige Absprachen manchmal sind, nimmt man ein Blatt Papier und mehrere Spielzeugautos. Neben dem Blatt platziert man eine Handvoll Stifte.

Man erklärt dem Gegenüber, dass das Blatt ein Parkplatz und er der Wärter ist. Nun nimmt man die Autos und fährt nach und nach so auf den Parkplatz, dass Chaos entsteht, weil jeder so parkt, wie er möchte.

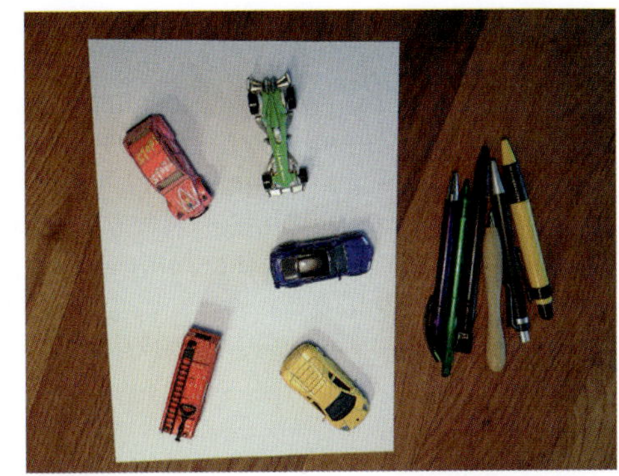

Wenn der soeben ernannte Wärter nun nicht aktiv wird, kann man ihn auffordern, sich eine Lösung zu überlegen. Die meisten werden einen Stift nehmen und Parkplatzmarkierungen einzeichnen. Nun kann man es etwas spannend machen und zunächst mit den meisten Autos ordentlich parken und dann das tun, was früher oder später passiert: Außerhalb der Markierungen parken.

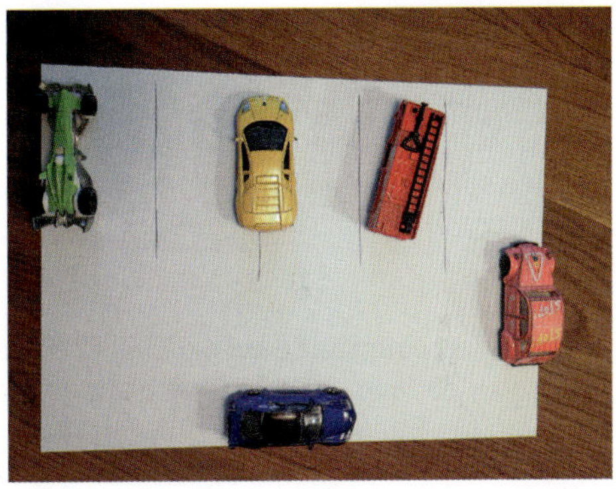

Welche Lösung kann hier nun Abhilfe schaffen? Wenn das Gegenüber selbst keine Idee hat, kann man eine Möglichkeit demonstrieren: Statt mit den Stiften die Markierungen zu malen, werden diese als Begrenzungen hingelegt.

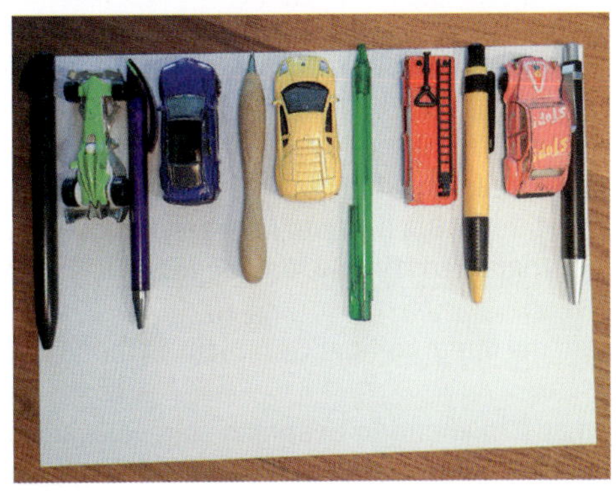

Die Botschaft dahinter: Es ist nicht entscheidend, welche Vorstellungen man selbst von der konkreten Umsetzung einer Absprache hat. Der Parkplatzwärter wird sicherlich ein Bild vor Augen gehabt haben, wie die Autos hätten geparkt werden sollen. Die Vorstellung der anderen muss der eigenen aber nicht entsprechen. Für mehr Klarheit kann man sorgen, indem man seine Vorgaben deutlich macht (= Parkstreifen einzeichnet), aber das bedeutet nicht zwangsläufig, dass andere dem folgen werden. Möchte man, dass eine Absprache zuverlässig eingehalten wird, muss man also dafür sorgen, die Vorgaben so zu präsentieren, dass es keine alternative Auslegung gibt. Im Fall des Parkplatzwärters heißt das: Parkbuchten anlegen. Diese sehen zwar auf den ersten Blick so aus wie die Markierungen, lassen aber kein Übertreten der Grenzen zu. Das kann im Alltag konkret bedeuten, dass die Mediennutzung technisch beschränkt oder zumindest das Abschalten regelmäßig kontrolliert wird. Soll das Zimmer aufgeräumt werden und man weiß, dass das Kind ohne Begleitung abgelenkt wird, muss man dabeibleiben. Den Eltern sollte vermittelt werden, dass sie in vielen Fällen nicht voraussetzen können, dass ihre Vorgaben nach ihren Wünschen erfüllt werden. Gerade jüngere Kinder besitzen noch nicht die notwendige Selbststeuerungsfähigkeit (insbesondere beim Thema Medien!) und sind schnell überfordert, während Teenager dazu neigen, Vorgaben als „vage Möglichkeiten“ auszulegen. Beides führt häufig in einen Teufelskreis aus stetigen Aufforderungen und Schimpfen, aus dem die beschriebene Übung herausführen kann.

Warum Erziehung Leitplanken braucht

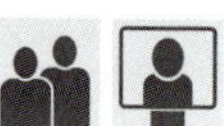

Nicht wenige Eltern scheuen sich davor, in der Erziehung klare Grenzen zu setzen. Sie fürchten, der Beziehung zu ihrem Kind zu schaden, wenn sie dessen Wünsche zurückweisen. Manchmal entsteht dann eine Dynamik, bei der das Kind mit diesen elterlichen Ängsten spielt („Du bist eine blöde Mama und ich habe dich nicht mehr lieb!“). Um die Wichtigkeit von Grenzsetzungen zu verdeutlichen, kann die folgende Übung eingesetzt werden:

Man zeichnet eine Straße auf ein Blatt Papier und nimmt ein Spielzeugauto. Dieses lässt man nun mehrfach über die Straße fahren. Nun malt man ein paar Hügel und lässt das Auto von der Straße abweichen: „Oh, Autocross, das interessiert unseren Fahrer, da muss er hin!“ Als Nächstes lassen sich weitere Ablenkungen einzeichnen, vielleicht ein Badesee, an dem der Fahrer Halt macht, oder eine interessante Einkaufsgelegenheit. Man wirbt um das Verständnis für den Fahrer, der all diesen spannenden Gelegenheiten natürlich folgt.

Nun erklärt man, dass das Straßenverkehrsamt ein wenig ratlos ist, weil seine schöne neue Straße nicht benutzt wird. Was kann man nun tun, um das Befahren der Straße zu erleichtern? Die Lösung: Man zeichnet Leitplanken ein. Nun wissen die Autofahrer, wo sie langfahren können, und begeben sich nicht mehr auf vielleicht unsicheres Terrain.

Und die Moral von der Geschicht‘? Ohne Leitplanken geht es nicht!

Im anschließenden Gespräch sollte es darum gehen, die Wichtigkeit von „Leitplanken“ in der Erziehung zu verdeutlichen. Eltern müssen ihren Kindern Vorgaben zu erwünschtem und unerwünschtem Verhalten machen. Ähnlich wie beim Autofahrer ist es verständlich, dass Kinder sich lieber lustbetonten Tätigkeiten zuwenden, wenn ihnen die Möglichkeit dazu gegeben wird. Regelungen wie „Wenn du deine Hausaufgaben erledigt hast, darfst du im Garten spielen" sind genauso wichtig wie das Ankündigen von negativen Konsequenzen bei Nicht-Einhaltung: „Wenn du dein Zimmer nicht aufräumst, kannst du auch nicht am Tablet spielen."

4.2 Kinderbriefkasten

Egal, ob man einen alten Briefkasten hat, den man nicht mehr braucht oder dem Rollenspielbereich des Kinderzimmers einen entleihen kann, ein ausrangierter Briefkasten lässt sich in der Therapie gut nutzen. Wenn man jedoch keinen alten findet, dann gibt es in Krimskramsläden oft kleinere Varianten aus Blech oder Holz. Die Größe ist dabei relativ egal, wichtig ist, dass der Briefkasten groß genug ist, um einen kleinen Zettel hineinzustecken, und sich im Idealfall öffnen und schließen lässt. Eine kostengünstige Alternative sind leere Kosmetiktuchboxen aus Pappe.

Einsatzmöglichkeiten

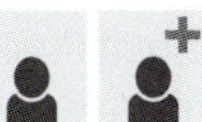

Schlechte-Laune-Box – Mit schlechter Stimmung umgehen

Als der 10-jährige Milan das erste Mal den kleinen roten Briefkasten im Raum seiner Therapeutin sah, fand er ihn direkt faszinierend und fragte, wofür er genutzt werde. Ohne auf die Antwort zu warten, vermutete er: „Sagt man da was rein? Zum Beispiel schlimme Sachen?"

„Könnte man machen. Was meinst du, was dann passiert?", entgegnete die Therapeutin interessiert.

„Dann ist die schlechte Laune weg?", fragte Milan kritisch. „Einfach schütteln und weg?"

„Spannende Idee! Probiere es doch mal aus."

Milan nutzte den Briefkasten fortan gerne als sein persönliches „Aufwärmritual", um seine negativen Gedanken und Gefühle mitzuteilen und zeigte sich daraufhin deutlich zufriedener gestimmt. Da es gerade jüngeren Kindern noch schwerfällt, ihre Stimmung zu regulieren, können solche spielerischen Elemente die Selbstwirksamkeitserwartung auf eine niedrigschwellige Art und Weise erhöhen. So lernt das Kind, dass man etwas tun kann, um seine Stimmung zu verbessern. Gemeinsam kann man auch einen kleineren Briefkasten für Zuhause basteln.

Zusätzlich können die Informationen, welche die Patienten beim Sprechen in die Box preisgeben, natürlich auch diagnostisch und therapeutisch genutzt werden.

Eine Nachricht für später – Abwarten lernen

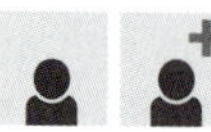

Milan hatte zwar manchmal schlechte Laune, ein viel größeres Problem war jedoch seine noch nicht ausreichend entwickelte Fähigkeit, abzuwarten. Beim Eintritt in den Therapieraum wollte er direkt von den Erlebnissen des Tages berichten. Daraufhin fielen ihm Spielzeuge im Raum auf, zu denen er Fragen hatte. Oder er musste noch dringend wissen, ob hier noch andere Kinder in seinem Alter in Therapie wären.

All das machte ein konzentriertes Arbeiten schwer. Milan fand diese Dinge aber zu wichtig, als dass er darauf verzichten wollte, sie zu besprechen. Also wurde gemeinsam beschlossen, dass Milan einen kleinen Stapel Notizzettel bekam. Jedes Mal, wenn er etwas besprechen wollte, durfte er das Thema auf den Zettel schreiben und ihn in den Briefkasten stecken. So wurde einerseits sein großes Erzählbedürfnis aufgegriffen, andererseits ermöglichte dieses Vorgehen eine strukturiertere Zusammenarbeit. Am Ende der Stunde wurden die Zettel dann herausgenommen und besprochen.

Milan tat sich zu Beginn schwer mit dieser Intervention, vor allem, da er recht langsam im Schreiben war, was ihn frustrierte. Er entwickelte aber schnell Ehrgeiz, sich Abkürzungen und Zeichen auszudenken, um die Zettel zügig fertigzustellen.

Diese Intervention kann man auch sehr gut mit einem Token-System verbinden (für jede Nachricht, die still auf einen Zettel geschrieben statt laut ausgesprochen wurde, gibt es einen Punkt). Dabei muss man nur darauf achten, dass die Kinder nicht beginnen, Nachrichten nur zu schreiben, um Punkte zu erhalten. In diesem Fall kann man stattdessen auch im Response-Cost-Verfahren arbeiten (z. B. von den 15 Minuten Spielzeit am Ende

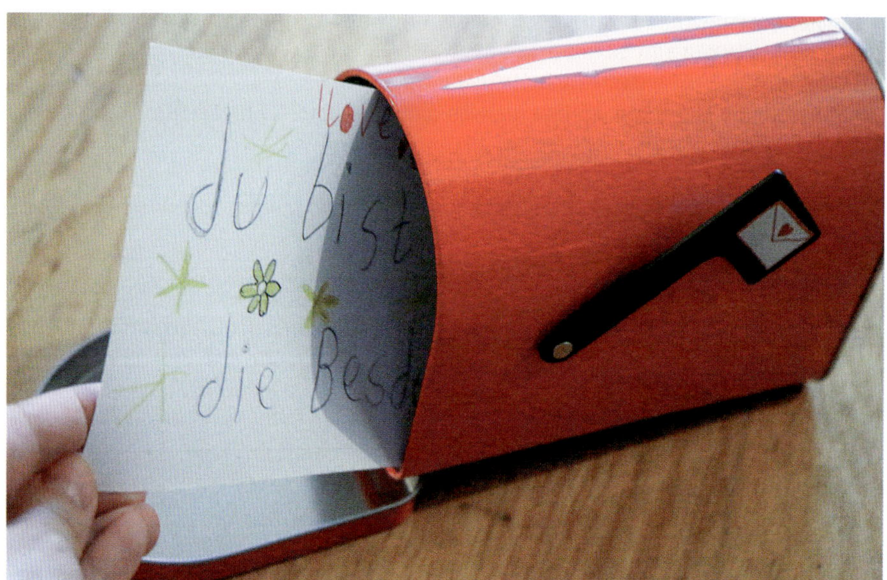

Eine kleine Nachricht – für das Ende der Sitzung.

der Sitzung wird jedes Mal eine Minute abgezogen, wenn statt der Nutzung des Briefkastens laut gesprochen wird) oder die Besprechung der Zettel wird in die Spielzeit am Ende gelegt. So wird der Patient dazu angeregt, seine Impulse kurz zu kontrollieren, um zu sehen, ob die Nachricht für ihn persönlich wichtig genug ist, um Spielzeit zu opfern. So kann das Kind den Sinn der Intervention noch leichter verinnerlichen.

Schlechte-Nachricht-Box – Schwierige Kommunikation einleiten

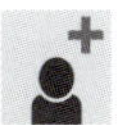

Im Verlauf einer Therapie kann es immer wieder zu Belastungen der therapeutischen Beziehung kommen. Nicht erledigte Therapiehausaufgaben, vergessene Termine oder das Thematisieren von ausbleibenden Therapiefortschritten können eine von vielen Ursachen hierfür sein und für eine angespannte Atmosphäre sorgen. Insbesondere bei jüngeren Kindern, deren Eltern die Entscheidung für das Aufsuchen einer Therapeutin getroffen haben, kann auch die negative Erwartungshaltung entstehen, über unangenehme Themen „ausgefragt“ zu werden oder sich für Fehlverhalten rechtfertigen zu müssen.

Selbstverständlich ist es häufig notwendig, diese Themen zu besprechen. Doch manchmal wird hierdurch die Therapiedynamik auf einen sehr negativen Fokus beschränkt. Kinder beginnen manchmal zu flunkern und Jugendliche wollen dann zum Teil gar nichts mehr sagen, weil sie die unangenehme Situation fürchten. Um dies zu umgehen, kann eine Schlechte-Nachricht-Box eingerichtet werden. So kann z. B. der Patient als Antwort auf die Frage, wie es mit den Therapie-Hausaufgaben geklappt habe, einfach einen Zettel schreiben und in die Schlechte-Nachricht-Box werfen. Der Therapeut muss den Zettel dann gar nicht lesen, um zu wissen, dass es nicht gut lief. Er kann dem Patienten dann anbieten, dieses Thema aufzuschieben, um zuerst für ein besseres Klima im Therapieraum zu sorgen. Erst zu spielen, erst etwas zu malen oder erst ein YouTube-Video zu schauen kann für eine positive Basis hilfreich sein. Er kann sich auch dazu entscheiden, das Thema erst beim nächsten Mal anzusprechen. So werden Misserfolge wieder leichter thematisierbar, weil der Therapeut es besser in der Hand hat, wann der passende Moment hierfür ist und gleichzeitig zeigt, dass es nicht darum geht, einen vorgefertigten Therapieplan „abzuarbeiten“.

Achtung! Diese Intervention ist hilfreich, wenn durch ständig negative Fokussierung die therapeutische Beziehung in Gefahr ist. Bei einer guten Beziehung können und sollten vergessene Hausaufgaben und therapeutische Rückschläge lieber direkt besprochen werden.

Bitte keine Werbung einwerfen – Metakognitive Therapie bei Zwangsgedanken

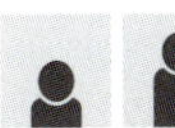

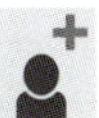

Diese Übung eignet sich auch sehr gut im Sinne der metakognitiven Therapie (vgl. Simons, 2018) bei Zwängen und Ängsten. Die Therapeutin schreibt dann kleine Zettel als Briefe und wirft diese in den Briefkasten, bis dieser sichtlich überfüllt ist. Sie erfragt dabei die typischen Gedanken, die der Patient hat und notiert diese jeweils auf einem eigenen Zettel. Dann lässt sie den Patienten den Briefkasten leeren und sagt: „Probieren wir etwas anderes.“ Sie schreibt daraufhin auf jeden einzelnen der zuvor beschrifteten Zettel „Werbung“ auf die Rückseite und beginnt damit, den Briefkasten wieder zu befüllen. Sie beobachtet, wie der Patient sich verhält und kann an der passenden Stelle vorsichtig nachhaken: „Was würdest du jetzt tun, wo sich dein Briefkasten mit sinnlosen Blättchen füllt?“ Die Lösung: Ein Schild anbringen, auf dem deutlich steht: „Bitte keine Werbung einwerfen!“ Wenn dann doch jemand Werbung zur Post dazuwirft, dann ist das eben so – man schaut durch, was man braucht und lässt den Rest ganz entspannt in die Papiertonne gleiten, ohne sich darüber zu ärgern. Die Übertragung auf die eigenen Gedanken ist klar: Jeder bestimmt selbst, welchen Gedanken er Beachtung schenken möchte, und welchen nicht.

4.3 Hula-Hoop-Reifen

Hula-Hoop-Reifen sind Kinderspielzeug und Sportgerät gleichermaßen. Aus Holz oder Plastik, zum Stecken oder enganliegend mit einem rotierenden Gewicht, können sie Fitness und Körpergefühl verbessern oder als Skill bei körperlicher Anspannung dienen. Doch auch in der Gruppentherapie mit Kindern, z. B. im Rahmen eines sozialen Kompetenztrainings, lassen sich die vielseitigen Ringe einsetzen.

Einsatzmöglichkeiten

Die Ufo-Flugschule – Ein Gruppenspiel zu Nähe und Distanz, Kooperation und Empathie

In der Gruppentherapie mit impulsiven oder sozial auffälligen Kindern ist häufig auch die Regulation von Nähe und Distanz ein Thema. Hier hilft es kaum, nur darüber zu reden. Die motorische Übersteuerung kann viel besser im spielerischen Tun bearbeitet werden. Geeignet ist die Übung für eine Gruppe von mindestens sechs bis acht Kindern, damit ordentlich „Verkehr“ entsteht. Der Raum sollte nicht allzu groß sein. Jedes Kind erhält einen Hula-Hoop-Reifen. Dieser ist jetzt das eigene Ufo, in das es einsteigen darf. Benötigt wird außerdem musikalische Begleitung. Zu Beginn darf sich jedes Kind einen Platz im Raum suchen, an dem es sein Ufo „parkt“, also auf dem Boden ablegt und sich hineinsetzt. Als „Fluglehrer“ kann man nun ein paar einleitende Worte sprechen, damit die Kinder sich in das Szenario einfühlen können und die Spielregeln erfahren:

„Wir befinden uns in einer fernen Galaxis in der Flugschule für Aliens. Ihr seid schon alle ganz gespannt darauf, euer Ufo zu starten und zu fernen Planeten aufzubrechen. Neben der richtigen Steuerung eures Ufos geht es heute um eine genauso wichtige Sache: Unfälle im All vermeiden! Die Weltraumpolizei ist nämlich sehr streng und schaut genau, dass keine Ufos zusammenkrachen. Wenn die Musik gleich startet, dürft ihr mit eurem Ufo losfliegen. Versucht, in Bewegung zu bleiben und jede Ecke der Galaxie anzufliegen, ohne mit den anderen Ufos zusammenzustoßen!“

Die genauen Regeln können frei gestaltet und an die Gruppe angepasst werden. So könnten Flugschüler, die zusammenstoßen, zurück in die Flugschule gerufen werden und scheiden aus. Diese Variante bietet sich an, wenn es Runden mit steigendem Schwierigkeitsgrad gibt (s. u.), sodass Zusammenstöße kaum vermieden werden können. Eine Runde endet, wenn nur noch zwei Ufos im Spiel sind. Es ist ebenso möglich, dass alle Ufos mit dem Stoppen der Musik geparkt, also auf den Boden gelegt werden müssen. Das Kind, das als Letztes in seinem Ufo sitzt, scheidet dann aus.

Variationen:

Nachtflug

Einem, mehreren oder allen Kindern können die Augen verbunden werden. Im All ist es schließlich auch dunkel und auch dann sollten erfahrene Ufo-Piloten sich zurechtfinden. Hat reihum ein Kind die Augen verbunden, steht mehr die Rücksichtnahme auf Einzelne im Vordergrund. Befinden sich alle Kinder im „Blindflug“, sind verstärkte Vorsicht und verbale Absprachen gefragt. Es kann sein, dass die Kinder besondere Ermutigung benötigen, sich aktiv zu bewegen und Kontakt miteinander aufzunehmen (z. B. Fluggeräusche machen, verbal auf sich aufmerksam machen).

Teamflug

Neben Nähe und Distanz kann auch das Thema Kooperation aufgegriffen werden, indem erklärt wird, dass einigen Ufos der Treibstoff ausgegangen ist und (nun) zwei Piloten sich ein Ufo teilen müssen. Beide Kinder müssen sich nun absprechen, in welche Richtung sie fliegen möchten.

Unsichtbare Ufos

Ein Ziel des Spiels ist es, das Empfinden für das Nähe- und Distanzbedürfnis anderer zu schärfen. Im Alltag gibt es hierfür keinen Hula-Hoop-Reifen als Stütze. Daher kann eine Runde ohne Ufos sinnvoll sein, bei der sich die Kinder nur vorstellen, sie hätten einen Reifen um sich. Den Kindern kann hierfür erklärt werden, dass ihre Ufos eine besondere Eigenschaft aufweisen: Sie werden per Knopfdruck unsichtbar (das erklärt natürlich auch, warum noch niemand von uns ein Ufo gesehen hat!). In dieser Runde sollte die Weltraumpolizei, also die Gruppenleitung, besonders aufmerksam sein und „Strafzettel“ verteilen, wenn zwei unsichtbare Ufos zusammenstoßen bzw. zwei Kinder sich zu nahekommen.

Ufo-Scooter

Je nachdem, wie ausführlich das Spiel gestaltet wurde, wird den Kindern eine Menge abverlangt, daher darf auch der Spaß nicht zu kurz kommen. Die letzte Runde kann deshalb auf der „Alien-Kirmes“ stattfinden: Die Ufos befinden sich jetzt in einem „Ufo-Scooter“ und dürfen nach Herzenslust aneinanderstoßen. Die Kinder sollten vorher darauf hingewiesen werden, dass sie auch bei dieser Variation auf die anderen Gruppenmitglieder achtgeben und nicht mit aller Wucht gegeneinanderstoßen sollten (vor allem auf die Finger der anderen muss aufgepasst werden!).

Abschließend kann das Spiel gemeinsam reflektiert werden:

- Wie war es, sich im Raum zu bewegen, ohne sich zu nahe zu kommen?
- Wie fühlt es sich an, mit anderen zusammenzustoßen?
- Wie fühlt es sich an, sich blind zwischen anderen zu bewegen?
- Wie hat die Verständigung geklappt?
- Wie war es, um ein Kind mit verbundenen Augen herumzufliegen?
- Was war leichter, sich mit oder ohne Ufo zu bewegen?
- Welche Erfahrung war für die Kinder interessant und warum?
- Was haben sie bei diesem Spiel gelernt und was nehmen sie mit?

Zum Schluss kann noch ein Impuls zum Alltagstransfer erfolgen, indem z. B. jedes Kind einen „Ufo-Führerschein" erhält und sich im Alltag vorstellen darf, auch dort mit einem Ufo unterwegs zu sein und auf die anderen „Piloten" zu achten.

Der Fluch im Zauberland – Kooperation im Team fördern

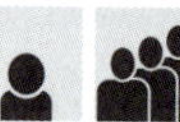

Diese Übung eignet sich für größere Gruppen und eine gerade Anzahl an Teilnehmern (ansonsten kann ein Teil der Gruppenleitung einspringen). Der Raum darf ruhig etwas größer sein, auch ein Turnraum ist möglich. Tische, Stühle oder sonstige Gegenstände werden zur Vorbereitung als Hindernisse im Raum verteilt und ein Freiraum in der Mitte gelassen. In zwei gegenüberliegenden, möglichst weit voneinander entfernten Ecken, werden jeweils eine Decke, Matte o. ä. ausgelegt. Diese stellen das „Elfenland" und das „Zwergenland" dar. Jede Ecke wird dann noch mit Gegenständen bestückt, die es einzusammeln gilt, z. B. kleine Bohnensäckchen oder Bälle.

Zur Einstimmung auf das Spiel kann eine einleitende Geschichte erzählt werden, z. B., dass nun alle gemeinsam ins Zauberland reisen und sich in zauberhafte Wesen verwandeln.

Die Kinder werden nun in Elfen und Zwerge eingeteilt, z. B., indem nacheinander auf sie gezeigt wird und sie abwechselnd „Elfe" und „Zwerg" sagen. Die Zwerge dürfen sich dann in der Mitte des Raums verteilt und auf den Boden setzen. Jede Elfe darf sich jetzt einen Zwerg als Teampartner aussuchen und sich zu ihm stellen.

Als Nächstes wird etwas Spannung erzeugt, indem erzählt wird, dass eine böse Hexe einen Fluch über das Zauberland gelegt hat, der jede Elfe mit einem Zwerg aneinanderkleben lässt. Dabei wird um jedes Team ein Hula-Hoop-Reifen gelegt. Der Fluch kann nur gelöst werden, indem das Team gemeinsam (also verbunden durch den Ring, in dem beide stehen) in das Elfen- und Zwergenland reist und dort je eine Zutat (die zuvor dort platzierten Gegenstände) für einen Zaubertrank einsammelt. Diese Zutat muss dann zurück zum Startpunkt in der Raummitte gebracht werden, wo man sich dann gemeinsam hinsetzt. Wer zuletzt in der Mitte ankommt, seinen Reifen oder einen der Gegenstände fallenlässt, scheidet aus.

Die Kinder müssen sich also miteinander absprechen, welches Ziel sie zuerst ansteuern und wie sie die Hindernisse umschiffen. Der Schwierigkeitsgrad kann durch mehr oder engere Hindernisse gesteigert werden, ebenso können größere Gegenstände zum Transport gewählt werden.

Es kann auch sinnvoll sein, dass nach jeder Runde die Elfen rotieren, sodass sie einmal mit jedem Zwerg zusammengespielt haben und sich so mit verschiedenen Personen absprechen mussten.

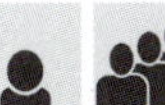

Flucht vor dem Vulkan – Kooperation in der Gruppe fördern

Für dieses Spiel reisen die Kinder in der Fantasie zu einem großen Vulkan, der kurz vor dem Ausbruch steht. Sie sind ein Expeditionsteam, das eigentlich den Vulkan erforschen wollte, sich jetzt aber schnell in Sicherheit bringen muss. Das Ziel ist es, als gesamte Gruppe vor dem Vulkan zu fliehen.

Jeder der kleinen Forscher steht in einem Reifen, der einen Hitzeschutzschild symbolisieren soll. Es darf sich nun nur innerhalb der Reifen fortbewegt werden, indem ein weiterer Ring in die Nähe des eigenen gelegt wird. In diesen tritt man dann und hebt den ersten Reifen auf. Dieser wird dann dorthin gelegt, wo man als Nächstes hingehen möchte, usw. Der heiße Boden darf somit zu keiner Zeit betreten werden.

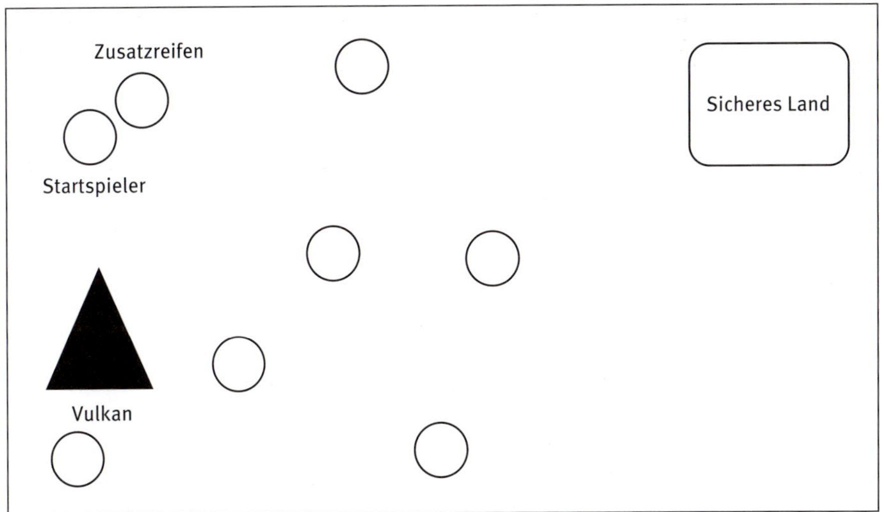

Aufbau des Spiels zu Beginn

Das Spiel kann auch mit kleineren Gruppen ab drei bis vier Kindern gespielt werden. Der Raum sollte ausreichend groß sein, damit das Ziel nicht schon innerhalb von wenigen Schritten erreicht werden kann. Alternativ lässt es sich auch draußen umsetzen. Im Raum vorhandene Gegenstände werden zu einem Vulkan „verwandelt“ (z. B. im Kreis aufgestellte Stühle mit einer roten Decke in der Mitte, es tut aber auch ein Papierkorb). Möglichst weit davon entfernt wird das „sichere Land“, z. B. in Form einer Matte oder Decke, aufgebaut. Die kleinen Forscher werden nun in den Reifen so um den Vulkan verteilt, dass der nächste Ring auch durch einen großen Sprung nicht erreichbar wäre. Für eines oder mehrere Kinder in greifbarer Nähe wird ein zusätzlicher Reifen gelegt, der den Startpunkt bilden kann. Dieses Kind kann sich nun zum nächsten Mitspieler bewegen und diesen „einsammeln“. Es ist erlaubt, mit mehreren Kindern in einem Reifen zu stehen. Leichter wird es, wenn mehr als ein zusätzlicher Reifen zur Verfügung steht. Dann kann mit jeder neuen Runde einer dieser Reifen entfernt werden, um den Schwierigkeitsgrad zu steigern.

Nun beginnt das Spiel mit einem Startsignal: „Die Erde bebt schon, bringt euch in Sicherheit in 3 ... 2 ... 1!“

Die Kinder müssen sich jetzt gut miteinander absprechen, auf welchem Weg und in welcher Reihenfolge sich die Gruppe in Richtung des rettenden Landes bewegen kann. Hierfür ist auch eine gute Handlungsplanung notwendig, damit sich jedes Kind auf dem gemeinsamen Weg zum Ziel bewegen kann.

Variationen:

Expeditionsleiter

Bei dieser Variante wird reihum ein Kind zum Expeditionsleiter ernannt und darf die Gruppe steuern, indem es Anweisungen gibt. So kommen auch zurückhaltende Kinder zum Zug und können sich in der Rolle des Anführers erproben, während die sonst eher dominanten Kinder üben, den Vorgaben anderer zu folgen.

Countdown

Es können mehrere Runden gespielt werden, wobei in der ersten Runde die benötigte Zeit gestoppt wird. In der folgenden Runde wird dann von dieser Zeit etwas abgezogen und ein Timer gestellt. Nun heißt es schnell sein: Die Forschergruppe muss es schaffen, vor Ablauf der Zeit zu fliehen. Sie muss sich also zügiger miteinander absprechen.

Ausbruch!

Auch während des Ausbruchs ist noch eine Flucht möglich. Allerdings ist es dann so laut, dass man sein eigenes Wort nicht mehr verstehen würde. Die Kinder haben in dieser Runde also die Aufgabe, sich mimisch und gestisch miteinander zu verständigen, um zum Ziel zu kommen.

Als Gruppenleiter kann man bei diesem Spiel gut beobachten, welche Rollen die Kinder im Team einnehmen, wer den Ton angibt und wer sich eher zurückhält. Auch die Entwicklung von Strategien kann in den Fokus genommen und später mit der Gruppe gemeinsam reflektiert werden.

4.4 Wendeplüschtier

Wendeplüschtiere gibt es in diversen Ausführungen. Für etwa 5 bis 10 Euro lassen sich Drachen in Einhörner, Katzen in Hunde und Wölfe in Schafe verwandeln. Unter dem Stichwort „Flip Octopus" lassen sich zudem niedliche Meerestiere mit unterschiedlichen Gesichtsausdrücken, meist fröhlich und schlecht gelaunt, finden. Man kann sie sogar in einer gehäkelten Version selbst herstellen. Eine entsprechende Anleitung ist im Internet zu finden.

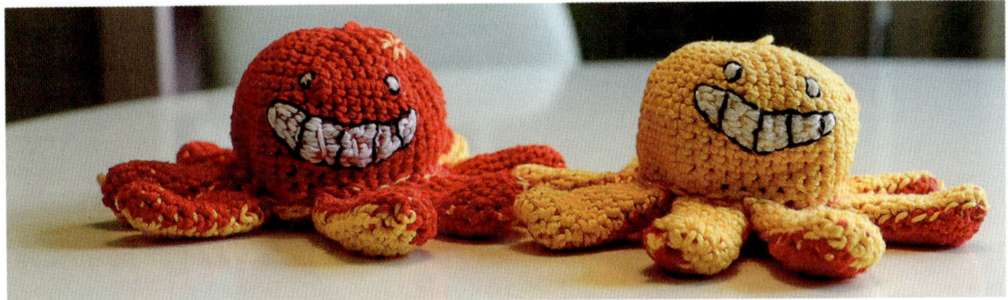

Gestaltet von Lena Endberg

Einsatzmöglichkeiten

Louis und der ruhige „Rabauker" – Widersprüchliche Persönlichkeitsanteile integrieren

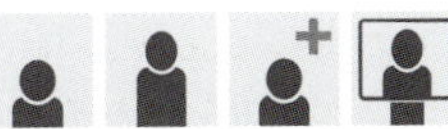

In der Entwicklung einer eigenen Identität gilt es häufig, auch scheinbar widersprüchliche Persönlichkeitsanteile miteinander in Einklang zu bringen. Ein gutes Beispiel hierfür ist Louis (12), der immer wieder massives Chaos in seinem Zimmer produzierte. Autos, Bausteine, die Spielfiguren diverser Regelspiele und sogar CDs ohne Hülle bedeckten den gesamten Boden seines Kinderzimmers. Wie so oft führten die zahlreichen Ermahnungen der Eltern höchstens kurzfristig zur Besserung. Darauf angesprochen, erklärte Louis der Therapeutin, dass er doch ein „Rabauker" sei, und die seien nun mal wild, frech und hätten auch ein unaufgeräumtes Zimmer. Er sei eigentlich gerne ein „Rabauker", genau wie sein bester Freund, der ebenfalls sein chaotisches Zimmer möge. Die Therapeutin verstand, dass ein aufgeräumtes Zimmer einfach nicht zum Selbstverständnis des Jungen passte. Es stellte sogar eine Bedrohung für ihn dar, wenn er seinem besten Freund plötzlich ein „ordentliches Streberzimmer" präsentiert hätte, wie er schließlich zugab.

Um gemeinsam herauszuarbeiten, dass er auch mit aufgeräumtem Zimmer noch ein „Rabauker" bleiben kann, setzte die Therapeutin einen „Flip Octopus" ein: Die eine Seite symbolisierte den wilden „Rabauker", die andere die ruhige, eher angepasste

Seite des Jungen. Diese beleuchteten nun beide zusammen: Louis sang im Kirchenchor, spielte leidenschaftlich gerne Klavier und konnte „Marmorkuchen mit Gesicht" backen. Die Therapeutin gab Louis den Oktopus und ließ ihn diesen bei der Sammlung seiner Eigenschaften und Interessen immer wieder auf die für ihn passende Seite drehen. Sie erklärte dazu, dass jeder Mensch scheinbar widersprüchliche Eigenschaften in sich trägt, und dass auch gesellschaftliche Vorstellungen (z. B. von Geschlechterrollen) etwas dazu beitragen. Der Mensch ist aber in der Regel nicht gezwungen, alle Rollenerwartungen an ihn zu erfüllen, und gerade das trägt zu einer spannenden Persönlichkeit bei. Diese Erklärungen konnte Louis gut nachvollziehen und ergänzte, dass er mit seinen schulterlangen Haaren auch „keine typische Jungsfrisur" hätte. Während er mit seinem Oktopus, den er den „ruhigen Rabauker" taufte, spielte, entdeckte er noch etwas: Wenn der ruhige Oktopus Klavier spielen und dabei seine Tentakeln anheben würde, sähe man gleichzeitig auch ein bisschen von der anderen, der wilden Seite. Das sei genauso bei ihm, wenn er Klavier spiele, den bei seinen Lieblingsstücken käme manchmal auch der wilde „Rabauker" in ihm heraus.

Jemanden umkrempeln wollen: Wenn Partner oder Eltern unverhältnismäßig viel kritisieren und fordern

Beziehungen im Jugendalter verlaufen häufig turbulent, und nicht selten sind Therapeuten in ihren Sitzungen damit konfrontiert, dass eine Patientin ihren Partner regelrecht „umkrempeln" möchte, weil ihr diese oder jene Eigenschaft nicht gefällt. In der Regel führt dies zu Verstimmungen im Umgang miteinander, während die gewünschte Änderung ausbleibt. Um dies zu verdeutlichen, lässt sich ein „Flip Octopus" mit einem fröhlichen und einem wütenden/traurigen Gesichtsausdruck nutzen. Man zeigt zunächst die freundliche Seite und kann erklären:

> *„Stell dir einmal vor, dein Freund ist wie dieser Oktopus. Der hier guckt ganz nichtsahnend freundlich, er scheint also gut gelaunt zu sein. Nun gibt es für manche Dinge immer wieder ‚eins auf den Deckel' ..."*

Nun zählt man Beispiele auf, was der Freund aus Sicht der Patientin nicht gut macht oder ändern sollte, und drückt dabei den Kopf des Plüschtiers immer ein Stückchen weiter ein, bis er schließlich ganz verschwindet und der grimmig aussehende Teil erscheint. Dann führt man sinngemäß weiter aus:

> *„Irgendwann ist die ganze gute Laune dahin. Kein Wunder, bei der ganzen Kritik, die er einstecken musste! Stattdessen ist er vielleicht genervt oder hat es einfach aufgegeben, sich freundlich zu verhalten, weil es ohnehin nur Stress gibt. Er hat das Gefühl, nichts mehr richtig machen zu können ..."*

Nun kann man fragen, was die Patientin sich für ihren Partner wünscht. Von welcher Seite sollte er sich zeigen? Was kann sie dazu beitragen, dass er sich so zeigen kann? Und wie kann sie ihre Kritik so anbringen, dass nicht der Eindruck entsteht, sie akzeptiere ihn nicht so wie er ist und wolle ihn umkrempeln?

Diese Übung lässt sich in leicht abgewandelter Form auch mit Eltern durchführen, die ihr Kind häufig kritisieren oder es mit ihren Forderungen regelrecht erdrücken.

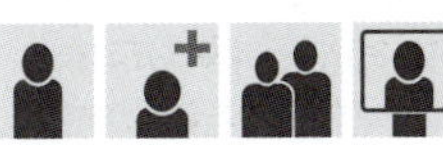

Wahre Gefühle weglächeln?

Ein häufiges Muster, das sich vor allem bei depressiven Patientinnen und Patienten zeigt, ist das „Weglächeln" ihrer wahren Gefühle. Sie möchten ihr Gegenüber vielleicht nicht verletzen oder haben Sorge, nicht mehr gemocht zu werden, wenn sie zeigen, wie es ihnen wirklich geht. Es kann aber auch sein, dass jemand seinen Eltern keinen Kummer bereiten möchte und deshalb seine Traurigkeit verbirgt. Langfristig wird diese Strategie eher schaden als nützen, da kein adäquater Umgang mit den eigenen Emotionen erlernt werden kann. Vielleicht entwickelt sich die Überzeugung, dass die eigenen Gefühle und Bedürfnisse „nicht zählen" oder sich niemand dafür interessiert. Um ein Bewusstsein für diese Problematik zu schaffen, kann ein Wendeplüschtier mit verschiedenen Emotionsausdrücken („Flip Octopus") eingesetzt werden. Alternativ bieten sich auch eine Kuh (die gelassen lächelt) und der (wilde, wütende) Löwe an.

Man zeigt zunächst nur die wütende bzw. traurige Seite des Plüschtiers (ohne zu verraten, dass es zwei Seiten hat!) und lässt die Person diesen Gefühlsausdruck mit ihrem Erleben in einer bestimmten Situation verbinden. Dann fragt man sie, welche Reaktionen sie sich von ihrem Umfeld wünschen würde. Um durch einen Moment des Erstaunens ein besonderes Interesse zu erreichen, kann man nun das Plüschtier mit einem schnellen, geübten Handgriff wenden. Nun fragt man, welche Reaktionen wohl jemand mit diesem Gefühlsausdruck in derselben Situation erhalten würde. Im Anschluss kann dann erarbeitet werden, was sich verändern müsste, um die gewünschten Rückmeldungen der Umwelt zu erhalten.

Eine Variante dieser Übung funktioniert umgekehrt: Geht es eher darum, ein Bedürfnis oder eine Bitte freundlich statt genervt vorzutragen, kann mit der schlecht gelaunten Seite begonnen werden.

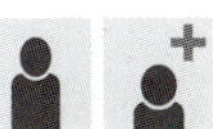

Zustimmung und Ablehnung ausdrücken

Mit mutistischen bzw. sehr wortkargen Patienten lassen sich insbesondere die Oktopusse mit den unterschiedlichen Gefühlsausdrücken hervorragend als Eisbrecher einsetzen. Bei jüngeren Kindern lassen sie sich gut ins gemeinsame Spiel einbinden, um einen Ausdruck von Zustimmung oder Ablehnung zu ermöglichen (motorische Fertigkeiten beachten). Dabei lässt sich gut mit zwei Stofftieren arbeiten, sodass die Therapeutin als Modell fungieren kann. Bei manchen Kindern kann es bisweilen vorkommen, dass sie (aus Überforderung oder Trotz) die Therapeutin anschweigen. Dann kann ihnen über den Oktopus eine Brücke gebaut werden, indem ihnen zunächst „harmlose" Ja/Nein-Fragen gestellt werden, die sie über das Plüschtier beantworten können. Auch zuhause können die Plüschtiere eingesetzt werden, um ohne Worte etwas über die eigene Stimmung mitzuteilen, z. B. in Form eines Türwächters (fröhlich = „Komm herein!“, schlecht gelaunt = „Lass mich in Ruhe!“).

„Die magische Verwandlung“ – Geschichten erfinden

 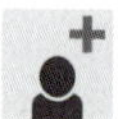 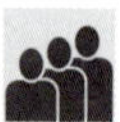

Mit jüngeren Kindern lassen sich Wendeplüschtiere gut nutzen, um spannende Geschichten zu erzählen oder sogar gemeinsam (in der Gruppe) zu erfinden. Abhängig vom Thema kann eine andere Tier-Kombination ausgewählt und in die Erzählung eingebunden werden. Je nachdem, welches Tier in der Erzählung gerade dran ist, wird dieses dann den Kindern präsentiert. Jede Wendung, bei der dann das andere Tier wieder auftaucht, kann dramaturgisch gestaltet werden, je nach Inhalt blitzschnell, geheimnisvoll oder witzig. Hier einige Anregungen für mögliche Geschichten:

Tier-Kombination	Themen
Frosch und Bär Kuh und Löwe	Mutig und stark sein, sich weiterentwickeln, sich etwas zutrauen, etwas schaffen, selbstwirksam sein, sich wehren
Einhorn und Drache	Geschlechterthemen wie geschlechtsneutrale Erziehung, z. B. „Der Drache, der mit Puppen spielen wollte und das Einhorn, das wilde Kämpfe liebte“
Hund und Katze	Geschwisterrivalität, Wettbewerb und Konkurrenz
Fuchs und Ferkel	Das Ferkel als Symbol für lustbetonte Aktivitäten, Passivität, sich gehen lassen; der Fuchs als Stellvertreter für einen klugen, fleißigen Kopf, der Hausaufgaben und andere unlustbetonte Aufgaben mit Leichtigkeit erledigt
Schaf und Wolf	„Der Wolf im Schafspelz“ als Sinnbild für schwer erkennbare Gefahren, z. B. bei der Aufklärung über Missbrauchsthemen

4.5 Verkleidungskiste

Ab dem mittleren Kindergartenalter sind Rollenspiele für Kinder eine ganz selbstverständliche Beschäftigungsart. Meist sind Verkleidungen dafür gar nicht notwendig, aber ein toller Bonus, an dem die meisten Kinder große Freude haben. Teilweise findet sich auch zuerst eine Verkleidung und erst danach entwickelt sich daraus das Rollenspiel: „Ich habe eine Krawatte? Ich bin Papa, der zur Arbeit geht.“ Auch weit über das Grundschulalter hinaus übt das Übernehmen fremder Rollen noch eine starke Faszination auf viele aus. „Schauspieler“ ist kein selten gehörter Berufswunsch. Insbesondere im Jugendalter ist die Identifikation mit anderen Menschen ein wichtiger Schlüssel zur Identitätsbildung. Wenn ein Jugendlicher, der sich einer Subkultur anschließt, meist auch ganz selbstverständlich die typische „Uniformierung“ anlegt, würden dies sicher die wenigsten als „Verkleidung“ bezeichnen. Und doch ist jedem klar, dass das äußere Erscheinungsbild auch etwas am Verhalten und im Zuge dessen auch am inneren Erleben verändern kann. Dieses Phänomen kann man sich auch in der Therapie zu Nutze machen.

Außerdem erleichtern Kostüme den Einstieg in das Thema Rollenspiele, welches für einige Patienten zu Beginn sehr schambesetzt sein kann. Zum einen, weil man ja jetzt schon mal fürs Rollenspiel gekleidet ist und der Schritt, wirklich etwas zu spielen, damit deutlich näher liegt. Zum anderen, weil es leichter ist, nicht sich selbst zu spielen. Zum Einstieg in die Rollenspiele ist es also oft hilfreich, erst in einem Kostüm jemand anderen darzustellen, um dann, wenn das Schauspielern schon selbstverständlicher ist, auch in die eigene Rolle gehen zu können.

Alles, was man dafür braucht, ist eine Kiste mit Verkleidungsutensilien. Füllen kann man diese mit alten Karnevalskostümen, aus der Mode gekommener Kleidung oder auch Stoffresten, aus denen man gemeinsam etwas Fantasievolles entwerfen kann. Sehr gut eignen sich auch Accessoires wie Sonnenbrillen, Schmuck, Krawatten, Ansteckblumen – einfach alles, was Assoziationen weckt.

Einsatzmöglichkeiten

„Ich kann ganz anders sein" – Verschiedene Persönlichkeitsanteile erlebbar machen

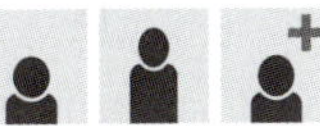

In der Schematherapie arbeitet man mit den verschiedenen Persönlichkeitsanteilen des Menschen, den sogenannten Schemata. In konkreten Situationen können mehrere Schemata gleichzeitig in Form von sogenannten Modi aktiv sein, die mit bestimmten Emotionen, Gedanken und Handlungen in Verbindung stehen (Young u. a., 2005). Im Modus des verletzten Kindes fühlt die 13-jährige Saskia sich klein, verloren und ungeliebt. Sie denkt, dass sie niemand mag und zieht sich stark zurück. Im Modus des kompetenten Kindes hingegen fühlt sie sich stark, selbstwirksam, schön und geliebt. Sie denkt, dass sie alle Herausforderungen meistern kann und geht lösungsorientiert auf Probleme zu. Sie hat aber auch wütende, alberne, fürsorgliche und einige andere Modi. Um diese besser herauszuarbeiten, erlebbar zu machen und nutzen zu können, kann es hilfreich sein, sich mit Hilfe von Verkleidungsutensilien in die verschiedenen Modi einzufühlen. Für jeden Modus werden spezifische Kleidungsstücke herausgesucht. Diese müssen nicht universal zuordenbar sein, es reicht, wenn der Patient selbst eine wiederkehrende Assoziation hat. So kann der wütende Modus bei Saskia durch das rote Kleid verkörpert werden, weil Wut für sie rot ist, während das rote Kleid bei jemand anderem vielleicht für Selbstbewusstsein steht.

Nun lassen sich als problematisch erlebte Situationen in den verschiedenen Rollen durchspielen und reflektieren. Über den Wechsel der Verkleidungsutensilien lassen sich diese Situationen neu erleben und immer wieder neue Handlungsmöglichkeiten entwerfen. Als Therapeutin kann man den Einsatz eines neuen, funktionalen Modus durch vertieftes Fragen noch verstärken: „Wie fühlt sich der Streit jetzt mit dem wütenden, roten Kleid an? Was ist anders im Vergleich zu eben, als du noch die schüchterne Sonnenbrille aufhattest?"

Dressed for the Occasion – So handeln, wie man sich kleidet

Wenn man zum Bewerbungsgespräch in der Bank geht, zieht man sich etwas entsprechend Schickes an. Wenn man zum Sport geht, zieht man Sportkleidung an. Wenn man gut gelaunt durch die Nacht tanzen will, zieht man sich seine Lieblingskleidung an, in der man sich wohl und selbstbewusst fühlt.

Leider ist es oft so, dass wir erst entschieden haben müssen, was wir tun, bevor wir uns dementsprechend anziehen. Und ein depressiver Jugendlicher, der sich eigentlich vorgenommen hat, dreimal pro Woche joggen zu gehen, kommt möglicherweise gar nicht bis zu der Überzeugung, dass er jetzt wirklich gleich joggen geht. Die sozial ängstliche Abiturientin traut sich gar nicht zu, tatsächlich zur Party nebenan zu gehen.

Um den Entscheidungsprozess zu vereinfachen, setzt man daher an dem leichteren Verhalten an. Bevor man sich für irgendetwas entscheidet, zieht man erst einmal die passende Kleidung an, dann ist der Weg zur eigentlichen Tätigkeit nur noch halb so weit.

Um dies für die Patienten erlebbar zu machen, kann man diese Intervention zuerst mit der Verkleidungskiste in der Therapiesitzung einüben. Für sportliche Vorhaben eignen sich Schweißbänder für Stirn und Handgelenke, wie man sie aus den Fitnessvideos früherer Jahrzehnte kennt, besonders gut. Wenn man diese anlegt, spürt man fast automatisch den Impuls, Jogging-, Box- oder Aerobic-Bewegungen zu machen. Auch gut sind sämtliche Kleidungsstücke mit Aufforderungscharakter: Boxhandschuhe, Fransenkleider (in denen man gerne die Hüfte schütteln will, um die Fransen schwingen zu sehen), Superheldenverkleidungen, Stöckelschuhe, etc. Man kann auch verschiedene Verkleidungen ausprobieren, bis man diejenige gefunden hat, auf die der Patient von sich aus mit einem Handlungsimpuls reagiert. An dieser Stelle kann man einhaken und das Prinzip des „Dressed for the Occasion“ erklären. Wer diese Übung zuhause ausbauen möchte, kann zusätzlich noch über die sogenannte Stimuluskontrolle arbeiten und statt der Alltagsbekleidung abends direkt das Sportoutfit herauslegen, zu dem morgens dann fast automatisch gegriffen werden kann.

Achtung! Der Antrieb sollte hier nicht zu stark gemindert sein. Ein schwer depressiver Patient, der stark affekt- und antriebsarm ist, wird deutlich weniger Handlungsimpulse durch die Verkleidung verspüren. Grundsätzlich klappt diese Übung am besten mit Patienten, deren Funktionsniveau nicht zu stark eingeschränkt ist.

Selbstbewusstsein spielen – So fühlen, wie man sich kleidet

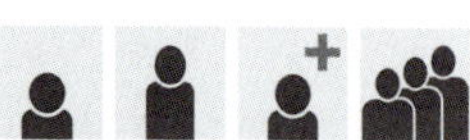

Das Prinzip, sich so zu kleiden, wie man später handeln möchte, kann man auch auf seine Gefühlswelt anwenden. Statt zu warten, bis man sich selbstbewusst fühlt, um endlich das schöne Sommerkleid anzuziehen, welches man sich schon vor drei Jahren gekauft hat, kann man es auch einfach mal anziehen und schauen, ob es etwas mit dem Selbstbewusstsein macht.

Eine sozial ängstliche Patientin kann zusammen mit ihrer Therapeutin ausprobieren, ob es Kleidungsstücke gibt, die ihr ein selbstbewussteres Gefühl vermitteln. So kann sie erleben, dass sie es selbst ein Stück weit in der Hand hat, welche Gefühle in ihr aufkommen.

Aggro-Oskar und die reiche Dame – Soziale Kompetenzen lernen

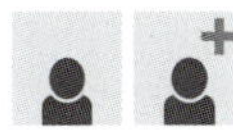

Im sozialen Kompetenztraining ist die Psychoedukation über unsicheres, selbstsicheres und aggressives Verhalten ein wichtiger Baustein. Um die drei unterschiedlichen Herangehensweisen besser unterscheiden und einüben zu können, kann man sich auch hier an seinen Verkleidungsutensilien bedienen. Der 8-jährige oppositionelle Oskar hatte besonderen Spaß daran, sich ein Basecap aufzusetzen und „Aggro-Oskar" zu spielen. Er konnte danach aber gut umschalten, sich die Krawatte um den Hals binden und dieselbe Situation als der selbstsichere Oskar durchspielen.

Anders als Oskar fiel es der 10-jährigen sozial ängstlichen Marie sehr schwer, eine Szene selbstbewusst nachzuspielen. Nachdem sie jedoch, stark behängt mit Schmuck und einer übergroßen Sonnenbrille, gemeinsam mit der Therapeutin bestimmte Aufgaben als reiche, ausländische Oligarchin mit starkem Akzent (also, möglichst weit weg von ihrem echten Charakter) gespielt hatte, erschien das selbstbewusste Verhalten plötzlich als eine deutlich leichtere Übung. „Da muss man sich ja nicht ganz so doll verstellen." Marie hatte damit also etwas überlernt, denn das Verhalten der reichen Dame ging weit über das erwünschte, selbstsichere Zielverhalten hinaus.

Wie hat Mama sich wohl dabei gefühlt – Perspektivübernahme trainieren

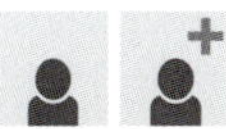

Bei Konfliktsituationen ist es eine große Hilfe, sich in die Position des anderen versetzen zu können, um diesem mehr Verständnis entgegenzubringen. Um diese Perspektivübernahme zu erleichtern, können auch hier Verkleidungsutensilien eingesetzt werden. Nachdem der 8-jährige Oskar sich einen wallenden Rock angezogen und mit Ketten behängt hatte, machte er ganz selbstverständlich die Bewegungen seiner Mutter nach, verstellte die Stimme und man hörte klar die Worte der Mutter aus seinem Mund kommen. Als die Therapeutin begann, Oskars eigenes Verhalten auf humorvoll überspitzte Art nachzuspielen, konnte er leicht die Argumente der Mutter wiederholen. In der Reflexion gelang es ihm dann gut, festzustellen, dass das schon ganz schön frech von der Therapeutin war, sich so danebenzubenehmen. Als die Therapeutin dann fragte, wie er sich dabei gefühlt habe, kniff er die Augen zusammen und sagte: „Sehr sauer!" Nach einer kleinen Pause ergänzte er: „Ja, ja, ich habe schon verstanden, Mama wird wegen mir auch so sauer."

4.6 Trommeln

Trommeln gibt es in den unterschiedlichsten Ausführungen: Von kleinen Plastiktrommeln für Kleinkinder, über Handtrommeln und Bongos, bis hin zu großen, beeindruckenden Djembé- oder Conga-Trommeln. Die großen Modelle haben natürlich einen stärkeren Aufforderungscharakter für Patienten, man kann aber auch mit kleineren, günstigeren Modellen sehr gut arbeiten.

Im Musikfachgeschäft gibt es kleinere Handtrommeln oft schon für unter zehn Euro. Für Kinder gibt es kleinere Percussion-Sets oft für zwanzig bis dreißig Euro.

Hilfreich ist dabei, dass man mehr als ein Percussions-Instrument hat, am besten mit leicht unterschiedlichem Klang, damit man sich nicht mit seinem Patienten abwechseln muss, sondern Übungen gemeinsam durchführen kann.

Wenn man schon die Instrumentenkiste aus dem ersten Krimskrams-Buch (Bergmann & Bergmann, 2017) erstellt hat, dann kann man zumeist auch auf die darin befindlichen Instrumente zurückgreifen.

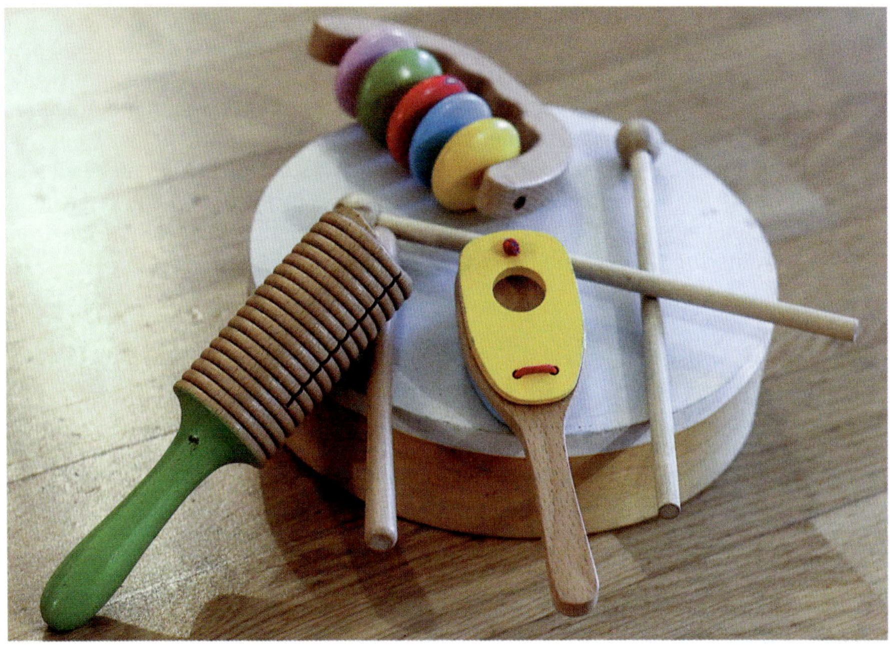

In einem kleinen Set können viele verschiedene Klänge stecken.

Einsatzmöglichkeiten

Jeder ist mal dran – Abwarten üben

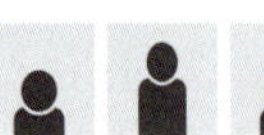
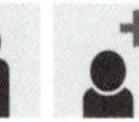

Besonders Kindern mit einem ADHS fällt es extrem schwer, sich zu gedulden , bis sie mit dem Reden an der Reihe sind. Sie platzen mitten in den Satz ihres Gegenübers oder beantworten Fragen voreilig und oft falsch, weil sie das Ende nicht abwarten konnten.

Um das Abwarten zu üben, kann man die Trommeln im Therapieraum nutzen. Der Therapeut schlägt auf die Trommel und der Patient darf erst dann trommeln, wenn der Therapeut fertig ist. Dafür kann beispielsweise die Regel abgesprochen werden, dass er eine Pause macht, die lange genug ist, dass der Patient die Zahl 21 im Kopf aussprechen kann. Um diese Pause deutlich erkennbar zu machen, sollte der Therapeut, zumindest zu Beginn, nur für kürzere Zeiten trommeln (also zum Beispiel für 4 Sekunden) und dann immer sehr zügige Trommelschläge hintereinander. So muss der Patient nicht lange überlegen, ob die Pause nun wirklich eine Pause sein sollte, da sie sich deutlich vom Trommeln abhebt.

Diese Übung kann man auch für Gruppensettings adaptieren, in denen die Kinder untereinander Regeln ausmachen, woran man merken kann, dass jemand mit dem Trommeln fertig ist – jedoch ohne während der Übung zu sprechen. Zudem kann man lernen, wie man über Augenkontakt klärt, ob jetzt nicht jemand anderes gerade Trommeln will. So könnten z. B. ein Nicken, das Hochziehen von Augenbrauen, eine Handbewegung oder bloßer Blickkontakt zur Verständigung dienen. Man kann dies auch zum kooperativen Gruppenspiel machen, mit dem Ziel, dass jedes Kind einmal (in größeren Gruppen) oder ggf. mehrfach an der Reihe war. Immer wenn zwei Instrumente gleichzeitig erklingen, startet die Runde noch einmal von vorne. Hierdurch gibt es ein gemeinsames Ziel, welches neben der Impulskontrolle auch die sozialen Kompetenzen und die Kooperation fördert.

Gemeinsam einen Rhythmus erzeugen – Teamwork musikalisch erleben

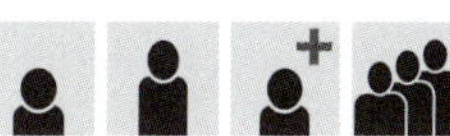

Deutlich anspruchsvoller als die erste Übung ist das gemeinsame Erzeugen eines Rhythmus. Dabei ist es hilfreich, wenn Therapeut und Patient zusammen eine Idee entwickeln, wie der Rhythmus klingen soll. Wenn der Patient zögerlich mit eigenem Input sein sollte, kann man ihm natürlich mit Vorschlägen aushelfen. Je mehr die Ideen jedoch vom Patienten kommen, umso besser. Soll der Therapeut zweimal auf seine Trommel schlagen und dann der Patient zweimal auf seine eigene? Das wäre immerhin gerecht. Ist es vielleicht ein interessanterer Klang, wenn der Therapeut erst dreimal trommelt und der Patient dann nur einmal? Je begabter der Patient ist, desto ausgefallener können die Rhythmen werden. Vielleicht wird auch noch ein Klatschen und ein Stampfen eingebaut?

Nachdem ein interessanter Rhythmus entstanden ist, kann man die Idee hinter der Übung noch einmal verdeutlichen. Man erzeugt allein einen monotonen Klang mit seiner Trommel und kann dazu erwähnen: „Als wir beide zusammen getrommelt haben, klang es irgendwie deutlich besser. Ganz allein kriege ich das nicht so toll hin."

Gemeinsam kann im Anschluss erarbeitet werden, in welchen Situationen Teamarbeit noch hilfreich ist oder ein Endergebnis verbessern kann.

Auch in Gruppen lässt sich diese Übung natürlich toll umsetzen. Da sie dann allerdings sehr anspruchsvoll ist, eignet sie sich eher für Gruppen mit motivierten Jugendlichen.

Wann muss ich auf die Trommeln hauen? – Als Konzentrationsübung

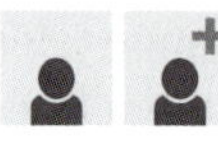

Vielen jüngeren Kindern würden die schwierigeren Teamwork-Übungen aus dem vorangegangenem Beispiel sehr schwerfallen. Um seinen Einsatz nicht zu verpassen, muss man sich gut konzentrieren. Will man den Rhythmus über einen längeren Zeitraum beibehalten, ist die erforderliche Konzentrationsleistung noch höher. Als Einstieg kann man daher zuerst etwas leichtere Varianten zur Förderung der Konzentration ausprobieren. So kann man beispielsweise üben, dass der Patient nur dann auf seine Trommel schlagen darf, wenn die Therapeutin, statt auf die Schlagfläche, auf die Seite der Trommel geschlagen hat. Dies erzeugt auch einen anderen Klang, wodurch zwei Sinne gleichzeitig angesprochen werden. Wenn dem Kind diese Unterscheidung zu schwerfällt, kann man diese Übung auch vereinfachen, indem der Signalton von einem komplett anders klingenden Instrument erzeugt wird, wie einer Triangel oder einem Xylophon. Um die Übung dann schrittweise anspruchsvoller zu gestalten, kann man beispielsweise mehr Instrumente in das Spiel einführen, sodass der Klang des Signaltons unter sehr verschiedenen Tönen herausgehört werden muss. Dieses Trommelspiel lässt sich nun immer mehr ausbauen, indem man weitere Ideen zur Aktion und Reaktion einbaut. Je nachdem, auf welchen Teil der Trommel (mittig, vorne, rechte Seite, linke Seite, etc.) man schlägt, soll das Kind eine andere Aktion ausführen (z. B. selbst auf die Trommel schlagen, klatschen, stampfen, nichts tun).

Diese Übung ist dabei gleichzeitig auch ein „Abwarte-Training", da ein sehr impulsives Kind so üben kann, seine Aktion so lange zurückzuhalten, bis es wirklich weiß, was zu tun ist.

Der 9-jährige hyperaktive, sehr impulsive und sehr schlaue Jaspar tat sich zu Beginn sehr schwer mit dieser Übung. Ständig versuchte er zu antizipieren, was die Therapeutin als Nächstes tun würde, bevor sie es wirklich tat. Daraufhin führte er immer wieder Reaktionen aus, die gar nicht zur Aktion der Therapeutin passten. Sein Ehrgeiz, diese Aufgabe zu meistern, war aber so groß, dass er von sich aus jede Stunde nach dem „Trommel-Spiel" verlangte, bis er sich irgendwann „Trommel-Master" nennen konnte.

Trommelgespräche – Soziales Kompetenztraining mal anders

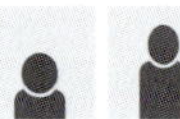
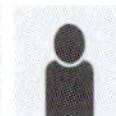
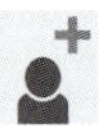

Jeder Mensch steht alltäglich vor der Aufgabe, sein Verhalten den verschiedenen Situationen entsprechend zu regulieren. Wird man gerade von jemandem beleidigt, ist es vielleicht gut, sich aufzurichten und mit lautem, deutlichem Ton klarzumachen, dass man jetzt in Ruhe gelassen werden möchte und sich solch ein Verhalten nicht gefallen lässt. Wenn jedoch ein schüchternes kleines Kind vor einem steht und um etwas bittet, wäre das gleiche Verhalten eher unangemessen.

Einige Menschen haben jedoch Schwierigkeiten damit, ihr Verhalten der Situation entsprechend zu regulieren. Als kindgerechter Einstieg in Interventionen zu diesem Thema können Trommeln genutzt werden. Schon die ersten Versuche im Umgang mit dem Instrument können uns einen Eindruck davon vermitteln, wie ein Kind sich nach außen präsentiert. Ein sehr schüchterner Junge wird sich vermutlich kaum trauen, auf die Trommel zu schlagen, aus Angst zu viel Krach zu machen. Wenn er dann überzeugt werden kann, dass es okay ist, zu trommeln, wird er vielleicht dennoch leise und vorsichtig den Schlägel zur Trommel bringen. Ein eher vorlautes und selbstbewusstes Kind wird sich hingegen eher über die Gelegenheit freuen und seine Grenzen austesten.

Gemeinsam kann man dann „Trommelgespräche“ führen, bei welchen man sich abwechselt oder auch gleichzeitig trommeln kann. Bei beiden Varianten ist die Idee, dass sich zuerst der Therapeut dem Patienten anpasst und dann umgekehrt. Wird der Therapeut leise, ist es nicht sehr hilfreich, wenn der Patient sehr laut auf seine Trommel schlägt, da er dann nichts vom Trommeln des Therapeuten bemerkt. Wird der Therapeut aber sehr laut, muss der Patient natürlich nachziehen, da er sonst untergeht.

Auch in Gruppen kann diese Intervention wunderbar eingebracht werden. Besonders im Sinne eines Selbstwirksamkeitstrainings ist es schön, wenn Kinder erleben, dass sie „den Ton angeben“ können, wenn eine ganze Gruppe von Kindern ihr „Vortrommeln“ imitiert.

Als Variation, die sich auch für Jugendliche eignet, kann man auch zu verschiedenen Schlagworten trommeln, indem man Lautstärke und Rhythmus passend wählt. So kann auf Stichworte wie „Streitgespräch“, „Verhandlung“, „Trösten“ oder auch „Zuhören“ eine passende Form der musikalischen Darstellung gefunden werden. Die Begriffe können auch als Karten oder Zettel gezogen werden, sodass die Gruppe im Anschluss raten kann, welcher Begriff dargestellt wurde. Dabei können dem zu erratenden Begriff zwei weitere hinzugefügt werden, sodass die Gruppe sich einigen muss, welcher wohl der dargestellte ist. Genauso können verschiedene Emotionen musikalisch zum Ausdruck gebracht werden, indem einem vorgegebenen Gefühl entsprechend getrommelt werden darf. Nennt der Therapeut als Emotion das Wort „traurig“, werden die meisten eher zurückhaltender und langsamer trommeln. Wird das Wort „wütend“ genannt, kann sich eine Varianz von kräftigen und wilden Schlägen bis hin zu einem selbstbewussten, lauten und langsamen Rhythmus zeigen. Die verschiedenen Möglichkeiten können besprochen und auf ihre Sinnhaftigkeit in unterschiedlichen Kontexten untersucht werden.

Kapitel 5: Allerlei Krimskrams

5.1 Streichhölzer und Schachteln

Vermutlich jeder hat die eine oder andere Schachtel Streichhölzer bei sich zuhause. Die sogenannten Sicherheitsstreichhölzer lassen sich dabei nur an einer speziellen Reibefläche, die auf der Verpackung angebracht ist, entzünden. Eine besondere Variante stellen die Cowboystreichhölzer (auch „Überallanzünder") dar, die sich an jeder rauen Oberfläche entflammen lassen. Neben ihrem ursprünglichen Zweck, Feuer zu entzünden, finden die kleinen Hölzchen auch im Freizeitbereich bei Knobelaufgaben und Bastelarbeiten eine alternative Funktion.

Eine kleine Anekdote zeigt den kreativen Einsatz durch findige Geschäftsleute: Einst mit einem „50-teiligen gratis Haushaltsset" als Geschenk auf eine Kaffeefahrt gelockt, mussten zahlreiche Rentner feststellen, dass es für jeden Teilnehmer nur eine Schachtel Streichhölzer gab. Was für die Betroffenen enttäuschend und ärgerlich war, eröffnet auf humorvolle Weise eine neue Sicht auf die kleinen Schächtelchen. Anlass genug, Schachtel und Streichhölzer einmal für den kreativen Einsatz in Therapie und Beratung unter die Lupe zu nehmen!

Vorsicht: Die Übungen mit Streichhölzern sollten natürlich nicht mit Klientinnen und Klienten durchgeführt werden, von denen ein problematisches Verhältnis zu Feuer (z. B. Zündeln oder ein traumatisches Erlebnis) bekannt ist!

Einsatzmöglichkeiten

In der Gruppe sind wir stärker: Warum es sich nicht immer lohnt, ein Einzelkämpfer zu sein

In unserer Arbeit begegnen wir immer wieder Patienten oder Eltern, die wahre Kämpfer sind und sich nur selten Unterstützung von anderen zugestehen. So hilfreich, wie persönliche Stärke und Kampfgeist sein können, so kräftezehrend können Alleingänge bei dauerhafter Überlastung sein. Dann ist es an der Zeit, Unterstützung anzunehmen, ohne dies als Versagen zu erleben.

Ein Gespräch hierüber kann mit einer kleinen Impact-Übung eingeführt werden: Man reicht dem Gegenüber ein Streichholz und bittet ihn, dieses zu zerbrechen. Das wird ihm noch leicht gelingen. Nun übergibt man ihm ein Bündel von etwas acht bis zehn Hölzern und bittet ihn erneut, diese zu zerbrechen. Das wird entweder gar nicht oder nur unter großem Kraftaufwand gelingen. Nun kann man ein Gespräch über die Vor- und Nachteile von Einzelkämpfern einleiten: „Was können uns diese kleinen Streichhölzer wohl über das Leben lehren?" Im Verlauf lässt es sich zum Beispiel auf das Gefühl fokussieren, nicht allein zu sein, das vielleicht bisher anders erlebt wurde. Oder es können konkrete Helfer benannt werden, für die jeweils ein einzelnes Streichholz steht.

Streichholz ohne Schachtel: Wenn eine Idee nicht praktisch umsetzbar ist

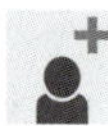

Nicht selten kommt es vor, dass man in der Therapie mit Ideen und Vorhaben konfrontiert ist, die offenkundig an der realen Umsetzung scheitern müssen. Vielen Patienten ist das aufgrund ihrer noch unzureichenden Reife noch nicht bewusst, oder die Auseinandersetzung damit ist zu schmerzhaft. Das kann zum Beispiel bei jungen Menschen mit kognitiven Beeinträchtigungen der Fall sein, die immer wieder an ihre Grenzen stoßen. Entsprechend einfühlsam sollte diese Übung angeleitet werden.

Man nimmt also ein Streichholz und überreicht es dem Patienten mit dem Auftrag, es anzuzünden. Dieser wird sich vermutlich verwirrt bis ratlos zeigen und die Aufgabe zurückweisen oder um die Schachtel mit der Reibefläche bitten. Doch was ist, wenn es diese für die Aufgabe nicht gibt? Es genügt hier, punktuell für ein Gefühl der Frustration zu sorgen, um den Patienten an dieser Stelle aufzufangen und in seinen Gefühlen zu validieren:

„Stimmt, die Aufgabe war ganz schön ungerecht. Du konntest sie gar nicht lösen. Das Streichholz lässt sich nicht ohne die Schachtel anzünden. Weißt du, manche Aufgaben im Leben sind so. Wir können sie nicht schaffen. Auch wenn wir es uns sehr wünschen. Ohne Abitur kann man kein Arzt werden. Wenn man zu klein ist, wird man kein Polizist. Ich werde auch keine Astronautin mehr, aber das ist O. K."

Gemeinsam kann nun überlegt werden, welche anderen „Aufgaben" es für das Streichholz geben könnte, beziehungsweise was der Patient aus seinen Fähigkeiten und Talenten realistischerweise machen kann. Auch ein Betrauern der „verlorenen Wünsche" sollte ermöglicht werden.

Schublade voller Erwartungen: Es mal nicht allen recht machen

Diese Übung eignet sich besonders für Patienten oder auch Eltern in der Beratung, die es immer allen recht machen wollen und schon früh verinnerlicht haben, dass die Erwartungen anderer nicht enttäuscht werden dürfen. Man nehme also eine Streichholzschachtel als Schublade und erkläre:

„‚In eine Schublade gesteckt werden', das heißt so viel wie: Andere Menschen haben Vorurteile über mich, sie unterstellen mir etwas, das eigentlich nicht zutrifft. Das kann auch heißen, dass sie Erwartungen an mich haben, die sich nicht erfüllen lassen. Welche Erwartungen haben andere an dich?"

Man kann nun entweder die einzelnen Erwartungen auf Zettel schreiben oder kleine Objekte wie getrocknete Bohnen oder Steinchen stellvertretend in die Schachtel legen, die sich damit komplett füllen sollte. Dann fährt man fort:

„Wie viel Platz ist für dich noch in einer Schublade, die voller Erwartungen ist?"

Wer möchte, kann die Unterseite der Schublade mit dem passenden Spruch beschriften: „Ich passe nicht in eine Schublade, die voller Erwartungen ist." Eine etwas andere Variante des humorvollen Umgangs mit „Schubladendenken" kann sein: „Wenn man in eine Schublade gesteckt wurde, ist man dann vom Fach?" So kann positiv reframed werden, dass andere mir mit ihren Erwartungen gleichzeitig eine gewisse Kompetenz unterstellen.

In einem nächsten Schritt kann dann gemeinsam überlegt werden, womit die „eigene Schublade" befüllt werden darf: Was ist einem selbst wichtig, welche Erwartungen erfüllt man gut und gerne, und welche dürfen aussortiert werden?

Persönliches Wachstum sichtbar machen

Ein zeichnerischer Zugang zu persönlichem Wachstum lässt sich über den Einsatz einer Streichholzschachtel herstellen, deren Schublade herausgezogen wird. Besonders geeignet hierfür ist eine weiße Blankoversion der Schachteln, die in Paketen zu meist 100 Stück im Bastelbedarf erhältlich ist. Sie hat den Vorteil, dass kein schon vorhandenes Motiv überklebt werden muss.

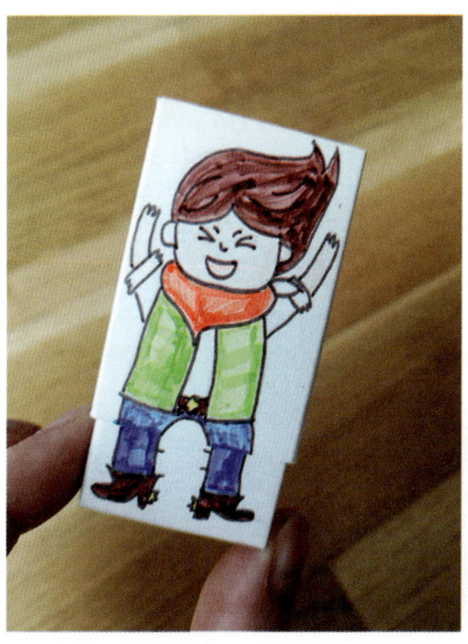

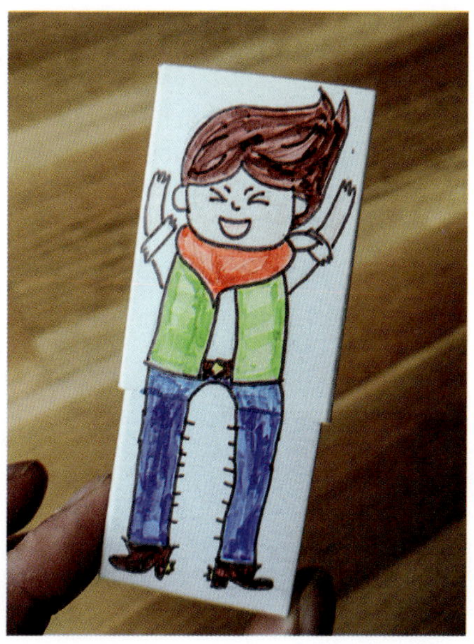

Eine solche „Wachstumsschachtel“ ist denkbar einfach hergestellt: Man zeichnet den Oberkörper einer Figur auf die Außenseite der Schachtel und die Beine auf die Schublade. Je weiter man diese nun herauszieht, desto länger werden die Beine. Das Innere der Schachtel darf nun mit Zetteln gefüllt werden, auf denen die bisher in der Therapie erreichten Ziele festgehalten werden können.

Diese Übung kann besonders schön für kleine Kinder sein, mit denen man als Ritual in jeder Therapiestunde das „Mini-Selbst“ ein bisschen wachsen lässt, vielleicht noch eingebettet in eine Geschichte.

(Nicht) anstecken lassen!

Eine Ansteckung kennen wir normalerweise von Krankheiten. Aber auch eine soziale Ansteckung mit bestimmten Verhaltensweisen oder mit Gefühlen ist möglich. In manchen Fällen ist das gut und wünschenswert, zum Beispiel wenn es um Hilfsbereitschaft oder Freude geht. Weniger gut ist Ansteckung jedoch, wenn sich Verhaltensweisen in Richtung Mobbing entwickeln oder Eltern ihre noch jungen Kinder mit den eigenen ängstlichen oder wütenden Gefühlen überfordern.

Um die Problematik dieser negativen Ansteckung zu demonstrieren, nimmt man mehrere bereits abgebrannte und weitere, noch unbenutzte Streichhölzer. Jedes einzelne Streichholz, so erklärt man, steht für eine Person. Ein noch unbenutztes Streichholz wird zwischen die Reihe der verbrannten und der unbenutzten Hölzer gelegt. Nun wird der Klient oder die Klientin gefragt, was wohl passiert, wenn die Streichhölzer weiter brennen, und was man mit dem Streichholz in der Mitte am besten tun könnte. Lerneffekt dieser Übung: Nicht nur bei übertragbaren Krankheiten, sondern auch bei negativer sozialer Ansteckung ist Distanzierung das Mittel der Wahl. Dies gilt auch für die Gefühle der Eltern, die von sehr jungen Kindern noch nicht ausgehalten werden können. Es sollte nach Möglichkeiten Ausschau gehalten werden, wie die Kinder vor der ungefilterten Weitergabe geschützt werden können.

Geht es um die positive Gefühlsansteckung und um das Begeistern anderer für die eigenen Ideen, kann diese Übung etwas abgewandelt werden: Nun geht es eher darum, dass man nicht allein „für eine Sache brennt“, sondern dass man andere direkt und konkret mit den eigenen Ideen „ansteckt“, indem man zum Beispiel darüber spricht und gemeinsam Pläne schmiedet.

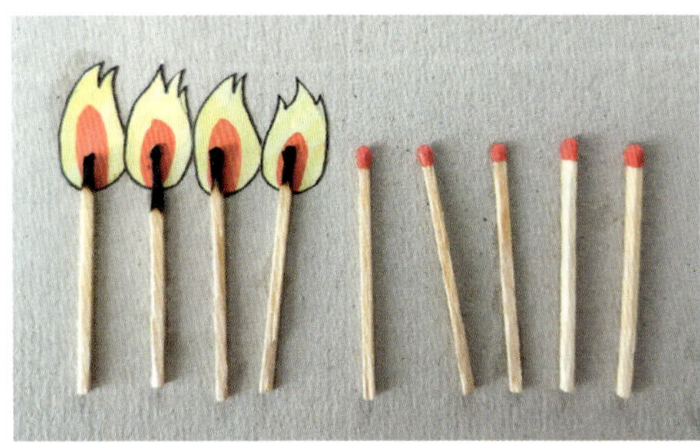

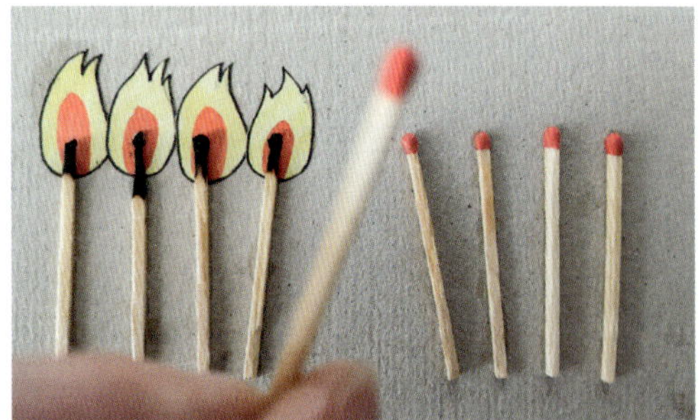

Aus einer Mücke muss kein Elefant werden

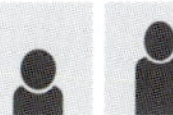

Die Redewendung „Aus einer Mücke einen Elefanten machen" dürfte den meisten bekannt sein. Sie bezeichnet sinngemäß, einer Sache mehr Bedeutung zu geben als ihr eigentlich zukommen sollte. Bei Patienten, die sich sehr viel sorgen und von Ängsten umtrieben sind (z. B. bei generalisierten Angststörungen), kann sich schnell genau diese Dynamik entwickeln: Eine kleine Situation führt zu stundenlangen, quälenden Grübeleien, die einen immer größeren Raum einnehmen. Ein Umgang damit kann mithilfe einer Streichholzschachtel kreativ umgesetzt werden. Auf die Schachtel wird eine Mücke gemalt, während die Außenseite der Schublade mit dem Bild eines Elefanten versehen wird. In die Schublade kommen nun kleine Kärtchen mit Fragen zum Durchbrechen der Sorgenketten. Wer möchte, kann diese auf der Rückseite mit einer Fliegenklatsche bemalen, um die „Sorgenmücken" symbolisch zu erlegen. Hier einige Beispiele für Fragen:

- Ist meine Angst realistisch?
- Was sind die Fakten?
- Ist so etwas früher schon einmal geschehen?
- Was könnte stattdessen passieren?
- Wie sehen andere das?

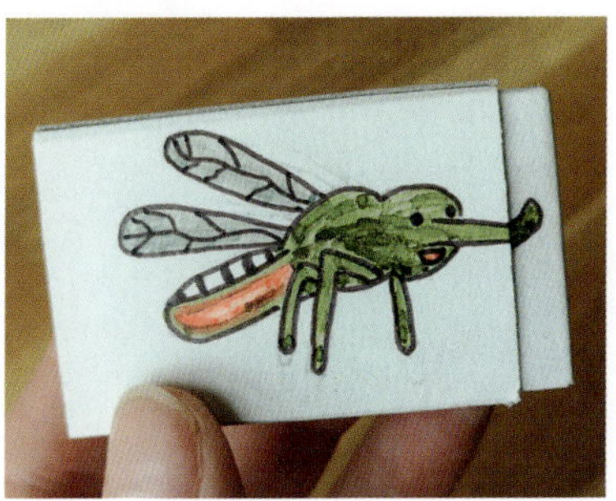

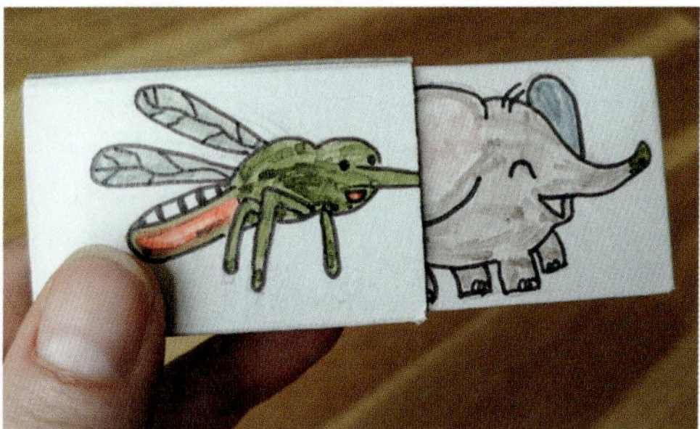

Die so erstellte Schachtel passt bequem in jede Hosentasche und kann bei Bedarf hervorgeholt werden.

Die Geschichte vom wütenden kleinen Männchen

In der folgenden Impact-Geschichte geht es um ein kleines Männchen, dem es gelingt, seine Wut zu besiegen. Sie ist vor allem für jüngere Kinder geeignet und erfordert etwas Vorbereitung: Man bemalt eine Streichholzschachtel als Haus und bereitet vier Streichhölzer vor (s. Fotos S. 108):

1. ein unbenutztes
2. ein leicht angebranntes
3. ein heruntergebranntes ohne Kopf
4. ein unbenutztes, dessen Kopf blau angemalt wurde (z. B. mit einem Klecks Acrylfarbe)

Die Streichhölzer legt man nun in die Schachtel und zieht während der Erzählung das jeweils passende hinaus. In die Schachtel selbst malt man nun noch mit blauer Farbe einen kleinen See.

Das wütende kleine Männchen

„Es war einmal ein kleines Männchen, das war so oft wütend, dass man es schon von weitem an seinem roten Kopf erkannte, der war nämlich immer rot vor Wut (Streichholz 1). *Das Männchen regte sich über alles auf, ob der Bus eine Minute zu spät war oder jemand nicht freundlich genug gegrüßt hatte.*

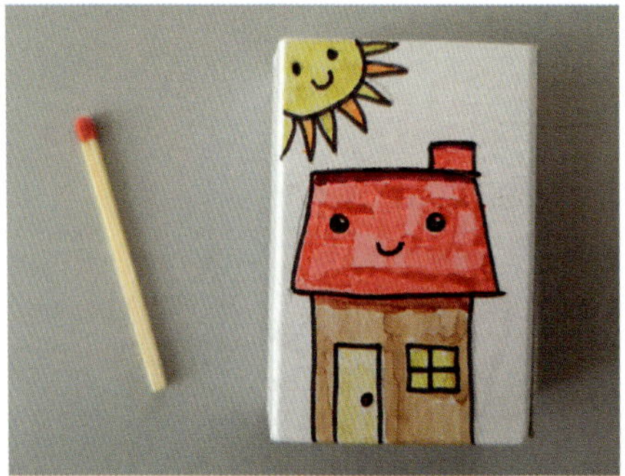

Streichholz 1

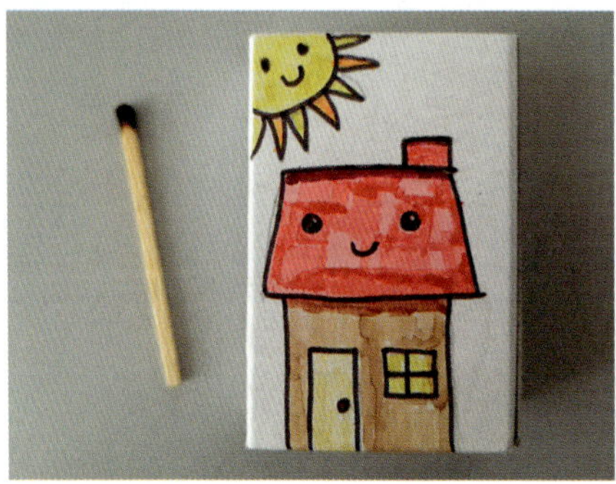

Streichholz 2

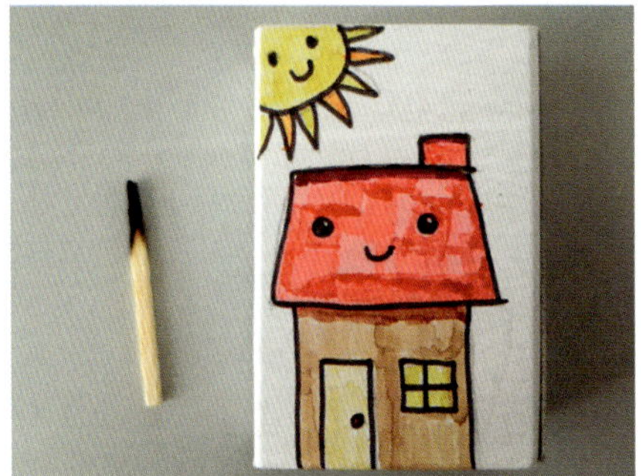

Streichholz 3

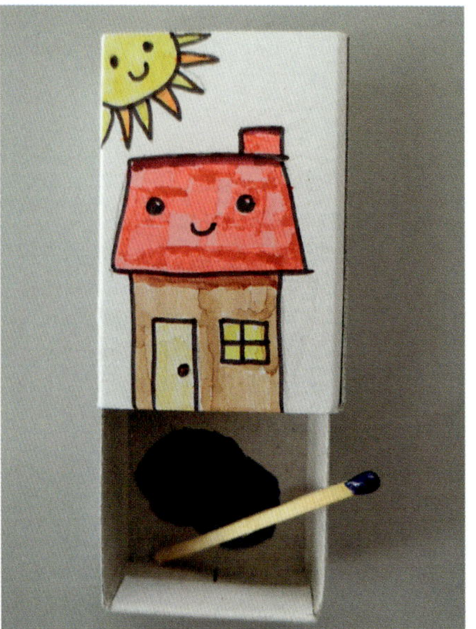

Streichholz 4

In unserem Beispiel haben wir eine Schachtel ohne Reibefläche aus dem Bastelbedarf verwendet und den Kopf des noch unbenutzten Streichholzes mit Flüssigkleber unbrauchbar gemacht. So kann das Material auch mit nach Hause gegeben werden.

Manchmal war seine Aufregung so groß, dass es regelrecht vor Wut explodierte. Und weißt du, wie es dann aussah? Genau, so (Streichholz 2)*!*

Und weißt du, was noch viel schlimmer war? Unser Männchen wusste gar nicht, wo ihm der Kopf stand. Manchmal war es richtig kopflos (Streichholz 3)*!*

Aber eines Tages wurde es unserem Männchen zu viel. Das ganze Ärgern machte ihm schon Kopfschmerzen und auch die anderen fanden unser Männchen gar nicht so nett, weil sie Angst vor den lauten Explosionen hatten. Um auf andere Gedanken zu kommen, sprang unser Männchen in den kühlen See in der Nähe seines Hauses (Schachtel mit dem See öffnen und Streichholz 4 herausnehmen). *Sofort kam es auf andere Gedanken, die ihm halfen, zukünftig cool zu bleiben. Was das wohl für Gedanken waren?"*

Gemeinsam können nun alternative Gedanken erarbeitet werden, die dabei helfen, einen kühlen Kopf zu bewahren.

Wenn man sich an allem „entzündet" – Umgang mit Provokationen üben

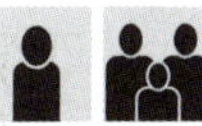

Bei dieser Intervention werden Cowboy-Streichhölzer benötigt, die sich an allen rauen Oberflächen entzünden. Zusätzlich legen wir noch eine zweite Schachtel gewöhnlicher Streichhölzer bereit. Wir können nun demonstrieren, was passiert, wenn sich jemand allzu leicht provozieren lässt und ständig in Streit mit anderen verwickelt ist. Dies kann z. B. bei hyperkinetischen Störungen des Sozialverhaltens und verschiedenen Persönlichkeitsakzentuierungen der Fall sein.

Vielleicht gibt es eine oder mehrere konkrete Situationen, in denen ein Patient ärgerlich reagiert oder bei seinem Gegenüber zumindest eine gewisse Provokation wahrgenommen hat. Ein solcher Vorfall lässt sich nun gut zum Anlass nehmen, die individuellen Reaktionsweisen verschiedener Menschen zu demonstrieren.

Ein Beispiel: Der 12-jährige Laurin explodierte schon bei dem geringsten Anlass. Ob Lehrer, Mitschüler oder sogar seine Therapeutin, stets kam er schnell zu dem Schluss, dass man ihn ärgern wolle. Seine Mitschüler wussten darum, und fingen irgendwann tatsächlich an, ihn bewusst zu provozieren. Die Therapeutin nahm daher die Streichhölzer zur Hand (natürlich ohne vorher etwas über die Cowboy-Streichhölzer zu verraten!) und führte aus:

„Schau mal, hier haben wir zwei verschiedene Männchen. Sie laufen, sagen wir mal, gerade über den Schulhof. Oh, wer ist denn da vorne? Es ist Jamal, mit dem es schon mal schnell Stress gibt. Er macht einen blöden Spruch. Klar, der will sich wohl an unseren zwei Männchen hier reiben und sie zum Explodieren bringen. Probieren wir das doch mal aus!"

Sie drückte Laurin das Cowboy-Streichholz in die Hand und nahm selbst ein gewöhnliches in die Hand. Dann forderte sie ihn auf, gemeinsam mit ihr die Streichhölzer gleichzeitig über den Holzboden zu ziehen, um zu schauen, was passiert. Nach ein paar Versuchen entzündete sich Laurins Streichholz, während das seiner Therapeutin auch nach zahlreichen Versuchen kein Feuer entfachen wollte. Auch mit weiteren Streichhölzern gab es den immer gleichen Effekt: Das von Laurin fing Feuer, das seiner Therapeutin nicht. Nun sprachen sie darüber, wie man es schaffen könnte, sich nicht an allem zu „entzünden", und stattdessen entspannt mit Provokationen umzugehen. Zum Ende der Therapie holte die Therapeutin erneut die Streichhölzer heraus (dieses Mal waren es nur die gewöhnlichen) und ließ Laurin noch einmal den Test machen: Dieses Mal entzündete sich auch bei ihm nichts mehr.

5.2 Folien

Im Alltag haben wir es mit zahlreichen verschiedenen Folien zutun, die sich auf vielfältige Weise auch therapeutisch einsetzen lassen. Als Beispiele seien hier Alufolie und Geschenkfolie genannt. Für die folgenden Übungen eignet sich zudem Laminierfolie, die ohne Inhalt durch das Laminiergerät geschoben werden kann und dadurch Stabilität erhält. Wenn man nichts anderes zur Hand hat, kann man auch glänzende Klarsichthüllen verwenden.

Eine besondere Folie ist Spiegelfolie, mit der Fensterscheiben gegen die Blicke von außen geschützt werden, während man von innen noch nach außen blicken kann. Eine Rolle mit etwa zwei Metern Länge ist für ca. 10 Euro erhältlich.

Ebenfalls eine Anschaffung wert ist Schrumpffolie, die mit etwas beschriftet oder bemalt werden kann, was man gerne kleiner werden lassen möchte (z. B. einen Angstauslöser). Diese schiebt man dann in den Backofen und kann dabei zusehen, wie sie schrumpft.

Einsatzmöglichkeiten

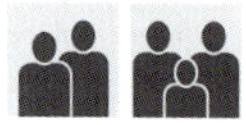

Augmented Reality – Negative Interaktionszirkel unterbrechen

In der Arbeit mit Patienten und ihren Bezugspersonen geht es nicht selten um wiederkehrende negative Interaktionsmuster, die auch von bestimmten Erwartungshaltungen an den anderen geprägt sind. Um diese sichtbar zu machen, kann man mit stabiler, durchsichtiger Folie arbeiten. Diese wird in einen passenden Rahmen gesetzt. Hier einige Beispiele:

- Ein Fernseher, in dem immer das gleiche Programm abläuft
- Eine Kristallkugel, mit der man „die Zukunft vorhersagen kann"

- Eine Handheld-Spielekonsole, auf der das immer gleiche Spiel gespielt wird
- Ein Fernglas, mit dem man sieht, was herannaht

Zur Beschriftung wird nun ein abwaschbarer Folienstift benötigt. Idealerweise nutzt man zwei gleiche Vorlagen, welche dann parallel von beiden Interaktionspartnern beschriftet werden können. Es kann eingetragen werden, was der andere vermutlich tun und sagen wird. Dies kann im Comic-Stil erfolgen, das heißt über Sprechblasen und Beschriftungen, passend zum Vorurteil über die Person. Wie das aussehen kann, zeigt das folgende Bild:

„Hast du immer noch nicht aufgeräumt?!"
knall-roter Kopf!
meckert rum
Was gleich passiert...

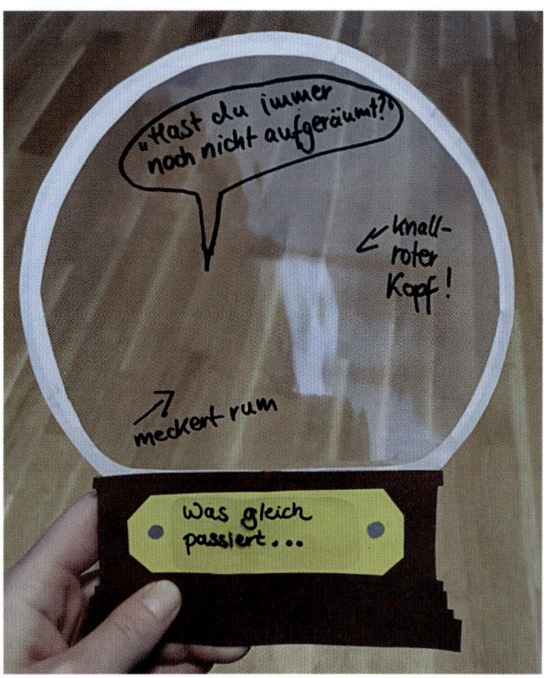

In einem Rollenspiel kann nun die Szene so durchgespielt werden, wie sie normalerweise im Alltag stattfindet. Beiden kann jetzt erklärt werden, dass Erwartungen auch zu einer sich selbst erfüllenden Prophezeiung werden können. Eltern sollten zudem wissen, dass Kinder meist die Tendenz haben, sich gemäß den Erwartungen ihrer Eltern zu verhalten. Tun sie nun das, was die Eltern ihnen unterstellen, kann man es auch so sehen, dass sie „brave Kinder sind, die gut auf ihre Eltern hören".

Auf Basis dieses Wissens kann an einer positiveren Erwartungshaltung gearbeitet werden, welche eine Verhaltensänderung auf beiden Seiten ermöglicht. Das Loben von positiven Verhaltensweisen wird zum Beispiel dazu führen, dass das Kind dieses Verhalten öfter zeigen wird. Die Vorlagen werden nun mit einem feuchten Tuch abgewischt und jeder schreibt diesmal auf, was er dem anderen Gutes unterstellen kann oder was dieser schon gut macht. Im zweiten Schritt wird mit dem Blick auf den anderen durch die neue

Vorlage überlegt, wie man sich wohl der Person gegenüber verhalten würde, wenn man von dieser neuen, positiven Reaktion ihrerseits ausgeht. Dies kann dann in einem weiteren Rollenspiel umgesetzt werden.

Empathie-Röntgen: Empfindungen von anderen und sich wahrnehmen

Für diese Übung kann eine Klarsichtfolie eingesetzt werden, alternativ eine leere, laminierte Folie. Wer möchte, kann noch einen Rahmen einzeichnen und die Folie mit dem Wort „Röntgen" beschriften. Zusätzlich benötig man noch einen menschlichen Umriss auf einem Blatt Papier. Die Übung eignet sich für Kinder, die oft mit gegenseitigen Verletzungen, zum Beispiel mit Mitschülern oder Geschwistern, zu tun haben. Einleitend kann man erklären, dass Beleidigungen und Angriffe immer kleine, schmerzhafte Verletzungen, Selbstzweifel oder Traurigkeit erzeugen, welche in uns Spuren hinterlassen. Diese sind jedoch längst nicht immer für andere sichtbar (leeren Körperumriss zeigen). Was wäre aber, wenn es eine Art Röntgengerät gäbe, das die Verletzungen sichtbar machen kann (Umriss in die Folie schieben)? Beginnen können wir mit den eigenen Verletzungen, wobei der Körper nun einmal „gescannt" und mit einem Folienstift beschriftet wird:

- Was geht dem Kind durch den Kopf?
- Wie ist sein Gesichtsausdruck?
- Was wollen Arme und Beine tun? Vielleicht weglaufen, zurückschlagen?
- Wie fühlen sich Herz und Bauch an?
- Welche schmerzhaften Gefühle könnte das Kind jetzt haben?
- Wo spürt es diese Gefühle im Körper?
- Welche Gedanken könnten mit diesen Gefühlen zusammenhängen?

Anschließend kann erklärt werden, dass wir Menschen uns in vielen Dingen sehr ähnlich sind. Der Körperumriss wird dabei hinter eine unbeschriftete Folie geschoben, sodass dieses Mal der „Scan" des Gegenübers erfolgen kann: Wie hat die andere Person sich wohl gefühlt? Worauf könnten Gesichtsausdruck, Körperhaltung und Verhalten hindeuten? Wie würde ich mich fühlen, wäre ich an seiner Stelle gewesen?

Das reine Herz – Wiedergutmachung üben

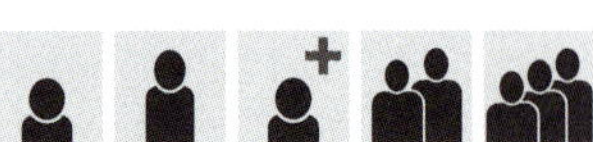

Diese Idee kann eingesetzt werden, wenn ein Patient resigniert hat, weil er seine problematischen Verhaltensweisen kaum unter Kontrolle zu haben scheint und sich anschließend sehr dafür schämt. Sie ist auch geeignet als Partnerübung, wenn es zu gegenseitigen Verletzungen gekommen ist. Man benötigt ein Symbol, zum Beispiel ein Herz, etwa in DIN-A4-Größe, welches man laminiert oder in eine Klarsichtfolie steckt. Nun nimmt man einen wasserlöslichen Stift und bemalt damit das laminierte Symbol, zum Beispiel mit wildem Gekritzel, benutzten Schimpfworten oder Skizzen von verletzendem Verhalten. Nun fragt man, was es wohl beim Gegenüber auslöst, wenn er so viele Dinge „auf dem Herzen hat". Wichtig dabei ist, beide Seiten zu validieren, also sowohl anzuerkennen, warum es zu den Verhaltensweisen gekommen ist, als auch die Verletzung beim anderen deutlich zu machen. Daran schließt sich die Frage nach einer Lösungsmöglichkeit an: Ist das Herz nun für immer belastet oder lassen sich die Verletzungen wiedergutmachen, damit man wieder „reinen Herzens" sein kann?

Die Lösung ist in dem Fall ein feuchtes Tuch oder eine Sprühflasche mit Wasser. Diese kann bei Bedarf mit „Wiedergutmachungsspray" oder dergleichen beschriftet werden. Nun stellt sich die Frage nach der Übertragung auf den realen Kontext: Welche konkreten Handlungen könnten der Wiedergutmachung dienen? Kann man dem anderen eine Freude machen, nachdem man ihn verbal abgewertet hat? Oder bietet man einer Person, die man beklaut hat, seine Mithilfe bei einer Arbeit an?

Blick hinter den Spiegel

Diese Übung eignet sich für das kreative Arbeiten am Selbstbild und Selbstwert, zum Beispiel im Rahmen von Gruppen bei Essstörungen. Sie dient zur Reflexion einer überkritischen Beschäftigung mit dem eigenen Äußeren oder allgemein mit selbst wahrgenommenen Unzulänglichkeiten.

Es wird Spiegel-Sichtschutzfolie benötigt, wie man sie an Fensterscheiben anbringen kann. Aus Pappe wird ein Rahmen für einen kleinen Handspiegel in zweifacher Ausfertigung angefertigt. Zwischen die beiden Rahmenteile werden nun die Spiegelfolie und dahinter ein weißes Blatt geklebt, welches mit einem passenden Spruch beschriftet werden kann. Liegt der Spiegel nun auf dem Tisch, kann man sich darin (etwas verzerrt) spiegeln. Erst, wenn er gegen das Licht gehalten wird, offenbart er seine Botschaft dahinter. Untenstehend einige Beispiele für passende Sprüche:

Äußerlichkeiten

„Wir sind so besorgt darüber, schön zu sein. Lass uns schön freundlich sein. Schön lustig. Schön schlau."

„Die Schönheit einer anderen Person ist nicht die Abwesenheit deiner eigenen Schönheit."

„Menschen werden dich anstarren. Sorge dafür, dass dieser Augenblick für sie wertvoll ist."

„Manchmal sind Menschen wunderschön. Nicht durch ihr Aussehen. Nicht durch das, was sie sagen. Einfach durch das, was sie sind."

„Nicht die Schönheit entscheidet wen wir lieben, sondern die Liebe entscheidet, wen wir schön finden."

„Warnung: Reflektionen in diesem Spiegel können von der gesellschaftlichen Vorstellung von Schönheit beeinflusst sein."

„Für Schönheit gibt es keine bessere Kosmetik als glücklich zu sein."

Oder ganz einfach: „Du siehst gut aus."

Selbstbild und Selbstzweifel

„Wenn du die eine Person suchst, die dein Leben ändern kann, schau in den Spiegel."

„In einer Gesellschaft, die von Selbstzweifeln profitiert, ist Selbstliebe ein rebellischer Akt."

„Liebe dich selbst so sehr, wie du es dir von anderen wünschst."

„Die Meinungen der anderen sind nicht dein Problem."

„Wir sehen die Dinge nicht, wie sie sind. Wir sehen sie, wie wir sind."

Eine Variante dieser Übung bietet sich für Patientinnen an, die sich unentwegt mit ihrem Äußeren beschäftigen: Es wird diesmal nur mit der Spiegelfolie gearbeitet, die idealerweise auf einem festen, durchsichtigen Untergrund aufgeklebt wird. Nun hat man die Wahl zwischen dem Blick in den Spiegel und durch ihn hindurch, wenn man ihn nah genug an das Auge heranhält. Ziel ist es, den Blick für die Außenwelt zu schärfen und der Beschäftigung mit dem eigenen Äußeren ein Gegengewicht zu verleihen.

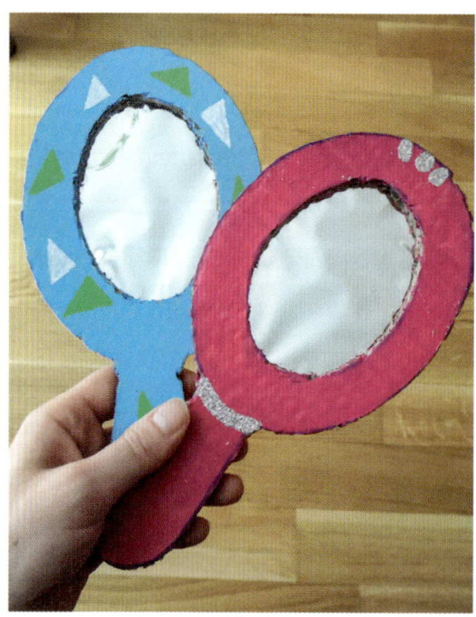

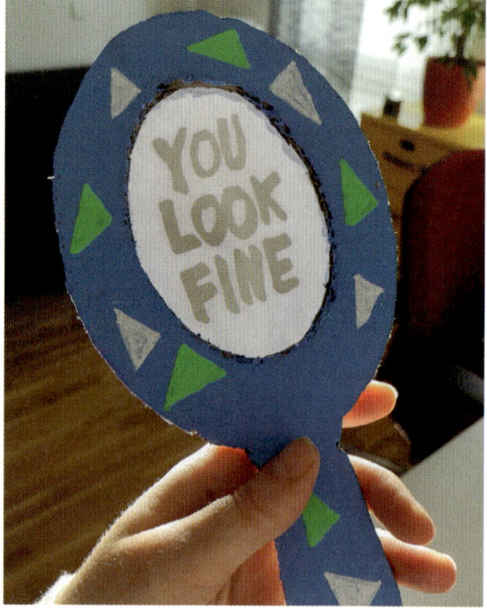

Der magische Spiegel: Wenn das Verhalten anderer leicht als Angriff verstanden wird

   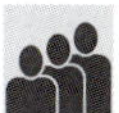

Einige unserer Patienten leiden unter dem Verhalten anderer, weil sie dieses zu persönlich nehmen und sich als Person dadurch angegriffen fühlen. So manch einer fühlt sich schon durch einen unfreundlichen Blick verunsichert. Um zu demonstrieren, dass das Verhalten eines Menschen meist viel mehr über ihn selbst aussagt als über andere, lässt sich ein Stück Spiegelfolie nutzen, das auf ovale Pappe mit zwei großen Löchern geklebt wird. Auf der einen Seite sieht das Objekt nun aus wie ein kleiner Handspiegel, auf der anderen wie ein Fernglas. Die Übung kann nun wie folgt eingeleitet werden:

„Schau mal, wenn sich jemand uns gegenüber unfreundlich oder rücksichtslos verhält, können wir schnell auf die Idee kommen, dass sein Verhalten etwas mit uns als Person zu tun haben muss. Der Grund kann sein, dass wir uns für weniger wertvoll oder liebenswert als andere halten."

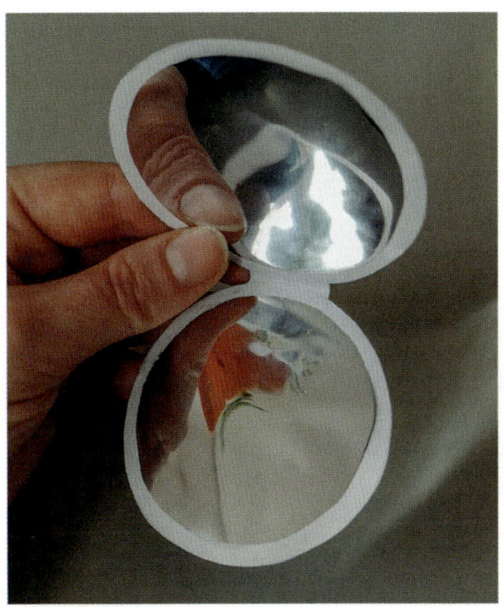

An dieser Stelle hält man den Spiegel hoch und erklärt weiter:

„Wir beschäftigen uns dann ganz viel mit uns selbst und fragen uns vielleicht, was wir falsch gemacht haben. Es ist, als würden wir in den Spiegel schauen und gar nicht auf den anderen. Die Folge kann sein, dass wir uns in unserem niedrigen Selbstwert nur bestätigt fühlen. Wir kommen dann gar nicht darauf, dass das Verhalten vielleicht mehr mit dem anderen zu tun hat. Nun verrate ich dir einen kleinen Trick: Dieser kleine Spiegel ist ein magischer Spiegel."

Jetzt dreht man den Spiegel um und erläutert:

„Im Handumdrehen lässt er sich in ein Fernglas verwandeln, durch das wir unser Gegenüber betrachten können. Wenn wir nicht in den Spiegel hinein, sondern durch ihn hindurchschauen, sehen wir den anderen wieder. Mit diesem neuen Blick können wir uns fragen, was wohl gerade bei unserem Gegenüber los ist, bevor wir uns persönlich angegriffen fühlen. Welche Gründe fallen dir ein, warum jemand zu anderen unfreundlich ist?"

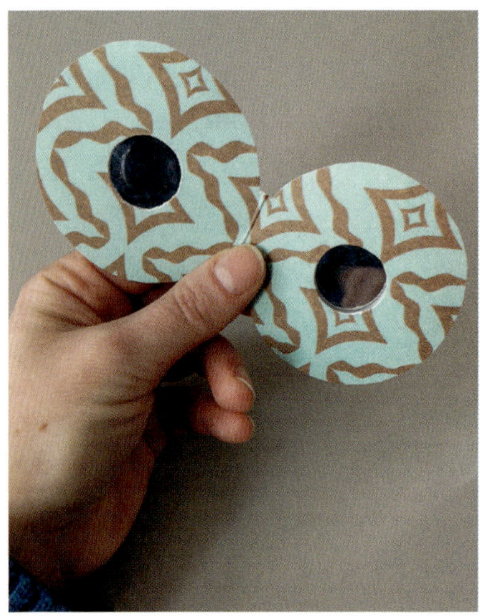

Gemeinsam können jetzt verschiedene Ursachen für das Verhalten anderer gesammelt werden.
Ein weiterer Aspekt, den der magische Spiegel repräsentiert, ist die Verbundenheit von der Sicht auf sich selbst mit der Annahme darüber, was andere von einem denken. Solange man von sich selbst eine schlechte Meinung hat, besteht immer das Risiko, diese auch auf andere zu projizieren. Der Ansatzpunkt ist hier also die Arbeit an einem stabilen Selbstwert – wenn das, was ich auf kurze Sicht im Spiegel sehe, positiv ist, kann der Blick auf andere durch das Fernglas ebenfalls positiv sein.
Wer möchte, kann den magischen Spiegel anschließend als Erinnerungshilfe mitgeben. Wenn er klein genug gebastelt wird, kann er auch im Portemonnaie einen Platz finden.

5.3 Glöckchen

Für die meisten Menschen haben Glöckchen eine positive Konnotation – man verbindet sie mit Weihnachten, Frieden, guten Nachrichten oder auch Ritualen aus der Religion. Auch wenn es sehr große Varianten wie Kirchenglocken gibt – für therapeutische Zwecke reichen die kleinen Glöckchen, wie sie oft zur Weihnachtsbaumdekoration verwendet werden. Diese gibt es zum Beispiel in Kreativ- und Bastelläden in großen Mengen zum kleinen Preis zu kaufen. Alternativ wartet man bis Weihnachten oder Ostern und stibitzt den Schokoladennikoläusen und -osterhasen ihr goldenes Glöckchen.

Einsatzmöglichkeiten

Der mit dem Glöckchen um den Hals – Negative Fokussierung verdeutlichen

Das Verhältnis zwischen Eltern und Kindern kann vielen Belastungen ausgesetzt sein, insbesondere wenn eine psychische Erkrankung im Spiel ist. Dies führt nicht selten zu negativen Interaktionsspiralen, bei welchen es schwerfällt, auch die guten Anteile des anderen zu sehen. Gerade das Verhältnis zwischen Eltern und Kindern mit externalisierenden Störungen, wie ADHS oder Störungen des Sozialverhaltens, ist oft durch eine Fokussierung auf die negativen Aspekte und vermeintlichen Fehler des Kindes geprägt. Besonders im Vergleich zu Geschwisterkindern ohne die Problematik wird der Unterschied deutlich. Während bei den Kindern mit der Störung jeder Fehltritt sofort erkannt, benannt und zumeist auch sanktioniert wird, fallen solche kleineren Verfehlungen, wie das Vergessen von Hausaufgaben oder eine freche Antwort, bei den Geschwisterkindern gar nicht weiter auf. Es ist, als hätten die betroffenen Kinder ein Glöckchen um den Hals, wodurch die Aufmerksamkeit sofort auf ihnen liegt, wenn sie etwas (vermeintlich) Falsches tun. Der Therapeut kann dies verdeutlichen, in dem sie beim Erklären dieses Umstands das Glöckchen nutzt. Sie kann ihr bereits bekannte Begebenheiten nacherzählen und bei jeder durch die Eltern benannten „Auffälligkeit" mit dem Glöckchen klingeln. Auch wenn die Eltern bei nachfolgenden Gesprächen von Fehlverhalten ihres Kindes sprechen, kann die Beraterin jedes Mal mit dem Glöckchen klingeln, um die Eltern auf den negativen Fokus hinzuweisen.

Zusammen mit den Eltern kann man dann erarbeiten, wie man diese negative Fokussierung zum Positiven verändern kann. Hierfür erhält das Glöckchen eine neue Bedeutung: Jedes Mal, wenn den Eltern eine positive Eigenschaft, Aussage oder Handlung des Kindes auffällt, darf als Zeichen der Anerkennung mit dem Glöckchen geklingelt und der Anlass benannt werden. Das kann zunächst im Therapieraum eingeübt werden, indem der Therapeut während der Therapiesitzung verschiedene positive Dinge selbst benennt, um ein Vorbild für den veränderten Fokus zu sein. Anschließend kann die Familie das Glöckchen für die weitere Übung mitgegeben werden, natürlich nicht ohne ein „Glöckchen-Tagebuch", in das jedes Klingeln eingetragen werden darf.

Schleichen wie ein Ninja – spielerisch Rücksichtnahme trainieren

Die Mutter des 8-jährigen Sam hatte nach einem Jahr Therapie noch ein großes Hauptproblem, welches sie sehr belastete: Sam war ihr zu laut. Insbesondere am Wochenende wollte sie nicht jedes Mal vor sechs Uhr geweckt werden, da ihr Sohn sich durchaus eine Zeit lang allein beschäftigen konnte. Aber auch wenn er in seinem Zimmer spielte, warf er ab und zu ein selbstgebauter Turm um, stampfte und sprang umher und begann auch manchmal lautstark zu singen. Sam wusste um den Wunsch der Mutter und bemühte sich auch darum, leise zu sein, aber er war oft zu unvorsichtig und tollpatschig. So warf er Dinge um und vergaß oft mit der Zeit im Spiel, dass er Rücksicht nehmen wollte.

Um mit Sam eine bessere Selbstwahrnehmung diesbezüglich zu trainieren, nähte er gemeinsam mit der Therapeutin kleine Glöckchen an seine Hausschuhe. Dann übten sie gemeinsam, so durch den Raum zu schleichen, dass die Glöckchen dabei nicht klingelten. Sam hatte dabei großen Spaß, und mit etwas Übung gelang es ihm auch zuhause, durch das Klingen der Glöckchen daran erinnert zu werden, dass er leise sein wollte. Zur Unterstützung kann auch zusätzlich ein Ninja-Pass eingeführt werden, welchen die Eltern an jedem Morgen, an dem sie nicht geweckt wurden, für das Kind stempeln, bis die „Ninja-Ausbildung“ bei ausreichend Stempeln als beendet gilt.

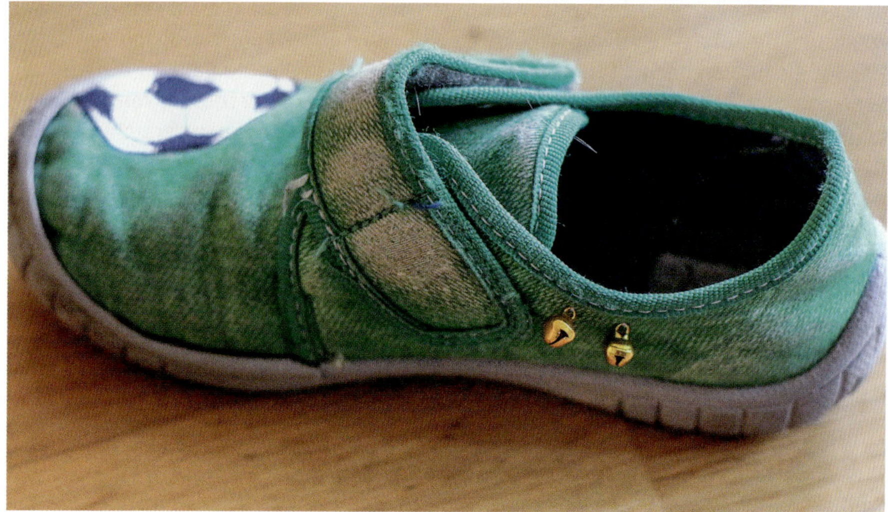

Kleine Glöckchen erinnern den kleinen Ninja ans Schleichen.

Achtsam gehen – Einstieg in die Achtsamkeit

Das vorsichtige Laufen mit Glöckchen an Schuhen oder Kleidung eignet sich auch für den Einstieg in Achtsamkeitsübungen. Vielen Patienten fällt es zu Beginn schwer, sich auf den aktuellen Moment zu fokussieren und eine Sache ganz bewusst zu tun. Obwohl es je nach Glöckchen zumeist eigentlich nicht schwer ist, so zu laufen, dass diese keine Geräusche von sich geben, helfen sie den Patienten doch dabei, den Vorgang des Laufens ins bewusste Erleben zu befördern. Sie haben nun einen „Grund“ auf ihre eigenen Bewegungen zu achten.

Durch die Fokussierung auf die vorsichtige Bewegung lernt der Patient leichter, sich selbst zu entschleunigen und den aktuellen Moment achtsamer wahrzunehmen.

5.4 Watte

Watte gibt es als waschbare Füllwatte aus dem Bastelbedarf oder in der einfachen Variante aus dem Kosmetikbereich. Während Erstere wiederverwendbar und zumeist synthetisch hergestellt ist, ist Letztere umweltfreundlicher und günstig in jeder Drogerie zu erwerben. Zudem lässt sie sich leichter zu formschönen Wattebäuschen formen.

Einsatzmöglichkeiten

Wattewolken – Welche Gedanken möchte ich vorbeiziehen lassen?

In der metakognitiven Therapie von Zwangsstörungen werden die Patienten auch angeleitet, sich ihre Gedanken wie Wolken vorzustellen, die am Himmel vorbeiziehen. Diese Metapher lässt sich für alle Arten von aufdringlichen Gedanken (z. B. auch Grübeln) in der folgenden Übung umsetzen: Man formt eine Handvoll Wattewolken und kennzeichnet diese nun als angenehme, neutrale und unangenehme Gedanken, indem man zum Beispiel ein entsprechendes Symbol oder einen beschrifteten Zettel in ihnen versteckt. Wahlweise lassen sich auch einzelne Wolken als Gewitterwolken mit einem dunklen Filzstift markieren (möglichst breite Spitze, Watte zusammendrücken und sanft tupfen). Nun kann man ein bisschen zum Thema Wetter erzählen und den Patienten mit Fragen einbinden und an dessen Wissen anknüpfen.

Ein Beispiel: Die 9-jährige Emilia erzählte direkt, dass man Wolken nicht anfassen könne. Das habe sie einmal auf einer Bergwanderung herausbekommen, als sie mitten in den Wolken gestanden habe. Ihre Therapeutin griff diese Information auf und sagte: „Genau so ist es auch mit unseren Gedanken: Wir können sie nicht anfassen. Sie ziehen vorbei wie eine Wolke am Himmel. Das Einzige, was wir tun können, ist, sie anzuschauen und zu entscheiden, ob wir sie näher betrachten wollen."

Schließlich pustet man die einzelnen Wolken in Richtung des Patienten oder wirft ihm diese zu. Er kann nun entscheiden, ob sich ein näherer Blick lohnt, oder ob er die Wolke vorbeiziehen lassen (also weiterpusten, zurückwerfen) möchte. Dabei bleibt es dem Patienten überlassen, in welcher Form er die Symbolik interpretiert: So gab die 9-jährige Emilia an, am liebsten neutrale Gedanken haben zu wollen, während die 13-jährige Anna die Gewitterwolken positiv besetzte, da sie immer so gerne die Blitze beobachte. Entscheidend ist letztlich das Verständnis dafür, dass jeder Gedanke irgendwann vorübergeht und wir uns nicht näher mit seinem Inhalt beschäftigen, geschweige denn ihm folgen (also z. B. eine Zwangshandlung ausführen) müssen. Zur Übertragung in den Alltag kann eine Wattewolke mitgegeben werden, die der Patient in seiner Hosentasche aufbewahren kann. Taucht ein Zwangsgedanke auf, kann er den Wattebausch berühren, um sich daran zu erinnern, dass der Gedanke auch wieder vorübergehen wird.

Tipp: Diese Übung lässt sich auch künstlerisch umsetzen, indem die Wolken auf ein Stück Pappe aufgeklebt werden. Zur Darstellung der unterschiedlichen Wetterlagen las-

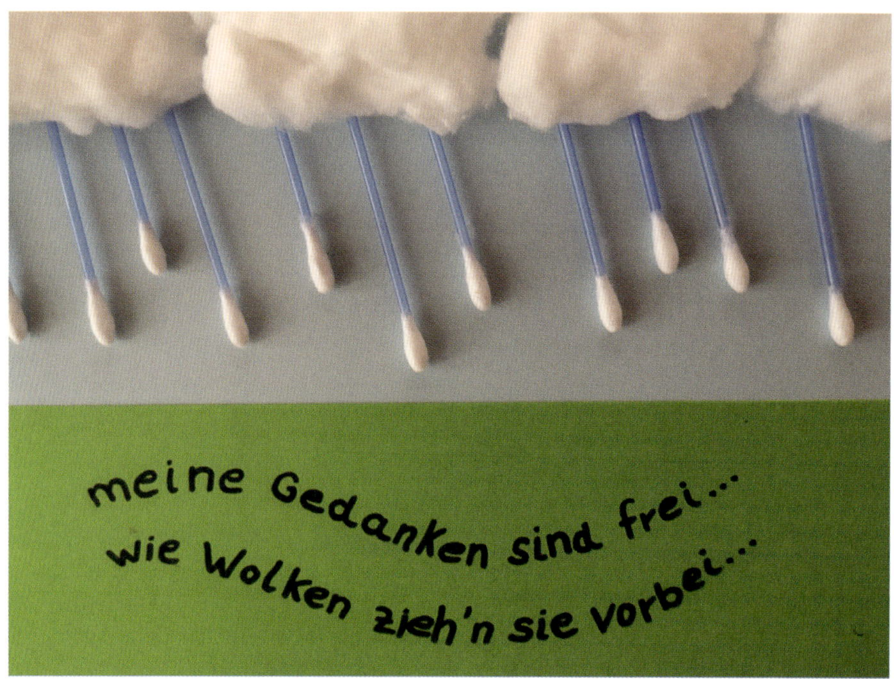

sen sich zusätzlich Wattestäbchen einsetzen: Blaue Wattestäbchen stellen Regen dar, weiße sind Schnee, und gelbe symbolisieren Blitze.

Einen langen Atem haben oder: Wie viel muss ich für meinen Erfolg investieren?

Ein bekanntes Prinzip, welches das Verhältnis von Aufwand und Nutzen beschreibt, ist das Pareto-Prinzip. Es ist auch als die 80/20-Regel bekannt und besagt, dass sich Aufwand und Nutzen nicht im gleichen Verhältnis zueinander steigern. Demnach sind 20 % des Aufwands für 80 % des Erfolges verantwortlich. Möchte man nun seinen Erfolg steigern, muss man für die letzten 20 % ungleich mehr Energie aufwenden, nämlich 80 %. Um es auf ein alltägliches Thema von älteren Kindern und Jugendlichen zu übertragen: Während man für eine Zwei in einer Mathearbeit vielleicht zwei Stunden lernen muss, sind es gleich zehn, um eine Eins zu bekommen. Hat man also einen hohen Perfektionsmusanspruch, wird es immer schwerer, diesem nahezukommen. Um diese Problematik zu verdeutlichen, lässt sich ein Wattebausch einsetzen, der entweder über einen sehr langen Tisch oder alternativ über den Boden gepustet werden soll. Man legt die Watte vor den Patienten und schlägt ein kleines Experiment vor: Er soll die Watte in ein zuvor festgelegtes Ziel pusten (vorher unbedingt testen!). Einzige Bedingung: Er muss seine aktuelle Position beibehalten und darf der Watte nicht folgen. Während ihm der erste Abschnitt noch leicht gelingt, wird es zunehmend schwerer bis unmöglich, die Watte von der Stelle zu bewegen. In der anschließenden Reflexion wird dann genau diese Erfahrung herausgearbeitet, am Anfang etwas noch leicht bewegen zu können und im Verlauf immer mehr Kraft zu benötigen. Daran anschließen sollte sich die Frage, wie weit es möglich ist, zugunsten der eigenen Kraftreserven den Perfektionsanspruch zurückzustellen.

Eine Variante dieser Übung ist die Fokussierung auf die Einteilung der Kraft, welche sich zum Beispiel als Analogie bei Lernproblemen nutzen lässt: Hierbei darf dem Wattebausch gefolgt werden. Es geht vorrangig um die Art, wie er fortbewegt wird: Sind eher kurze, kräftige Atemzüge hilfreich, oder doch tiefe und lange? Oder findet der Patient eine Technik, mit der er mit wenig Energie die Watte weit wegpusten kann? Welche dieser Techniken liegt ihm beim Lernen für Klassenarbeiten mehr, täglich ein bisschen tun oder phasenweise viel? Oder ist er vielleicht interessiert daran, praktische Lernstrategien zu erwerben?

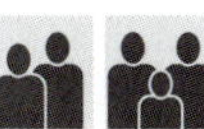

Ein Lob ist sanft wie Watte

In einigen Familien kommt es so häufig zu Auseinandersetzungen zwischen Eltern und Kind, dass kaum noch Raum für positive Kommunikation bleibt. Auch in Partnerschaften kann so eine Schieflage im Miteinander entstehen. Dann kann es sinnvoll sein, den Blick auf die Bedeutsamkeit lobender Worte zu richten. Um spürbar zu machen, wie sich diese für den Gelobten anfühlen, kann ein Wattebausch benutzt werden. Er wird dem Gegenüber in die Hand gegeben, damit dieser ihn mit seinen Sinnen erforschen kann. Wie fühlt es sich an, wenn er über die Haut streicht, und wie, wenn man ihn mit seiner Hand umschließt? Lässt sich sein Gewicht erspüren? Besonders effektiv kann die Übung sein, wenn man den anderen bittet, die Augen zu schließen, und ihm dann den Wattebausch in die geöffnete Hand gibt. Als Kontrast lässt sich bei Bedarf ein weiterer Gegenstand ins Spiel bringen, zum Beispiel ein Bimsstein, ein Stück Schmirgelpapier oder ein Stahlschwamm. Auch hier wird wieder auf die sinnliche Erfahrung fokussiert. Anschließend lädt die Therapeutin dazu ein, die Erfahrungen auf die alltägliche Kommunikation zu übertragen:

- Welche sanften, warmherzigen und lobenden Worte lässt man seinem Kind zuteilwerden?
- Welche rauen, unangenehmen, aufreibenden Worte bekommt es von einem zu hören?
- Was erlebt man selbst von anderen?
- Welche Auswirkungen haben die Worte jeweils auf das eigene Erleben und die Beziehung zueinander?
- Welche Art der Kommunikation wünscht man sich mit anderen?

„Ich bewerfe dich mit Wattebällchen, bis du blutest"

Dieser Spruch lässt sich auf verschiedene Arten interpretieren. Während er im Lied „Die hard" von der Band „Die Ärzte" so zu verstehen ist, dass man auch mit scheinbar Harmlosem großen Schaden anrichten kann („Die Dosis macht das Gift"), kann man auch eine leere Drohung in ihm sehen: Jemand möchte einen Schaden zufügen, wählt aber ein ungeeignetes Mittel. Eine dritte Interpretation kann sein, dass man einer anderen Person „zu viel des Guten" zukommen lässt, zum Beispiel in Form von Lob oder materieller Verwöhnung. Je nach intendierter Erkenntnis kann man als Therapeutin nun „mit Wattebällchen um sich werfen":

Variante 1: Die Dosis macht das Gift: Inkonsequente Erziehung

Diese Metapher eignet sich für die Elternberatung, wenn es um Themen wie Inkonsequenz in der Erziehung geht: Man nimmt ein Wattebällchen, wirft es (natürlich mit Ankündigung) dem Gegenüber zu, und fragt, ob diesem der Spruch „Ich bewerfe dich mit Wattebällchen, bis du blutest", bekannt ist. Falls eine andere als die beabsichtigte Bedeutung genannt wird, erläutert man, dass es mehrere Interpretationen gibt, und es heute darum geht, dass Menschen die meisten Dinge ohne bösartige Absicht tun und dabei manchmal zu wenig über mögliche negative Folgen ihres Handels nachdenken. Dabei lenkt man die Aufmerksamkeit auf das Wattebällchen und lässt sich dessen Beschaffenheit beschreiben: Es ist weich, flauschig und fühlt sich angenehm auf der Haut an. Doch was würde passieren, wenn unzählige Wattebällchen über unsere Haut streichen würden? Während ein einzelnes noch keinerlei negative Effekte hätte, wäre unsere Haut bei zahllosen Berührungen irgendwann rot und wund. Schließlich gilt es, einfühlsam die Brücke zum eigentlichen Thema zu spannen: Bei vielen Dingen ist, genau wie beim Wattebällchen, eine schädliche Wirkung nicht unmittelbar erkennbar. Vielleicht kann der Gesprächspartner sogar Alltagsbeispiele dazu nennen. Natürlich ist es weder schlimm noch verwerflich, in erzieherischen Fragen ab und zu vom eigenen Kurs abzuweichen. Aber die Dosis macht das Gift, wenn so für das Kind die Regeln, die einzuhalten sind, nicht mehr erkennbar sind, und es an Orientierung verliert.

Variante 2: Die leere Drohung: Wenn Konsequenzen nicht umgesetzt werden

Eine weitere Möglichkeit, die Übung in der Elternberatung einzusetzen, entsteht, wenn Eltern immer wieder Konsequenzen androhen, diese aber letztlich nicht umsetzen. Die Ankündigung „bis du blutest" klingt zwar zunächst gefährlich, das angedrohte Mittel der Wattebällchen erfüllt diesen Zweck aber nicht besonders gut, und nimmt der Drohung so ihren Schrecken. Diese Übung kann mit der Ankündigung „Ich bewerfe Sie jetzt so lange mit Wattebällchen, bis Sie bluten" eingeleitet werden. Eine Handvoll vorbereitete Wattebäusche können nun geworfen werden, mit der anschließenden Frage: „Und? Ich hoffe, ich konnte Ihnen so richtig Angst einjagen?" Dies wird mitnichten der Fall sein, sodass das Gegenüber die fehlende „Schlagkraft" dieser Drohung wortwörtlich am eigenen Leib erlebt. Da sich anhand des Ausgangsbild (jemandem Gewalt androhen) nicht unbedingt eine sinnvolle Lösung ableiten lässt, sollte mit der Übertragung auf die eigene Alltagssituation weitergearbeitet werden: Wie kann die Ankündigung von Konsequenzen so gestaltet werden, dass das Kind diese ernst nimmt?

Variante 3: Zu viel des Guten: Schädliche Folgen von Verwöhnung

Diese Variante ähnelt der ersten, nur dass es diesmal weniger um die unbewusste Vernachlässigung erzieherischer Aufgaben, sondern vielmehr um gut gemeinte, bewusste Handlungen wie materielle Verwöhnung oder unrealistisches und übertriebenes Loben geht (Näheres dazu bei Bergmann, 2019). Die Übung wird wie in der ersten Variante durchgeführt, wobei der Fokus nun vor allem auf die angenehme Beschaffenheit der Watte gelenkt wird, um die gute Absicht hinter dem Verhalten hervorzuheben. Doch auch hier macht die Dosis das Gift: Im richtigen Moment kann ein konkretes Lob zu mehr Selbstbewusstsein und Motivation verhelfen. Zu viel des Guten, verallgemeinerndes („Du bist ein schlauer Junge") oder unrealistisches Lob hingegen wird Folgen wie ein verzerrtes Selbstbild oder eine geringe Lernmotivation haben. Ähnlich verhält es sich mit verwöhnendem Verhalten, das weit mehr als nur materielle Zuwendung beinhaltet (Näheres hierzu bei Frick & Rüedi, 2018). Natürlich ist es nur menschlich, sein Kind bisweilen vor Rückschlägen zu bewahren oder ihm unliebsame Aufgaben abzunehmen. Wird dies jedoch zur Regel, kann es wichtige Alltagskompetenzen wie Anstrengungsbereitschaft und Frustrationstoleranz nicht erwerben. Gemeinsam mit den Eltern kann überlegt werden, wie sie ihre positive Zuwendung so umgestalten können, dass sie nicht zum Entwicklungshemmnis für das Kind wird. Hier sollte auch die Frage nach den Motiven der Eltern nicht vergessen werden.

Als Erinnerungshilfe kann eine gemeinsam festgelegte Anzahl an Wattebällchen mitgegeben werden, welche zum Beispiel in der einen Hosentasche aufbewahrt werden und bei einer verwöhnenden Handlung die Seite wechseln. So kann ein Bewusstsein für die Begrenzung von Verwöhnung trainiert werden.

Übrigens: Auch das Sprichwort „Jemanden in Watte packen" passt zu dieser Variante der Übung und kann alternativ verwendet werden. Hierbei kann es sich auch anbieten, eine kleine Figur zu nutzen, die buchstäblich in Watte gepackt wird (siehe auch Bergmann & Bergmann, 2017, S. 108: „Jemanden mit Samthandschuhen anfassen").

Die Wut sanft wegpusten: Atementspannung mit jüngeren Kindern

Mit jüngeren Kindern lässt sich das tiefe Durchatmen zur Regulation bei heftigen Gefühlsausbrüchen spielerisch einüben, indem man einen Wattebausch nimmt und diesem wahlweise mit Wackelaugen oder anderer Dekoration „Leben einhaucht". Alternativ kann er auch als Gewitterwolke vorgestellt werden, die ein „Wut-Gewitter" mit sich bringt. Man leitet das tiefe Ein- und Ausatmen an und übt einige Atemzüge gemeinsam. Dann erklärt man, dass man mithilfe dieser tiefen Atemzüge die Wut etwas vertreiben kann. Man legt hierfür den Wattebausch vor sich auf den Tisch und macht vor, wie weit dieser bei ruhigem, tiefem Ausatmen über den Tisch gleitet. Diesen Punkt markiert man nun mit einem Stück farbigen Klebeband, sodass eine Art Ziellinie entsteht. Nun bittet man das Kind, es einem gleichzutun und markiert auch diesen Punkt mit Klebeband. Gemeinsam können nun gleichmäßige, ruhige Atemzüge geübt werden, an deren Ende der Wattebausch ungefähr auf Höhe des Klebebands zum Stilstand kommen sollte. Um die Aufmerksamkeit des Kindes darauf zu lenken, dass dies möglichst langsam geschehen sollte, kann nun ein „Langsamkeitswettrennen" gemacht werden: Wessen Wut-Wattebausch trifft wohl später im Ziel ein?

Watte-Minigolf: Ein Gruppenspiel zur Kraftdosierung

Aus kleinen Wattebäuschen und bunten Klebepunkten lässt sich in Gruppen mit Kindern eine Art Minigolf zum Pusten herstellen: Man klebt eine Reihe bunter Punkte auf den Boden oder einen großen Tisch. Jedes Kind erhält einen Wattebausch und die Aufgabe, diesen jeweils so über das Spielfeld zu pusten, dass er jeden Klebepunkt wenigstens einmal berührt. Das Ganze kann auch in einer festen Reihenfolge durchgeführt werden (Klebepunkte mit Zahlen beschriften). Die Anzahl der Klebepunkte kann von der Gruppengröße abhängig gemacht werden. Zur Steigerung der Schwierigkeit können mit ausreichend schweren Gegenständen wie Büchern oder Spielekartons Hindernisse aufgebaut werden, die überwunden werden müssen. Wer möchte, kann das Spiel kompetitiv gestalten und die Anzahl der „Puster" zählen, bis alle Ziele erreicht wurden.

5.5 Pflaster

Während die Pflaster aus dem Erste-Hilfe-Kasten in der Praxis zur Versorgung der einen oder anderen Wunde dienen, lassen sich ein günstiges Set oder Meterware auch für verschiedene therapeutische Impulse nutzen. Und hin und wieder muss vielleicht das Erste-Hilfe-Set der Praxis erneuert werden und es fallen automatisch alte Pflaster an, die nicht unbedingt in den Müll wandern müssen. Alternativ lässt sich auch farbige Pappe oder Papier nutzen, welches in Pflasterform zugeschnitten und bemalt wird.

Übrigens: Auch ein Blick auf die Behältnisse für Pflaster kann sich lohnen – verschiedene bunte Nostalgiedosen mit passender Beschriftung („First aid kit", „Turn your scars into stars", „We can fix it!", „Jetzt können sich deine Wunden sehen lassen!", „Trostpflaster") laden zur Verwendung in der Therapie (z. B. als Skillsbox) ein.

Einsatzmöglichkeiten

„Ich entscheide, wer ich bin!" – Umgang mit Mobbingerfahrungen und einem negativen Selbstbild

Die Jugendphase ist eine besonders sensible Phase in der Identitätsentwicklung; schon einzelne Worte und scheinbar harmlose Ereignisse können tiefe Spuren hinterlassen und das Selbstbild nachhaltig schwächen. Dies bezieht sich besonders häufig auf Äußerlichkeiten, kann aber auch die Selbstwahrnehmung in Bezug auf schulische oder sportliche Leistungen betreffen. So erzählte die 15-jährige Betül, dass sie immer die Hand vor den Mund halte, wenn sie lache, da sie früher des Öfteren wegen ihrer „Hasenzähne" geärgert worden sei. Es stellte sich heraus, dass durch ihr Wachstum und eine Zahnspangenbehandlung die Zähne nicht mehr so groß wirkten und deutlich gerader waren. Damit waren sie tatsächlich sogar auffallend schön, wie Betül bei einem Blick in den Spiegel feststellen konnte. Es lohnt sich also, gemeinsam solche abwertenden oder unbedachten Kommentare anderer auf den Prüfstand zu stellen.

Dies kann auch mithilfe einer Kreativarbeit geschehen: Dabei wird ein Körperumriss auf ein Plakat gezeichnet, alternativ lässt sich auch der eigene Umriss lebensgroß auf einer Papierrolle darstellen. Dies bietet sich insbesondere an, wenn es vorrangig um die Wahrnehmung körperlicher Merkmale geht. Nun werden negative Selbst- und/oder Fremdzuschreibungen mit einem Stift auf die entsprechenden Stellen geschrieben. Diese können entweder etwa so groß wie die verwendeten Pflaster oder aber je nach wahrgenommener Bedeutsamkeit unterschiedlich groß sein.

In der ersten Variante kann nun jede negative Zuschreibung mit einem Pflaster überklebt werden. Eine passende positive Eigenschaft wird entweder auf oder neben das Pflaster geschrieben. Es besteht auch die Möglichkeit, den Eltern in Absprache mit der Patientin im Vorfeld selbstgebastelte Pflaster aus Pappe mitzugeben, die diese dann mit Stärken und Ressourcen beschriften.

In der zweiten Variante lässt sich nicht jede abwertende Zuschreibung mit einem Pflaster bedecken, weil einige zu groß sind. Hier ist die Botschaft: Nicht jede Wunde lässt sich mit einem „Trostpflaster" versorgen, und Zeit kann nicht einfach alle Wunden heilen. Je nach Ausgangslagebieten sich im Anschluss trauma- oder schematherapeutische Methoden an, um die Verarbeitung der Verletzungen zu fördern.

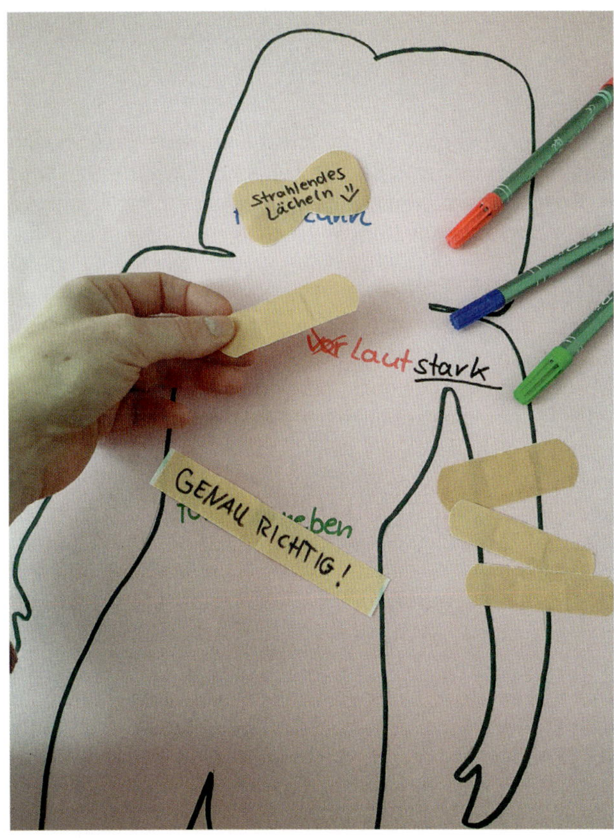

Gleich ist nicht gerecht – Wenn Geschwister unterschiedlichen Alters eine Gleichbehandlung fordern

Ein häufiges Thema in der Beratung von Familien sind Streitigkeiten zwischen Geschwistern. Ein Grund hierfür kann das Thema Gerechtigkeit sein: Abhängig vom Alter und Entwicklungsstand hat jedes Kind unterschiedliche Rechte und Pflichten. Das ist für Kinder oft nicht ohne Weiteres nachvollziehbar, und so schielen jüngere Geschwister gerne darauf, dass die älteren länger wachbleiben oder mehr Medien konsumieren dürfen, während die Großen den Kleinen die verstärkte Zuwendung oder Unterstützung durch die Eltern neiden.

Gemeinsam mit den Geschwistern kann dieser Grundkonflikt mittels einer kleinen Erzählung aufgegriffen werden: Man nimmt drei Pflaster und legt sie vor sich auf den Tisch. Dann erzählt man die folgende Geschichte:

„Stellt euch einmal vor, dass wir uns in einer Notaufnahme befinden. Es ist einiges los und die Patienten warten händeringend darauf, endlich dranzukommen. Hier haben wir jemanden, der hat eine blutende Wunde. Daneben sitzt jemand, der hat sich das Bein gebrochen, und dann kommt noch jemand herein, der sich verbrannt hat. Der Arzt ist schon zur Stelle und versorgt die Verletzten. Und weil er nicht unfair sein will, bekommt jeder das Gleiche, ein Pflaster. Toll, wie gerecht der Arzt das gelöst hat, oder?“

Nun werden die Geschwister sicher protestieren und argumentieren, dass der Arzt doch genau schauen muss, was seinen Patienten fehlt. Bei einer blutenden Wunde passt das Pflaster vielleicht noch, aber die beiden anderen Kranken brauchen eine ganz andere Versorgung. Nun kann der Bogen zum Alltag der Kinder geschlagen werden. Eltern haben die Aufgabe, auf die Bedürfnisse und Fähigkeiten ihrer Kinder zu achten, und die sind je nach Alter bzw. Entwicklungsstand unterschiedlich. Die jeweiligen Rechte und Pflichten werden daran angepasst und sollten regelmäßig reflektiert werden. Gemeinsam lassen sich vielleicht auch Beispiele finden, was bei einer wirklichen Gleichbehandlung passieren würde: Wenn der 12-Jährige noch das gleiche Abendritual wie sein 7-jähriger Bruder haben möchte, dann müsste er auch zur selben Zeit ins Bett gehen – will er das wirklich? Und die jüngere Schwester, die gerne so viel Taschengeld wie die fast Volljährige hätte, müsste sich dafür auch am Waschen und Bügeln beteiligen und auf die Unterstützung der Eltern an anderen Stellen verzichten – wäre das überhaupt realistisch und gewünscht oder darf das noch ein bisschen warten?

Sich ein Trostpflaster erlauben – Bei Skepsis gegenüber einer Therapie

Besonders zu Beginn einer Therapie sind einige Menschen eher ambivalent eingestellt: Sie haben zwar ein Anliegen, aber sind sich unsicher, ob dieses wirklich einer Therapie bedarf. Dahinter kann auch die Befürchtung stehen, dass eine Diagnose und regelmäßige Gespräche nur bestätigen, wie schlimm es um sie steht, oder dass sie gar verrückt seien. Auch die Einstellung, man könne seine Probleme besser allein in den Griff bekommen, und wolle den „wirklich Kranken“ keinen Therapieplatz wegnehmen, kann ein Motiv für die zögerliche Annahme von Unterstützung sein. Hier ist Fingerspitzengefühl gefragt. Natürlich sollte niemand zu einer Therapie überredet werden. Dennoch kann man als Therapeutin eine Öffnung für das Zulassen von hilfreicher Versorgung unterstützen. Eine Idee dazu ist die folgende:

Man hält ein Heftpflaster als Anschauungsobjekt bereit (wer mag, kann es mit „Trostpflaster“ beschriften) und bittet die Patientin, sich vorzustellen, ein Kind habe sich das Knie aufgeschlagen. Wie würde sie darauf reagieren? Vermutlich lautet die Antwort, dass sie die Wunde reinigen und mit einem Pflaster versorgen würde. Bei körperlichen Verletzungen ist es also selbstverständlich, diese zur besseren Heilung zu „verarzten“. Nun nimmt man das Pflaster zur Hand und erklärt, dass nicht nur körperliche Wunden versorgt werden dürfen, sondern auch die Seele ein „Trostpflaster“ verdient hat, wenn es ihr nicht gutgeht. Mit dem Überreichen dieses Pflasters erteilt man nun der Patientin die offizielle „Erlaubnis“ aus Expertensicht, im Rahmen einer Therapie ihre seelischen Wunden gemeinsam zu versorgen. Nach diesem gedanklichen Anstoß darf sie sich nun die Zeit nehmen, die sie braucht, um zu einer für sie passenden Entscheidung zu finden.

Das gebrochene Herz flicken – Selbstfürsorge nach ungünstigen Beziehungserfahrungen

Die 20-jährige Mia kam in die Therapie, weil sie darunter litt, dass sie von anderen Menschen ausgenutzt und verletzt wurde. Schon früh wurde sie von den überforderten, suchtkranken Eltern getrennt und wuchs in einer Pflegefamilie und später in einer Wohngruppe auf. Seit drei Jahren befand sie sich in einer On-Off-Beziehung mit einem jungen Mann, der sie immer wieder betrog und beleidigte. Mia gelang es nicht, sich von ihm zu lösen. Die wenigen positiven Momente ließen sie die erlebten Verletzungen immer wieder für kurze Zeit vergessen. In einer der vielen Beziehungspausen erklärte sie ihrer Therapeutin resigniert: „Mein Herz ist doch sowieso gebrochen, da kann man gar nichts mehr machen. Dann ist es doch eh egal. Soll er mich eben schlecht behandeln, Hauptsache, ich bin nicht allein!“ Ihre Therapeutin spürte Mias Verzweiflung und bestätigte, dass diese in ihrem Leben bisher wenig Liebe und Zuneigung erfahren hatte. Kein Wunder also, dass ihr Herz gebrochen war – und es auch blieb, solange sie weiter von „Herzensbrechern“ umgeben war. Sie erklärte weiter, dass gebrochene Herzen auch wieder „geflickt“ werden können. Hierzu braucht es heilsame Erfahrungen sowie viel Zeit und Geduld.

Um das Thema zu vertiefen, erstellten Mia und die Therapeutin ein Plakat mit einem großen, gebrochenen Herzen, das in der Mitte in zwei Hälften geteilt war. Auf das Herz selbst schrieb Mia die Verletzungen, die sie bereits erlebt hatte. Nun nahm die Therapeutin ein Päckchen Pflaster und sagte: „Nun wollen wir doch einmal schauen, wie wir dein armes Herz versorgen können. Lass uns gemeinsam überlegen, was dir guttun würde, und welches Verhalten du dir von anderen Menschen wünschst. Und für jede Idee, die wir haben, verbinden wir die Herzhälften mit einem der Pflaster.“

So gelang die Therapieplanung auf kreative Art, und Mia gewann Zuversicht, dass doch noch nicht alles verloren war.

Das Pflaster schnell oder langsam abziehen – Eine Metapher, drei Ideen

Wer kennt es nicht: Ein schnell abgezogenes Pflaster schmerzt weniger, als wenn man es langsam entfernt. Es braucht jedoch Mut, um es mit einem Ruck von der Haut zu lösen. Als Metapher lässt sich dieser Sachverhalt in verschiedenen Bereichen einsetzen, wobei ein Heftpflaster als Anschauungsobjekt genutzt werden kann. Hier einige Vorschläge:

- **Flooding vs. graduierte Exposition in der Angstbehandlung:** Die Konfrontation mit dem am meisten gefürchteten Stimulus kostet zunächst mehr Kraft, als wenn man sich langsam an einzelne Situationen herantastet und dadurch häufiger moderate Angstzustände erlebt.
- **Das Beenden von destruktiven Beziehungen:** „Lieber ein Ende mit Schrecken als ein Schrecken ohne Ende" trifft es wohl recht gut, wenn man sich von einem Menschen trennt, für den man zwar Gefühle hat, der einem aber nicht guttut. Die Trennung ist wie das schnelle Abziehen des Pflasters, ein kurzer, heftiger Schmerz, während der Verbleib einem langsamen Abziehen (und erneuten Fixieren im Sinne von On-Off-Beziehungen) gleichkommt.
- **Das Überbringen von schwierigen Nachrichten:** Manche Informationen sind nicht einfach zu vermitteln, weil sie den Empfänger schockieren, verletzen oder in tiefe Trauer stürzen können. Die Art, wie sie vermittelt werden, kann auch der des Abziehens eines Pflasters ähneln – langsam in kleinen Häppchen oder auf einen Schlag. Hier sollte gemeinsam überlegt werden, welche Vorgehensweise besser für den Klienten passt. Geht es darum, wie er selbst eine schwierige Nachricht hören möchte, oder darum, wie er sie jemand anderem überbringen will? Im letzteren Fall müsste er einschätzen, welche Methode – Pflaster schnell oder langsam abziehen – für den Empfänger der Nachricht die geeignetere wäre.

5.6 Leere Batterien

Immer mehr kleine Elektrogeräte sind per USB oder Solarzelle wiederaufladbar. Dennoch gehören Batterien nach wie vor zu unserem Alltag, auch wenn sie zunehmend ökologische Bauchschmerzen bereiten. Für die folgenden Übungen lohnt sich der Griff in die Kiste mit den leeren Batterien. Allerdings sollte bedacht werden, dass mit der Zeit die Batteriesäure auslaufen und für Schäden sorgen kann. Wer also gerne Batterien als Symbol nutzen und etwas mitgeben will, kann selbstverständlich auch auf ein Bild statt auf den Gegenstand selbst zurückgreifen.

Einsatzmöglichkeiten

Die vier Akkus – Die eigenen Grundbedürfnisse entdecken und imaginativ stärken

Die Befriedigung unserer psychischen Grundbedürfnisse (Parfy & Lenz, 2019) ist in der Psychotherapie ein zentrales Element. Das betrifft die Beziehungsgestaltung zwischen

Therapeutin und Patient ebenso wie die Frage, wie Störungen entstehen und aufrechterhalten werden. Man kann das Konzept anhand eines Akkus vermitteln: Wir streben immer danach, unsere Grundbedürfnisse möglichst gut zu befriedigen, unseren Akku also immer so weit wie möglich aufzuladen. Vollständig wird das meist nicht gelingen, und es gibt auch immer wieder Zeiten, in denen einzelne Bedürfnisse zugunsten anderer zurückgestellt werden müssen. Um dieses Konzept unseren Patientinnen näherzubringen, können vier leere Batterien genutzt werden:

„Unsere Psyche ist wie ein Motor, der von diesen vier Akkus betrieben wird. Sie alle sind unterschiedlich. Was sie jedoch vereint, ist, dass sie im besten Fall voll aufgeladen sein sollten." Schauen wir uns die vier doch einmal genauer an:

*Der erste Akku steht für unser Bedürfnis nach **Bindung**. Wenn wir geboren werden, brauchen wir nahe Bezugspersonen, die sich um unser Wohlergehen sorgen und uns vor Gefahren schützen. Auch später erhalten wir in engen Beziehungen die liebevolle Zuwendung, die wir benötigen.*

*Unser zweiter Akku steht für **Orientierung und Kontrolle**. Wir möchten gerne abschätzen können, wie unser Leben verläuft, und aktiv Einfluss darauf nehmen. Wenn nur andere über uns bestimmen, wird dieses Bedürfnis verletzt.*

*Der dritte Akku steht für unseren **Selbstwert**: Wir streben danach, uns selbst in einem guten Licht zu sehen, eine positive soziale Rolle einzunehmen und von anderen geschätzt zu werden. Für viele Menschen hat dieses Bedürfnis auch mit Erfolg oder Wohlstand zu tun.*

*Der letzte Akku ist vermutlich der stammesgeschichtlich älteste von allen: Hier geht es um **Lustgewinn und die Vermeidung von Unlust**. Statt im stürmischen Regen zu bibbern würden wir vermutlich alle lieber bei einem warmen Getränk in der guten Stube sitzen."*

Basierend auf dieser Erklärung lässt sich nun gemeinsam überlegen, wie sehr die einzelnen Akkus bei der Patientin gerade aufgeladen sind. Symbolisiert werden kann der Ladestand durch das Bemalen oder Bekleben der Batterien selbst.

Als Nächstes kann geschaut werden, wo noch an der Befriedigung der Grundbedürfnisse gearbeitet werden könnte. Neben zahlreichen verhaltensbezogenen Maßnahmen (eine gute Freundin anrufen, einem Hobby nachgehen, die eigenen Grenzen zeigen, eine Aufgabe bewältigen, ...) bietet sich ergänzend ein imaginatives Vorgehen an. In der untenstehenden Tabelle finden sich Anregungen für verschiedene Imaginationen, die angeleitet werden können. Die Patientin überlegt sich dabei eine bestimmte Situation und wird dann über Fragen bzw. Anregungen angeleitet, sich vor ihrem inneren

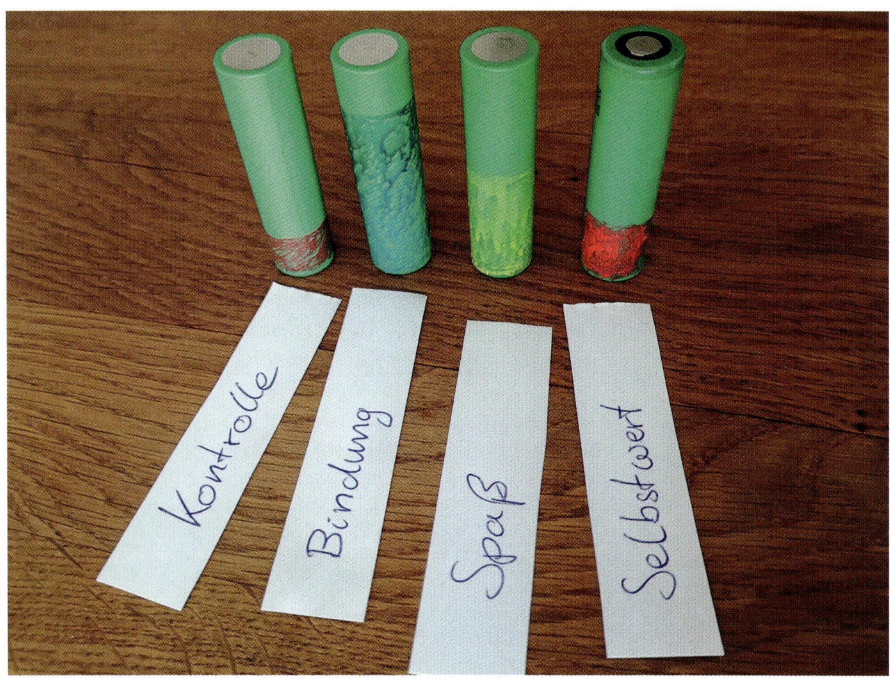

Auge möglichst intensiv mit dieser Situation auseinanderzusetzen. Mögliche Impulse können hierbei sein:

- Stelle dir die Situation möglichst genau vor! Was siehst, hörst, fühlst, riechst oder schmeckst du?
- Welche Stimmung nimmst du wahr und welche Gefühle steigen in dir auf?
- Was geht dir durch den Kopf?
- Was möchtest du jetzt am liebsten tun?

Psychisches Grundbedürfnis	Akku aufladen: Anregungen für Imaginationen
Bindung	› Sich an Situationen erinnern, in denen man respektvoll und fair behandelt bzw. unterstützt wurde › Daran denken, wie andere einem zugehört und einen verstanden haben › Sich ins Gedächtnis rufen, wie die eigenen Stärken, Wünsche und Bedürfnisse von anderen gesehen wurden › An Momente denken, in denen man Teil einer Gruppe war und das Gefühl hatte, wichtig für die Gemeinschaft zu sein › Innerlich Abstand nehmen von Menschen, die einem nicht guttun

Psychisches Grundbedürfnis	Akku aufladen: Anregungen für Imaginationen
Orientierung/ Kontrolle	› Sich Bereiche ins Gedächtnis rufen, in denen man (zunehmend) Kontrolle hat › Sich vorstellen, dass man mit dem Erwachsenwerden mehr Kontrolle über verschiedene Lebensbereiche haben wird › Sich gelungene Versuche der eigenen Bedürfniskontrolle vor Augen führen, sich daran erinnern, wie man unangenehme Gefühle und Frustrationen schon bewältigt hat › An die persönlichen Grenzen denken und sich vorstellen, wie man sich zukünftig gut gegen Grenzüberschreitungen wehren kann › Ärger und Frustration als treibende Kraft für Veränderungen annehmen
Selbstwerterhalt/ -erhöhung	› Sich auf die eigenen Stärken und Talente fokussieren › Daran denken, welche Aufgaben man schon gemeistert hat und wo man sich durch stetiges Üben schon verbessern konnte › Sich vorstellen, wie andere einen ermutigt und an den eigenen Erfolg geglaubt haben › An Aufgaben denken, die man noch meistern möchte, und sich das Gefühl vorstellen, wenn man dieses Ziel erreicht hat › Daran denken, wie andere stolz auf einen waren › Sich vergegenwärtigen, dass andere es auch nicht immer besser wissen › Sich klarmachen, dass man manchmal nicht vermeiden kann, andere zu verärgern, wenn man sein Recht auf die eigene Bedürfniserfüllung im Blick behält › Sich vergegenwärtigen, dass einen nicht jeder mögen muss › Daran denken, dass man sich bei Kritik nicht als Person in Frage stellen muss › Sich selbst innerlich Fehlschläge verzeihen
Lustgewinn/ Unlustvermeidung	› Sich Momente mit intensiven positiven Emotionen ins Gedächtnis rufen › Sich an den schönen Dingen des eigenen Lebens erfreuen und Dankbarkeit hierfür spüren › In der Fantasie an einen schönen Ort reisen

Nach und nach können so für die einzelnen Bedürfnisse verschiedene Imaginationen herausgearbeitet werden, die auch im Alltag in ruhigen Momenten zur emotionalen Stärkung eingesetzt werden können.

Der emotionale Akku – Verständnis für Verhaltensauffälligkeiten fördern

In der Arbeit mit Eltern von verhaltensauffälligen Kindern geht es auch darum, das emotionale Einfühlen in die Bedürfnisse und Beweggründe des eigenen Kindes zu stärken. Eine Batterie kann hierfür ein nützliches Symbol darstellen. Um überhaupt positives, prosoziales oder funktionales Verhalten zeigen zu können, muss der emotionale Akku so gut wie möglich aufgeladen sein. Gemeinsam mit den Eltern kann eine Bestandsaufnahme gemacht werden:

- Wie voll ist der Akku ihres Kindes gerade?
- Was sind mögliche „Ladestationen" (z. B. Freiraum zum Spielen, Freundschaften, Erfolg, liebevolle Zuwendung)?
- Welche Dinge leeren den emotionalen Akku ihres Kindes (z. B. alltägliche Belastungen, Stress, zu wenig Freiräume, Zurückweisung und soziale Konflikte, Misserfolge, Strafen, zu wenig Erholung, unliebsame Dinge tun müssen)?
- Wie fühlt es sich wohl an, seinen Alltag mit einem leeren Akku bewältigen zu müssen?
- Wie würden sie darauf aufmerksam machen, dass ihr Akku wieder geladen werden sollte?

Insbesondere die letzte Frage kann helfen, die Brücke zwischen verletzten emotionalen Bedürfnissen und auffälligen Verhaltensweisen zu schlagen, die als Hinweis auf diesen Missstand gedeutet werden können: Ist der eigene emotionale Akku leer, versucht man diesen, woanders „aufzuladen", indem man beispielsweise anderen die Energie entzieht, ihre Aufmerksamkeit einfordert oder über Verweigerung auf die Überforderung hinweist. Im Extremfall kann sogar die Erwartungshaltung entstehen, dass jedes Aufladen des eigenen Akkus hart erkämpft werden muss, da erst bei stark auffälligem Verhalten reagiert wird. Ansatzpunkt in den Elterngesprächen sollte dann sein, frühzeitiger zu erkennen, wenn es dem Kind an emotionaler Energie fehlt.

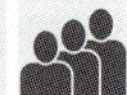

Wenn toxische Freundschaften den Akku leeren

Viele Jugendliche sprechen heutzutage von „toxischen" Freundschaften, um zu umschreiben, welche Art von Kontakten ihnen nicht guttun. Sie meinen damit z. B. Menschen, die sie emotional unter Druck setzen, ihnen ständig ein schlechtes Gewissen machen, die sich immer im Recht fühlen, eher an Streit als an Lösungen interessiert zu sein scheinen und bei denen man ständig in Sorge ist, dass sie etwas in den falschen Hals bekommen oder einen hintergehen könnten.

Eine Batterie lässt sich hier als Gedächtnisstütze verwenden, um im Alltag zu beobachten, was die Kontakte mit anderen mit dem eigenen psychischen Wohlbefinden machen. Mit welchen Emotionen ist der eigene Akku vor einem Treffen aufgeladen, und wie sieht es hinterher aus? Ein Alarmsignal sollte sein, wenn der Akku hinterher regelmäßig wie „leergesaugt" ist, weil das toxische Verhalten einer anderen Person emotional sehr kräftezehrend sein kann. Hier kann gemeinsam überlegt werden, wie mit dieser Person umgegangen werden kann – vielleicht kann sie konfrontiert werden, vielleicht ist Abstand der bessere Weg.

Die Batterie und das Auto – Anpassungsstörungen erklären

Übersteigen die Anforderungen durch belastende Lebensereignisse unsere Bewältigungsfertigkeiten, spricht man auch von einer Anpassungsstörung – ein häufiger Vorstellungsgrund für eine Psychotherapie. Zur Psychoedukation kann eine handelsübliche Batterie genutzt werden: Sie repräsentiert die Energie, die uns zur Bewältigung eines Stressereignisses zur Verfügung steht. Man zeigt diese nun der Patientin und fragt, wo sich eine solche Batterie einsetzen ließe. Vermutlich fallen ihr die üblichen Geräte ein: Fernbedienungen, Wanduhren oder Taschenlampen. Man kann nun erklären, dass all diese Geräte wunderbar mit Batterien funktionieren. Einige kann man vielleicht sogar „austricksen", indem man statt zwei Batterien nebeneinander eine einzige quer einlegt. So ist es zeitweise auch möglich, mit weniger Energie auszukommen. Doch was ist, wenn man versuchen würde, mit einer solchen Batterie ein Auto zu starten? Es ist offensichtlich, dass die vorhandene Energie hierfür nicht ausreichen würde. Und genauso verhält es sich mit Anpassungsstörungen: Im Leben kann es immer mal wieder zu Anforderungen kommen, die unsere Möglichkeiten übersteigen. Unsere Psyche schlägt dann Alarm. Aufgabe der Therapie ist es dann, für einen voll aufgeladenen oder sogar vergrößerten Akku zu sorgen, der der Anforderung wieder standhalten kann (und, falls möglich und sinnvoll, die Belastung zeitweise zu reduzieren).

„Dem Zwang-O-Maten den Saft abdrehen" – Assoziationsspaltung bei Zwangsgedanken

Zwangsgedanken können unheimlich belastend für die Betroffenen sein. Versuche, die Gedanken zu unterdrücken, führen in der Regel nur dazu, dass diese verstärkt auftreten und immer dominanter werden. Normalerweise ist unser Gedächtnis assoziativ organisiert: Den Begriff „Sonne" verbinden wir z. B. automatisch mit Sommer, Wärme, gelb, Urlaub und so weiter. Bestehen über längere Zeit Zwangsgedanken, können diese vielfältigen Verknüpfungen regelrecht verkümmern, sodass zwangsrelevante Begriffe nur noch in diesem Zusammenhang gedacht werden. So erging es auch dem 9-jährigen Ilyas: Der Gedanke an die Sonne trieb ihn in die Verzweiflung, weil er sich immer wieder vorstellen musste, dass dieser riesige Feuerball eines Tages die Erde zerstören würde.

Moritz & Hauschild (2016) schlagen zur Abmilderung solcher Zwangsgedanken die Technik der Assoziationsspaltung vor, bei der neue Assoziationen zu bestimmten Begriffen gebildet bzw. bereits vorhandene gestärkt werden. Diese sollten bewusst positiv bis neutral gewählt werden und können auch witzig sein oder sich reimen. Der Effekt: Je mehr alternative Assoziationen es gibt und je intensiver sich mit ihnen beschäftigt wird, desto schwächer und unbedeutender wird die Verbindung mit dem Zwangszusammenhang.

Um die Wirksamkeit dieser Übung zu verdeutlichen, kann eine handelsübliche Batterie als Anschauungsobjekt genutzt werden:

„Stell dir einmal vor, diese Batterie versorgt den ‚Zwang-O-Maten' mit Energie, damit er täglich für die gleichen Zwangsgedanken sorgen kann. Zeit, ihm den Saft abzudrehen, oder? Lass uns dafür sorgen, dass die gleiche Batterie nicht nur Energie für Zwangsgedanken liefert, sondern auch noch mit weiteren Gedanken beschäftigt wird, damit weniger für den Zwang-O-Maten übrigbleibt!"

Ausgehend von der Idee des Zwang-O-Maten lassen sich nun Ideen für weitere „Gedankenmaschinen" finden, z. B.:

Normal-O-Mat: Eine Verknüpfung, die einem normalerweise direkt einfällt.

Spaß-O-Mat: Eine Verknüpfung, die man besonders angenehm findet.

Egal-O-Mat: Eine Verknüpfung, die keinerlei Gefühle auslöst, weil sie einem egal ist.

Lach-O-Mat: Eine lustige Verknüpfung.

Reim-O-Mat: Eine Verknüpfung, die sich reimt.

Ein Beispiel aus der Praxis: Bei der 16-jährigen Sabrina traten bei der Betrachtung von Möbelstücken mit weißen Flächen immer wieder bildhafte Gedanken an die Gesichter früherer Schulkameradinnen auf. Sie habe zwar keine besonders negativen Erlebnisse mit diesen Menschen gehabt, die permanente Erinnerung an diese belastete sie jedoch so sehr, dass sie befürchtete, verrückt zu sein. Auch bei dem Tisch im Behandlungszimmer traten diese zwanghaften Bilder auf, sodass sie gemeinsam mit der Therapeutin die folgenden, alternativen Assoziationen sammelte:

Normal-O-Mat: Möbelstück, Esstisch, Schreibtisch

Spaß-O-Mat: Mit der Familie zusammensitzen, wie mal bei einer Feier der Tisch zusammengekracht ist und alle lachen mussten

Egal-O-Mat: Tischdecke, Stuhl, weiß, vier Beine, Holz

Lach-O-Mat: Der Tisch erwacht zum Leben und läuft herum

Reim-O-Mat: Tisch, Fisch, frisch

Die neuen Assoziationen sollten im Alltag stetig geübt werden, und das möglichst außerhalb der Zeiten, in denen es zu Zwangsgedanken kommt. Die Batterie kann hier als Gedächtnisstütze wirken: „Ich versorge meinen Zwang-O-Maten nicht mit den vollen 9 Volt, eines kann er haben, denn jetzt finde ich noch 8 weitere Gedanken!“

5.7 Joghurtbecher, Verpackungsboxen und Schraubgläser

Trotz steigendem gesellschaftlichem Bewusstsein für die Problematik von Einwegverpackungen fällt nach wie vor viel Plastikmüll an, sei es von Joghurts, Brotaufstrichen, Rollenchips oder Kosmetika. Zeit, sich diesen vor dem Wegwerfen noch einmal genauer anzusehen – vielleicht können ja noch kreative Boxen daraus werden? Auch Schraubgläser, z. B. von Marmelade oder Smoothies, können interessant sein.

Benötigt wird zusätzlich ein wenig Bastelmaterial, je nach Idee Schere, Kleber, Pappe, Locher/Motivstanzer, Cuttermesser, sowie verschiedene Füllmaterialien wie bunte Holzplättchen, Halbedelsteine, Perlen oder Plastikmünzen.

Einsatzmöglichkeiten

Meine persönliche Gefühlsbox

Manchmal ist es gar nicht so leicht, mit unseren Patienten ins Gespräch über deren Gefühle zu kommen. Sie sind vielleicht diffus, noch gar nicht richtig greifbar oder unser Gegenüber möchte ungern darüber reden. Die folgende metaphorische Bastelidee kann den Zugang ein wenig ebnen:

Benötigt werden verschiedene Verpackungen, die sich in ihren Eigenschaften möglichst voneinander unterscheiden: Durchsichtig und undurchsichtig, groß und klein, dünnwandig und dickwandig, große Öffnung und kleine Öffnung usw. Auch speziellere Verpackungen wie Joghurt-To-Go-Becher mit zwei Kammern finden hier einen neuen Verwendungszweck. Füllmaterial wie bunte Holzplättchen, Knöpfe, Bingo-Chips, kleine bunte Federn oder Dekosteine werden als Symbole für die Emotionen angeboten.

Die Aufgabenstellung lautet nun: Symbolisiere deine Gefühle!

Einige gezielte Fragen können dabei den kreativen Prozess anstoßen, z. B.:

Was geht in dir vor? Erlebst du viele verschiedene Gefühle oder sind einzelne Gefühle bei dir besonders stark? Dazu wählt der Patient dann die Menge und Größe der Füllgegenstände aus. Dabei gibt es kein „richtig“ oder „falsch“. Ganz im Gegenteil, es ist sogar bereits Teil der Aufgabe, intuitiv einen passenden Behälter auszuwählen.

Dann geht es weiter:

Wie erlebst du diese Gefühle? Sind sie eher sanft und verletzlich oder wirken sie vielleicht hart oder sogar bedrohlich? Dafür sollte natürlich auch eine Auswahl weicher und härterer Materialen zur Verfügung stehen.

Was bist du für ein Gefühlstyp? Bist du ständig randvoll mit unterschiedlichen und ganz starken Gefühlen? Oder spürst du eher selten etwas – und vielleicht auch nur ganz wenig? Hier wird eine Auswahl von ganz wenigen bis hin zu ganz vielen Gegenständen benötigt. Wie groß ist die Verpackung?

Zeigst du anderen deine Gefühle oder versteckst du sie eher? (Das kann mit einer durchsichtigen bzw. undurchsichtigen Verpackung symbolisiert werden. Oder mit dem Hinzufügen von Löchern, dem Öffnen des Deckels)?

Die so entstandene Gefühlsbox können Patienten natürlich mit nach Hause nehmen. Es ist aber auch sinnvoll, sie in den folgenden Therapiesitzungen weiter zu ergänzen und über das Innenleben immer wieder ins Gespräch zu kommen. Vielleicht stehen die „verpackten Gefühle“ einfach während der Therapiestunde auf dem Tisch und dienen als nonverbaler Kommunikator, etwa: Deckel auf oder zu, als Signal dafür, wie viel Gefühlsarbeit gerade möglich ist.

Ein Glas voller Eigenschaften – Ich bin mehr als meine Schwächen!

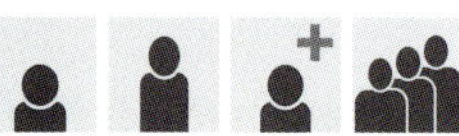

Ähnlich wie bei der Idee zu den Gefühlsboxen lässt sich ein „Glas der Persönlichkeit“ erstellen: Man benötigt ein Schraubglas, alternativ eine durchsichtige Dose. Je nach Thematik des Patienten sind verschiedene Impact-Techniken als Gesprächsimpulse möglich. Möchte man die wahrgenommenen Schwächen (z. B. eine Behinderung) in die gesamte Persönlichkeit einordnen, kann man mit verschiedenfarbigen Holzplättchen arbeiten. Der Patient wählt zunächst ein Plättchen aus, das seine Einschränkung/Behinderung symbolisiert. Es ist auch möglich, mehrere Plättchen einer Farbe zu verwenden, die für verschiedene Aspekte der gewählten Schwäche stehen. Nun lenkt die Therapeutin den Blick auf weitere Persönlichkeitsanteile, äußere Merkmale und biografische Aspekte des Patienten, die wiederum durch andere Farben dargestellt werden. Die Plättchen werden nach und nach in das Schraubglas gelegt. Zu Beginn liegt der Fokus komplett auf der genannten Schwäche, einzig das Plättchen dieser Farbe befindet sich in dem Glas. Als Therapeutin kann man hierzu erläutern, dass es uns manchmal so vorkommt, als sei dieser Teil unseres Selbst so überdimensioniert, dass er alles überschattet. Der Blick engt sich dabei manchmal ziemlich ein, sodass wir andere Aspekte aus den Augen verlieren. Dabei sind diese für Außenstehende vielleicht viel deutlicher wahrnehmbar.

Diese Übung darf als Impuls verstanden werden, sich auf die Suche nach ebendiesen Anteilen zu machen, sie genauer anzuschauen und anderen auch mutig zu zeigen. Am Ende wird durch die Vielzahl der Plättchen deutlich, wie bunt und vielseitig jeder Mensch ist – und dass Schwächen nur einen Teil davon ausmachen.

Wer möchte, kann das Glas jetzt einfach mal ordentlich schütteln. Dabei wird man feststellen, dass man von außen gar nicht immer sieht, was für (vermeintliche) Schwächen da noch verborgen sind. Denn: nicht jede Bewegung (Situation) offenbart gleich das Innerste (die Schwächen). Ganz im Gegenteil: diese können auch in den Hintergrund treten. Und vielleicht ist es sogar so, dass vor allem die Stärken nach außen hin glänzen? (Tipp: Für die besonders tollen Eigenschaften Holzplättchen mit Glitter überziehen oder schön dekorieren).

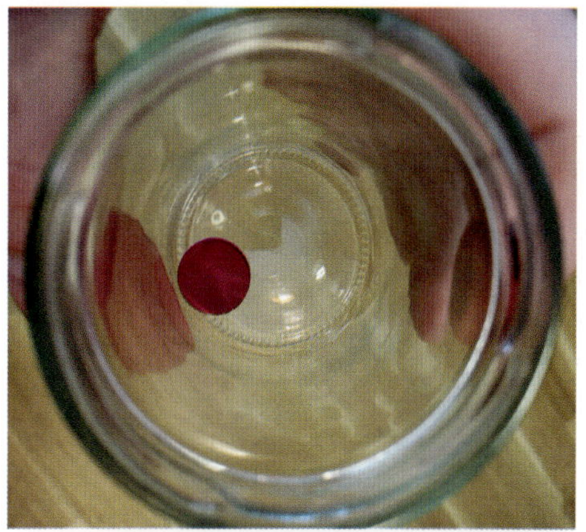

Manchmal fühlen sich unsere Schwächen so an, als seien sie das Einzige, was andere von uns sehen ...

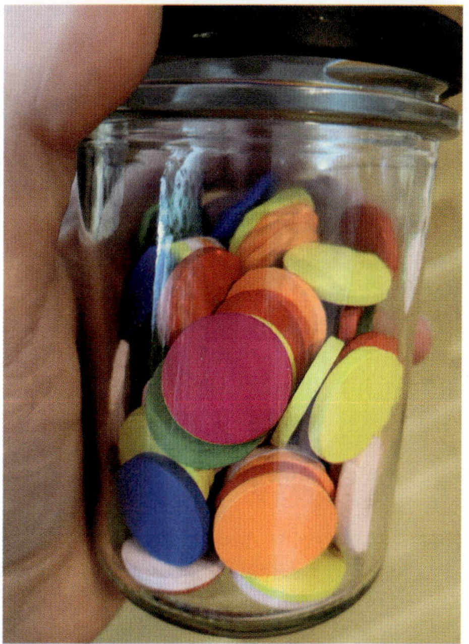

... dabei sind sie nur eine Eigenschaft unter vielen ...

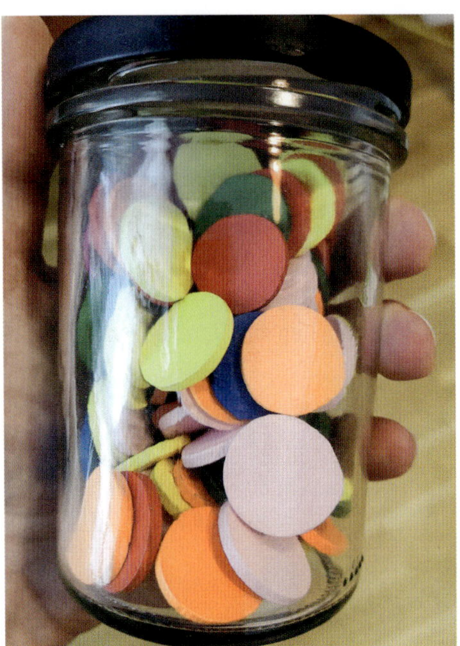

... und manchmal sind sie gar nicht sichtbar.

Muscheltaucher: Beruhigung, Konzentration und Motoriktraining

Eine schöne Ergänzung für eine Skillsbox (vgl. Bergmann und Bergmann, 2017) stellt die Mini-Schatzsuche dar: Man befüllt ein durchsichtiges Schraubglas mit blauem Dekogranulat und versteckt darin kleine bunte Dekomuscheln oder Mini-Perlen. Alle im Glas enthaltenen Muscheln werden nun auf eine separate Karte geklebt oder in eine zusätzliche Dose getan. Nun geht es auf Schatzsuche: Es können alle Muscheln auf der Karte gesucht werden, oder als Variation eine bestimmte Reihenfolge, die aus der zusätzlichen Dose gezogen wird. Die Suche erfolgt durch das Schütteln des Glases, Öffnen ist nicht erlaubt. Je nachdem, wie geschüttelt wird, sind jeweils verschiedene Muscheln sichtbar. Durch die visuellen Reize, das geforderte motorische Geschick und die zu erfüllende Aufgabe kann die Wahrnehmung weg von störenden Gedanken und Impulsen gelenkt werden, sofern eine nähere Bearbeitung von diesen nicht sinnvoll erscheint (z. B. bei destruktiven Handlungen). Auch in der Förderung der motorischen Entwicklung und Konzentration kann das Glas eingesetzt werden. Verschiedene Variationen sind denkbar. Beispielsweise können zwei Formen gleichzeitig gesucht werden: die gesuchten Teile müssen oben aufliegen oder die Muscheln werden durch Buchstabenperlen ersetzt und bestimmte Worte müssen gebildet werden. Auch ein spielerischer Wettbewerb miteinander ist so möglich.

Noch einige Hinweise zur Anfertigung: Beim Befüllen sollte darauf geachtet werden, dass das Glas nicht komplett gefüllt wird, da sonst ein Schütteln kaum möglich ist. Alternativ kann auch ein Zipbeutel verwendet werden. Das Verhältnis zwischen Granulat und Anzahl der versteckten Gegenstände kann, je nach Alter, angepasst werden, eben-

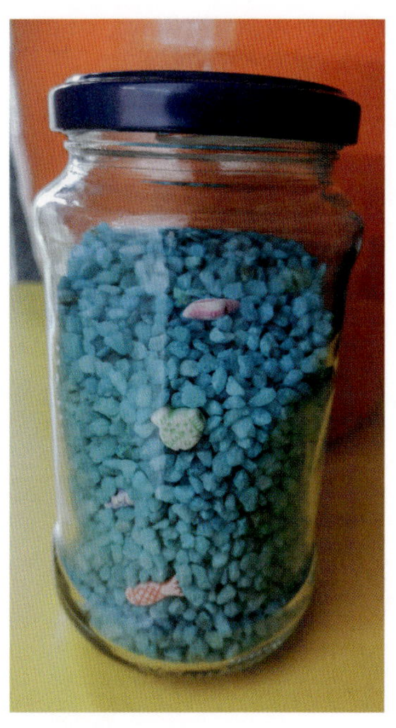

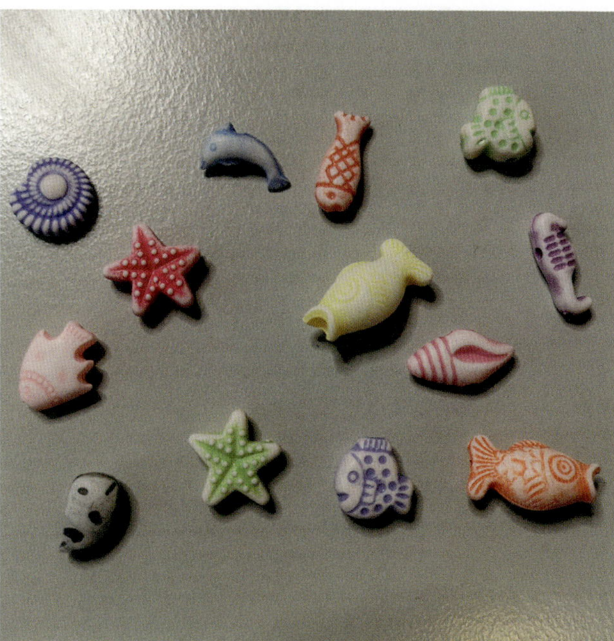

so die Größe der Gegenstände. Es ist natürlich auch möglich, das Granulat durch Sand oder getrockneten Reis zu ersetzen.

Man kann nicht alles im Kopf haben – Bewusstsein und Gedächtnis verstehen

Für diese Übung wird ein To-Go-Becher benötigt. Diese gibt es z. B. bei Bäckern oder in kleinen Lebensmittelmärkten am Bahnhof. Sie enthalten unten Joghurt, Früchte oder Salate, und oben in einem halbkugelförmigen Deckel Löffel, Müsli oder Dressings. Durch die zwei Kammern eignen sie sich perfekt, um einige Dinge zu Bewusstsein und Gedächtnis zu veranschaulichen.

Zur Vorbereitung nimmt man den gereinigten Becher und bemalt ihn mit wasserfesten Stiften. Nach Belieben kann er ein Gesicht erhalten und die Halbkugel eine angedeutete Hirnstruktur oder ein Symbol für bewusstes Denken wie eine Glühbirne. Der Deckel, der beide Kammern trennt, wird nun mit einem Loch versehen, und der Becher mit bunten Holzplättchen befüllt. Die Menge sollte dabei größer sein als das Fassungsvermögen der oberen Kammer. Das Loch wird so groß gewählt, dass die Holzplättchen gut hindurchpassen, aber nicht so groß, dass der Großteil wieder hinunterfallen würde. Für eine verbesserte Haltbarkeit können die Deckel mit Flüssigkleber oder Klebeband fixiert werden.

Mit diesem Arbeitsmaterial können nun verschiedene Informationen zu Bewusstsein und Gedächtnis transportiert werden:

- **Bewusstes und Unbewusstes:** Wir wissen und erinnern viel mehr Dinge, als es uns im aktuellen Moment bewusst ist. Es gibt Dinge (Plättchen ganz unten), die nur schwer oder gar nicht in unser Bewusstsein dringen oder für die wir keine Worte haben (z. B. weil wir sie in einer vorsprachlichen Zeit erlebt haben und daraus ein frühes Schema entstanden ist).
- **Verarbeitung von bedrückenden Erfahrungen:** Wir können nicht alles gleichzeitig im Kopf haben, belastende Themen werden nicht immer in unserem Bewusstsein Platz finden (begrenzte Füllmenge der oberen Halbkugel), und wir können lernen, mit diesen Erfahrungen zu leben.
- **Notwendigkeit von Gedächtnisstrategien:** Wir können uns nicht alles merken, was wir über unsere Sinne aufnehmen und benötigen manchmal Gedächtnisstrategien (hier kann auch mit verschiedenen Zwischendeckeln mit unterschiedlich großen Löchern gearbeitet werden, frei nach dem Häschen-Witz: „Hattu Kopf wie Sieb, muttu aufschreiben!").

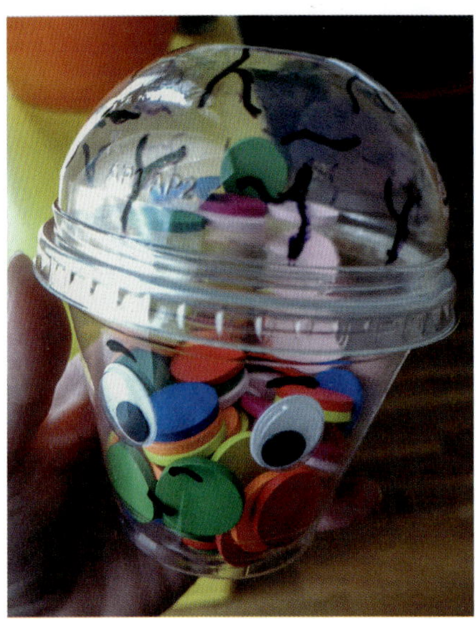

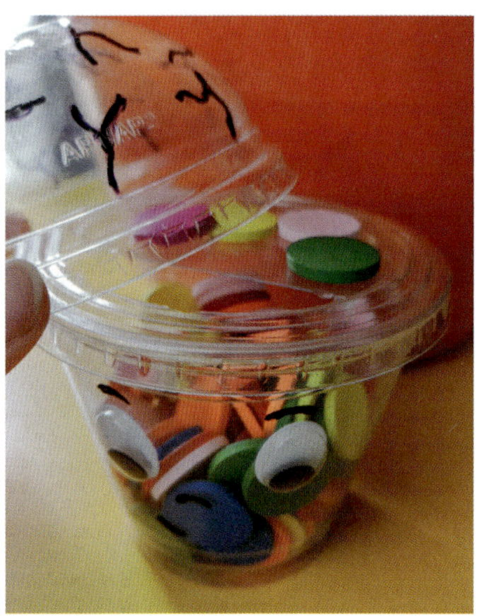

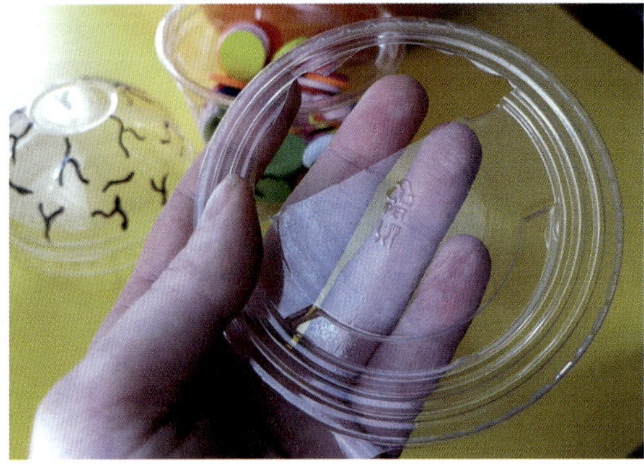

Gamification Box – Wenn der Alltag zum Spiel wird

Digitale Spiele sind aus dem Alltag unserer Patienten nicht mehr wegzudenken. Durch Belohnungen, kontinuierliche Fortschritte und sogenannte „Quests“ (herausfordernde Aufgaben) haben sie einen hohen Aufforderungscharakter und motivieren über eine Aktivierung von Emotionen. Wenn wir mit Verstärkersystemen arbeiten, lohnt es sich also, auf die Parallelen zu den Lieblingsspielen der Kinder zurückzugreifen. Alles, was wir dafür brauchen, ist eine kleine Sammlung an spieletypischen Tokens – Münzen, Sterne, bunte Glassteine oder kleine Pilze – sowie eine kleine Dose mit zwei Kammern, z. B. eine Pillendose oder Bentobox. Wer spezielle Tokens sucht, kann sich gut bei Schmuckperlen umsehen, welche in zahlreichen Formen günstig erstanden werden können. Die Dose kann nach Belieben gestaltet werden, z. B. eine Seite mit einem Bild des Kindes und die andere Seite mit dem eines typischen Spielegegners oder einer Schatzkiste, aus der die Tokens auf die eigene Seite wandern dürfen. Nun werden alltägliche oder therapeutische Aufgaben zur Quest erklärt: Jeder positive Gedanke, jede Handreichung im Haushalt, jeder überwundene Angstauslöser oder jedes gerechnete Mathepäckchen sorgt nun dafür, dass ein Token auf die eigene Seite der Dose wandern darf und später gegen eine Belohnung eingetauscht werden kann.

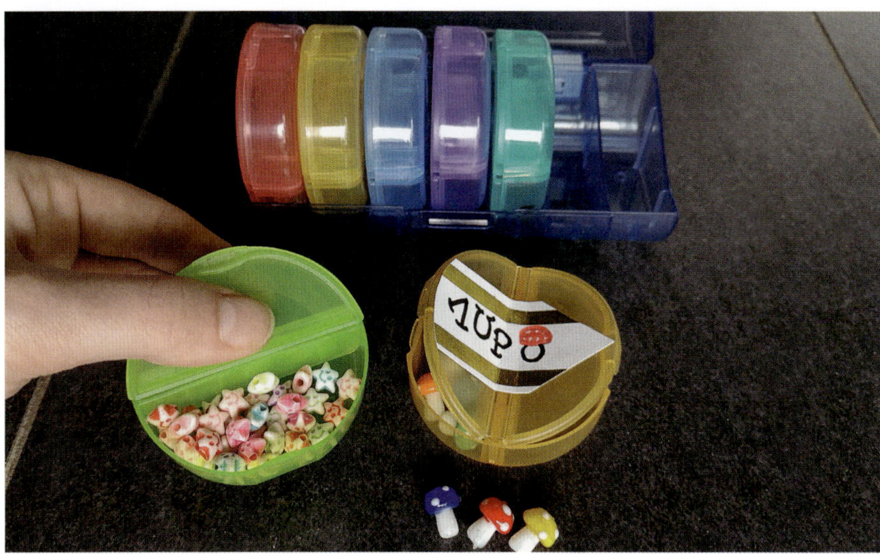

5.8 Farbpaletten

Farbpaletten gibt es überall, wo man Farbe zum Streichen erwerben kann, z. B. im Baumarkt. Sie zeigen unterschiedlich intensive Nuancen einer Grundfarbe. Einige Farbkarten haben sogar fantasievolle Namen wie „Stille der Berge“ oder „Sonnengelbe Rebellin“. Auch im Schreibwarenbereich gibt es Muster aus farbigen Pappkarten in Fächerform, die sich kreativ einsetzen lassen.

Go oder no go? Abstufungen im Sozialverhalten sichtbar machen

Karten mit zumeist fünf bis sieben Nuancen eines Farbtons kann man gut benutzen, wenn es um die Abstufung verschiedener zwischenmenschlicher Verhaltensweisen geht. Je nach Themengebiet lassen sich die Streifen auch zerschneiden, kürzen oder halbieren. Hier einige Vorschläge:

Angemessenheit im Sozialverhalten

Die 16-jährige Celine erhielt immer wieder negative Rückmeldungen zu ihrer Figur von ihrer Mutter, die selbst sehr mit ihrem Körper beschäftigt war. Dementsprechend reagierte Celine äußerst sensibel, wenn Freundinnen ebenfalls etwas über ihr Äußeres sagten oder auf ihre Klagen bezüglich einer Gewichtszunahme reagierten. Sie setzte es sich daher zum Ziel, für sie schädliche Rückmeldungen zu erkennen, und der anderen Person freundlich, aber bestimmt ihre Grenze zu zeigen. So beschriftete sie zu verschiedenen Bereichen (Figur, Kleidung, Essverhalten, Sport, Make-up) die Farbfelder verschiedener Paletten mit Aussagen, abgestuft nach dem Grad der empfundenen Grenzverletzung. Im Alltag konnte sie sich auf diese Weise gut an ihre Grenzen erinnern.

Hier zum Beispiel die Karte „Figur“:

Das kann ich gut hören: „Du siehst gesund aus und strahlst. Aber wenn du dich damit unwohl fühlst, gibt es gesunde Möglichkeiten, etwas abzunehmen.“

Ist auch noch in Ordnung: „Du bist okay so wie du bist.“

Fühle mich nicht richtig verstanden: „Wenn du etwas weitere Kleidung trägst, kannst du es doch kaschieren.“

Finde ich übergriffig: „Willst du dieses enge Oberteil wirklich so tragen?“

Das ist mir viel zu viel: „Du solltest wirklich ein paar Pfund abnehmen!“

Grenzüberschreitungen bei Annäherungsversuchen

Die Mehrheit der Frauen sieht sich irgendwann in ihrem Leben Grenzüberschreitungen des anderen Geschlechts ausgesetzt. Dabei besteht die Problematik darin, dass viele dieser Verhaltensweisen mehrdeutig sind, und zahlreiche Frauen daher dazu neigen, sie zu entschuldigen („Er hat es sicher nicht so gemeint!“). Häufig schweigen sie auch, aus Sorge, etwas falsch verstanden zu haben und dann bloßgestellt zu werden. Dieses Thema lässt sich gut im Einzelsetting oder in einer Gruppe mit Jugendlichen aufgreifen. Zunächst kann man gemeinsam Verhaltensweisen sammeln, bevor jede für sich auf einer Farbpalette einschätzt, für wie übergriffig sie etwas hält. Beispiele für solche Verhaltensweisen können sein: Häufig das Gespräch suchen, private Fragen stellen, langer Blickkontakt, in den körperlichen Nahbereich kommen, über die Schulter streicheln, ...

Als Nächstes kann geschaut werden, wo die persönliche Grenze überschritten ist. Und schließlich können Reaktionen auf die jeweiligen Verhaltensweisen besprochen und im Rollenspiel erprobt werden.

Treue in der Partnerschaft

Auch bei partnerschaftlichen Themen kann es um das (unterschiedliche) Erleben von Grenzen gehen. Insbesondere bei der Definition von Treue können Partner ganz unterschiedliche Einschätzungen haben. Um einen gemeinsamen Weg zu finden, sollten sich beide Partner der Haltung des anderen und der damit verbundenen Gefühle bewusst sein. Zunächst können Verhaltensweisen gesammelt werden, die sich zwischen den Polen „Treue" und „Untreue" bewegen. Beispiele hierfür sind: Sich nett mit jemandem unterhalten, flirten, ohne das Wissen des Partners texten, jemanden küssen, ... Danach nehmen beide eine Abstufung mittels der Farbkarten vor und markieren die Grenze, ab wann sie etwas als Untreue bewerten würden. Ein daran anschließendes Gespräch kann Gemeinsamkeiten und Unterschiede aufgreifen, um im Idealfall einen Weg zu finden, der für beide Partner akzeptabel ist.

Freundschaft und distanzloses Verhalten

Diese Variante eignet sich für Patienten, deren Schwierigkeiten in der Regulation von Nähe und Distanz schon so manche Freundschaft verhindert hat. Insbesondere bei Menschen mit kognitiven Einschränkungen kann es passieren, dass sie in der Wahrnehmung ihres Gegenübers zu aufdringlich beim Kontaktaufbau sind, indem sie z. B. schon im ersten Kontakt die Telefonnummern austauschen wollen und dann beinahe täglich Nachrichten senden. Oft steckt dahinter schlicht die Freude darüber, jemanden gefunden zu haben, der sich für die eigene Person interessiert. Gleichzeitig kann kaum erkannt werden, wenn jemand keinen Kontakt wünscht, indem Aussagen wie „Ich habe keine Zeit" schlicht wörtlich verstanden werden.

So unternahm der 19-jährige Jannis immer wieder erfolglose Versuche, über seinen Sportverein Kontakte aufzubauen. Seine Therapeutin besprach daher mit ihm, dass Freundschaften nur langsam entstehen können und von beiden Seiten gleichermaßen ausgehen müssen. Gemeinsam erarbeiteten sie auf einer Farbkarte Abstufungen im Kontaktaufbau: Jemanden öfter grüßen – Sich öfter nett unterhalten – Nach der Telefonnummer fragen – Sich *gegenseitig* öfter anschreiben – Nach einer Verabredung fragen. Bei jedem neuen Kontakt ging es nun darum, dass Jannis vor dem nächsten Schritt zusammen mit seiner Therapeutin überprüfte, ob dieser schon dran sein könnte. Hat die andere Person auch von sich aus gegrüßt? Hat sie selbst auch das Gespräch gesucht? Die aktuelle Stufe wurde dabei mit einer Büroklammer markiert.

Natürlich ist das menschliche Miteinander weit komplexer als es auf einer Farbkarte greifbar gemacht werden kann. Diese Form der Abstufung kann jedoch einen groben Orientierungsrahmen bieten und so die Selbstwirksamkeit steigern – am besten in Kombination mit der Unterstützung einer vertrauten Person, die im Zweifelsfall eine Rückmeldung gibt, ob der nächste Schritt gegangen werden kann.

Gefühle abschwächen: Calm-down-Minibücher

In der Therapie stehen nicht selten starke Gefühle im Vordergrund, die die betreffende Person am liebsten loswerden würde. Zunächst einmal geht es darum, das Gefühl zu verstehen und anzunehmen. Erst im nächsten Schritt kann dann überprüft werden, ob es möglicherweise zu stark ist oder sein Handlungsimpuls zu Folgeproblemen (z. B. Selbstschädigung, ungerechtfertigte Verärgerung anderer Personen) führen könnte. In diesem Fall können drei Skills (Bohus & Wolf-Arehult, 2018) helfen, das Gefühl abzuschwächen: Entgegengesetztes Handeln, entgegengesetztes Denken und entgegengesetzte Körperhaltung. Für jedes spezifische Gefühl, das eine Patientin belastet, kann ein Minibuch mit diesen drei Beruhigungsstrategien erstellt werden. Dabei wird je eine Karte für Handeln, Denken und die Körperhaltung verwendet.

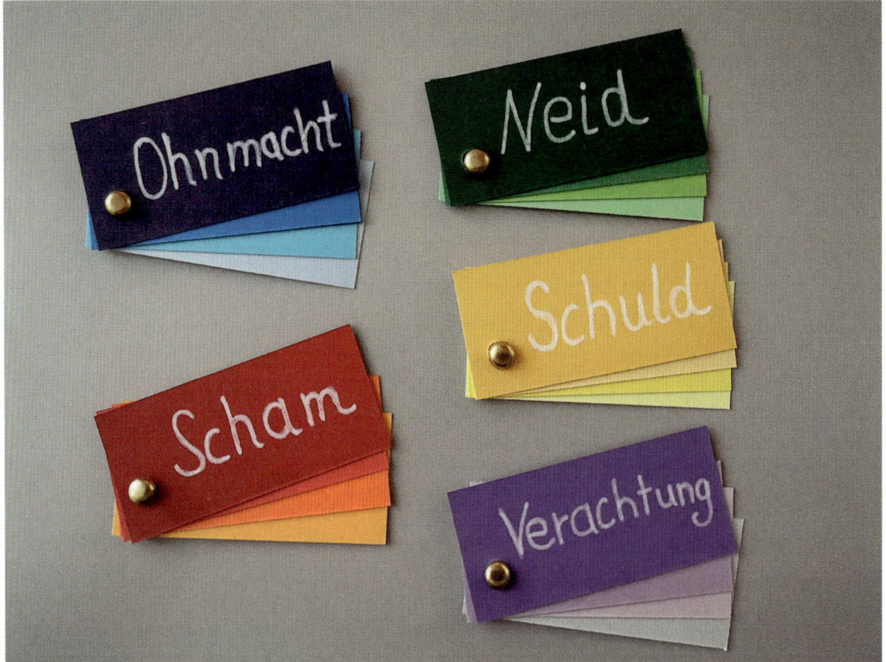

Hier einige Beispiele:

Scham: Mich zeigen – An meine Stärken denken – Aufrechte Haltung und Blickkontakt

Schuld: Mir etwas Gutes tun – Überlegen, ob ich wirklich Einfluss hatte – Kopf heben, Gesichtsmuskeln entspannen

Neid: Dem anderen ein Kompliment machen – An meine eigenen positiven Eigenschaften denken – Lächeln

Verachtung der eigenen Person: Sorgsam mit mir sein – An meine guten Eigenschaften denken – Ruhig atmen, Gesicht entspannen, lächeln

Ohnmacht: In der Situation bleiben – Mich fragen, ob ich wirklich nichts tun kann – Aufrichten, Fäuste ballen

5.9 Nähset

Ein Nähset kann man eigentlich immer gebrauchen, und viele Kollegen haben sowieso immer eins in ihrer Praxis, weil sie im zum Teil wilden Alltag mit Kindern schon damit rechnen, dass mal eine Naht reißt oder ein Knopf den Weg des geringsten Widerstands geht. Aber auch wer keines zur Hand hat, kann günstige, kleine Sets schon für deutlich unter 10 Euro bekommen. In diesen findet man dann verschiedenfarbige Garne, Nähnadeln, Stecknadeln, eine kleine Schere, ein Maßband, einen Fingerhut, oft sogar Knöpfe. Bei so vielen Kleinigkeiten drängt es sich fast auf, diese auch für Therapie einzusetzen.

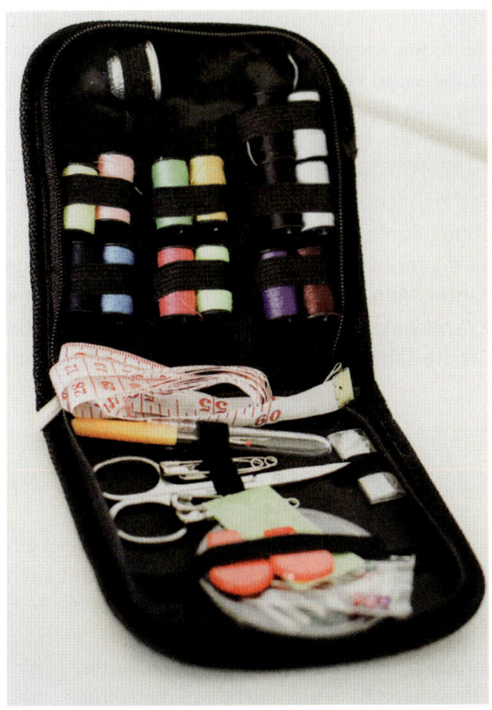

Einsatzmöglichkeiten

Etwas zu reparieren kann auch schmerzhaft sein – auf Nebenwirkungen vorbereiten

Von Medikamenten kennt man es schon lange: „Bei Risiken oder Nebenwirkungen fragen Sie Ihren Arzt oder Apotheker." Doch wie sieht es in einer Psychotherapie aus? Auch diese kann mit Nebenwirkungen verbunden sein. Eltern, die ihrem sozial ängstlichen Kind helfen wollen, beschweren sich nach ein paar Monaten Therapie, dass es auf einmal so aufmüpfig und wild sei. Eine Patientin mit einer posttraumatischen Belastungsstörung muss sich bewusst in sensu ihrem schlimmen Erlebnis stellen, um den ungewollten Intrusionen schließlich zu entkommen, was zu einer deutlichen Belastung während dieser Therapiesituationen führen kann. Oder aber die Symptomatik eines Kindes hat die eigentlich zerstrittenen Eltern wieder vereint, und mit zunehmendem Therapieerfolg treten deren eigene Konflikte wieder stärker in Erscheinung.

Diese und viele weitere Erfahrungen in der Therapie können Patienten und Bezugspersonen frustrieren oder schon bei der Aufklärung über Behandlung und mögliche Nebenwirkungen in ihrer Entscheidung für eine Psychotherapie zweifeln lassen. Dennoch ist es wichtig, mögliche Schwierigkeiten vorwegzunehmen, um im Zweifelsfall einen gemeinsamen Umgang damit zu finden.

Um dieses Thema anschaulich ins Gespräch zu bringen, kann man sein Nähset zur Hand nehmen und so tun, als bereitete man sich gerade vor, etwas zu nähen. Man kann dazu gut erläutern, dass ein Problem ähnlich sei, wie ein kaputter Mantel im Winter. Entweder man geht gar nicht mehr nach draußen und verpasst daher vieles oder die Kälte bereitet einem starkes Unbehagen. Wenn man den Mantel mit Nadel und Garn nähen will, ist das erst einmal eine filigrane Arbeit, die Geduld erfordert. Durch den dicken Stoff kann es schwerfallen, die Nadel hindurchzustechen, sodass die Finger schmerzen können. Und sicherlich passiert es ab und zu, dass man sich in den Finger pikst und es weh tut. Aber dies passiert mit etwas Übung immer seltener und selbst, wenn die Finger kurzzeitig sehr weh tun sollten, geht dieser Schmerz deutlich schneller vorbei als ein langer Winter mit einem kaputten Mantel. Man hat also die Wahl, nichts zu tun und langfristig zu leiden (durch Vermeidung / „Verpassen" oder unfreiwillige Konfrontation mit der Kälte bzw. dem Problem) oder kurz die Zähne zusammenzubeißen und sich dem Schmerz zu stellen.

Die Therapie als Fingerhut – Mit Hilfe geht es leichter

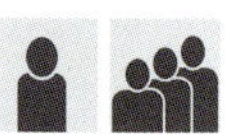

Ab und zu kommt es vor, dass eher unmotivierte jugendliche Patienten nach einer guten Psychoedukation oder eigener Recherche feststellen: Das kann ich doch aber auch alleine machen. Ich brauche keine Therapie. Das ist nur anstrengend und raubt mir Zeit.

Wie in der vorherigen Intervention beschrieben, kann therapeutisches Vorgehen durchaus schmerzhaft und leidvoll sein – die Bedenken sind also nicht von der Hand zu weisen. Um nicht in einen dreistündigen Monolog über die Komplexität einer guten Psychotherapie verfallen zu müssen, konzentriert man sich einfach auf diesen Aspekt. Alles, was man hierfür benötigt sind Nadel, Faden, zwei Teile möglichst dicken Stoffs und einen Fingerhut. Nun bittet man den Patienten, beide Stoffteile aneinanderzunähen (wahlweise kann man auch einen Knopf annähen lassen). Das sollte ihm gelingen – es kommt dabei nicht auf eine besonders schöne Naht an. Das Durchstechen des dicken Stoffs wird ihm aber vermutlich Probleme bereiten. Hier kommt der Fingerhut ins Spiel: Mit seinen vielen kleinen Einkerbungen bietet er genügend Halt für den Kopf der Nadel, sodass man diese nicht mit bloßen Fingern durch den Stoff schieben muss. Nachdem man beide Varianten hat ausprobieren lassen, kann man erläutern, dass beide Wege zum Ziel führen, aber der Patient hat sicher gemerkt, dass der zweite deutlich leichter war. Beide Wege sind in Ordnung, und es liegt an ihm, ob er mit oder ohne Unterstützung zum Ziel kommen möchte. Je nach Situation (und Vorrat an Fingerhüten) bietet es sich an dieser Stelle an, den Fingerhut mitzugeben, und zu vereinbaren, dass der Patient sich gerne melden kann, wenn er von der therapeutischen Unterstützung Gebrauch machen möchte.

„Zwei Schritte vor, einer zurück“ – Warum Rückschritte und Wiederholungen kein Beinbruch sind

Jede Therapie gerät mal ins Stocken, da es Zeit und Übung braucht, um Therapieerfolge zu stabilisieren. Und immer wieder gibt es auch äußere Einflüsse oder schwierige Lebensphasen, in denen Rückschritte nicht ungewöhnlich sind.

Um dies anschaulich zu erklären, kann man zwei Stoffstücke mit Nadel und Faden verbinden.

„Wenn du willst, dass diese zwei Stoffstücke gut zusammenhalten, kannst du versuchen den schnellsten Weg zu nehmen und probierst es mit einem Heftstich – bei dem geht es nur geradeaus. Also, als wenn wir sagen: Ich bin doch jetzt schon einmal Straßenbahn gefahren, jetzt reicht es auch.“

Die Therapeutin zeigt zuerst den Heftstich und zieht dann vorsichtig an beiden Stoffteilen, wobei sich sofort Lücken zwischen den Stoffen bilden.

„Er hält aber auch nur mäßig gut, wenn doch einmal etwas an deinem Stoff ziehen sollte. Wenn du deine Stoffstücke wirklich fest verbinden willst, dann nutzt du lieber einen Rückstich. Zwei Schritte vor, einen zurück. So, als würden wir sagen, wir fahren heute Bahn und dann gehen wir nächste Woche wieder zu der gleichen Stelle zurück und machen es nochmal. Und die Woche darauf noch einmal. Das ist zwar langweiliger und anstrengender, aber das Ergebnis ist viel zuverlässiger.“

Nachdem die Therapeutin die Stoffe mit dem Rückstich verbunden hat, zieht sie daran und man sieht keine Lücken zwischen den Stoffstücken.

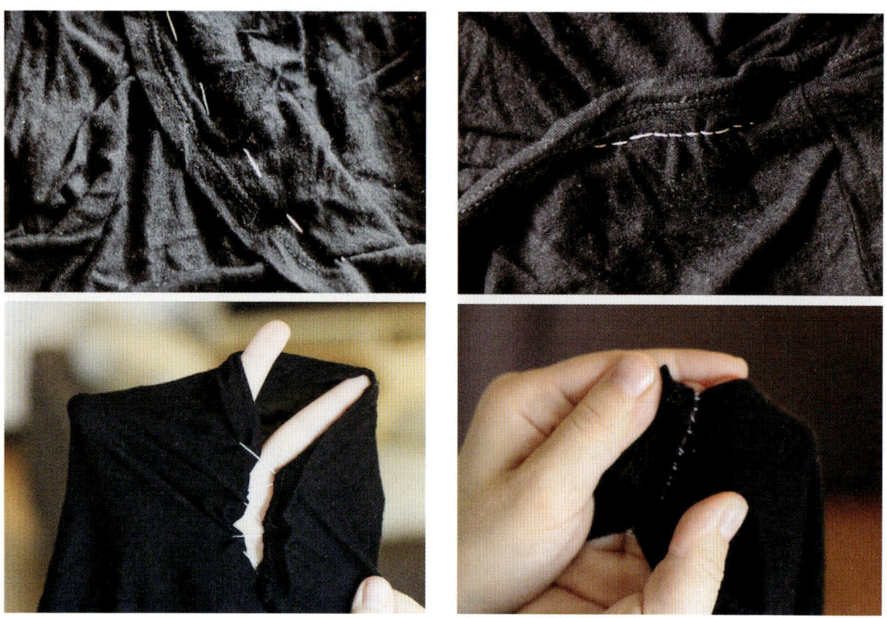

Heftstich vs. Rückstich

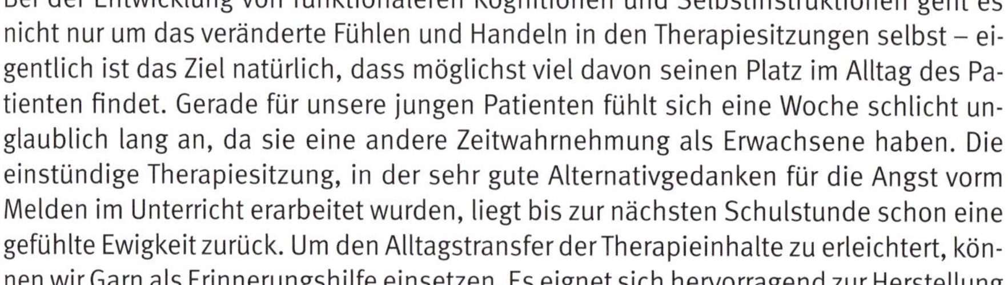

Erinner-mich-Garn – Ein Erinnerungs-Armband basteln

Bei der Entwicklung von funktionaleren Kognitionen und Selbstinstruktionen geht es nicht nur um das veränderte Fühlen und Handeln in den Therapiesitzungen selbst – eigentlich ist das Ziel natürlich, dass möglichst viel davon seinen Platz im Alltag des Patienten findet. Gerade für unsere jungen Patienten fühlt sich eine Woche schlicht unglaublich lang an, da sie eine andere Zeitwahrnehmung als Erwachsene haben. Die einstündige Therapiesitzung, in der sehr gute Alternativgedanken für die Angst vorm Melden im Unterricht erarbeitet wurden, liegt bis zur nächsten Schulstunde schon eine gefühlte Ewigkeit zurück. Um den Alltagstransfer der Therapieinhalte zu erleichtert, können wir Garn als Erinnerungshilfe einsetzen. Es eignet sich hervorragend zur Herstellung kleiner Armbänder, die dem Patienten oft automatisch in den Blick und in die Hände geraten.

Um beispielweise drei wichtige Themen, Selbstinstruktionen oder Alternativgedanken in Erinnerung zu behalten, kann man mit dem Patienten aus festem Stickgarn ein Armband mit drei verschiedenen Farben flechten. Gemeinsam sucht man für jedes der Themen eine Farbe aus. So könnte das rosa Garn für den Alternativgedanken stehen: „Ich kann nicht wissen, ob derjenige jetzt etwas Schlechtes über mich denkt, aber vermutlich denkt er sich gar nichts.“

Durch die konkrete Farbzuordnung festigen sich die zu erinnernden Themen noch deutlicher, da ein zusätzliches Sinnesorgan eingesetzt wird. Wenn man beim Flechten des Armbands noch wiederholt erwähnt, wofür die einzelnen Farben stehen, wird die Thematik noch vertiefter verarbeitet. Dieses Erinner-mich-Garn kann der Patient nun so lange um das Handgelenk tragen und bei Bedarf berühren, bis er selbst den Eindruck hat, dass die passenden Gedanken nun automatisch kommen.

Bei Patienten, die ungern Armbänder tragen, kann man zum Flechten auch dünnes Nähgarn benutzen, welches am Arm kaum mehr zu sehen ist oder an einer Gürtelschlaufe der Hose befestigt werden kann. Durch die Wiederholung beim Basteln ist der Erinnerungseffekt trotzdem noch da, wenn auch weniger aufdringlich als bei dem Armband aus Stickgarn.

Statt etwas zuzunähen, einen Knopf nutzen – Alles-oder-Nichts-Denken infrage stellen

Nicht selten passiert es, dass Patienten eine bestimmte Eigenschaft, ein bestimmtes Verhalten oder ein Gefühl als problematisch ansehen und diese/s dann durch die Therapie komplett verlieren möchten. Das Therapieziel „Ich will nie wieder jemanden anschreien", ist zwar sehr ambitioniert, jedoch weder realistisch noch sinnvoll.

Der Ansicht, dass ein Verhalten an sich grundsätzlich schlecht ist, kann durch Psychoedukation entgegengewirkt werden – es gibt z. B. Situationen, in denen es gut ist, wenn man schreien kann. Allerdings wäre es hilfreich, wenn man übt, sein Verhalten zu kontrollieren. Dies kann man durch die Verwendung von Nadel und Faden sowie einem Knopf symbolisieren. Man bittet den Patienten, sich vorzustellen, er habe eine Jacke, die ständig aufgeht, sodass ihm immer wieder kalt wird. Nun könnte er beschließen, sie mit Nadel und Faden zuzunähen, um nicht mehr frieren zu müssen. Das wäre allerdings sehr unpraktisch, wenn man die Jacke an- und ausziehen müsste. Alternativ könnte man Knöpfe vorne an die Jacke nähen – so ist die Jacke fest verschlossen, wenn man es will, sie lässt sich aber öffnen, wenn man es braucht. Ähnlich verhält es sich auch mit unseren Gefühlen: Versuchen wir, sie zu unterdrücken, sind wir wie „zugenäht". Das kann in manchen Momenten sinnvoll sein. So könnte man dann aber auch nicht mehr schreien, wenn man sich verteidigen muss oder um Hilfe rufen will. Der Patient kann nun die Gegenstände in Ruhe betrachten und selbst entscheiden, ob er „Team Nadel und Faden" oder „Team Knopf" sein möchte.

Therapeutische Teilziele können in der Folge sehr schön durch gesammelte Knöpfe symbolisiert werden.

5.10 Wäscheklammern

Handelsübliche Wäscheklammern gibt es in zahlreichen Ausführungen aus Holz und Plastik. Zu Dekorationszwecken gibt es sie auch in der Miniaturvariante zu erwerben. Sie sind hervorragende Helfer, wenn es darum geht, Handlungsanweisungen, Kraftsätze, Therapieziele und andere Dinge anzuheften. Und mit ein bisschen Fantasie (und Wackelaugen) lassen sie sich zu gefährlichen Tieren wie Krokodilen und Drachen verwandeln und in die eine oder andere Geschichte einbauen. Weitere Impulse für den Einsatz in der Psychotherapie und Beratung gibt es im Folgenden.

Gute Berührungen und schlechte Berührungen – Ohne Worte Zugang zum eigenen Körpererleben finden

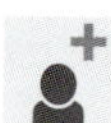

Manchmal fehlen Kindern schlichtweg die Worte, wenn es um den eigenen Körper geht. Gefühle von Scham oder Peinlichkeit treten dabei nicht selten auf. Die Wäscheklammern können unterstützend eingesetzt werden, um einen positiven Zugang zum eigenen Körper herzustellen und sich auch ohne Worte verständlich zu machen.

Beispielsweise können sie an die Kleidung geklemmt werden, um zu verorten, wo etwas körperlich gespürt wird oder erlebt wurde. So lernt ein Kind, in den eigenen Körper hineinzuhorchen, Zustände wahrzunehmen und einzuordnen, ohne sie schon verbalisieren zu müssen oder das korrekte Wort für diese Stelle kennen zu müssen. Schließlich gibt es auch besonders schwierige Begriffe wie „Schlüsselbein", „Hüftknochen" oder „Schulterblatt". Zudem werden persönliche Grenzen respektiert, vor allem, wenn die Klammer in der Gegend von schambehafteten Körperstellen angeheftet wird.

Falls es inhaltlich um körperliche Übergriffe geht, kann es auch sinnvoll sein, als Distanzierungshilfe eine Puppe oder einen Teddy anzubieten, an die die Klammern geklemmt werden können. Genauso gut können sich Therapeutinnen mit ihren Patienten so an die Frage herantasten, an welchen Körperstellen Berührungen willkommen sind (und von wem). Selbst in der Paartherapie mit Erwachsenen kann es Gesprächsblockaden überbrücken, wenn beide Beteiligten ihre Lieblingszonen an einer Puppe oder Pappfigur mit Klammern markieren. Nonverbal können manchmal tiefliegende, vielleicht geheime, Wünsche etwas leichter kommuniziert werden.

Post für mich – Mini-Affirmationen im Alltag verankern

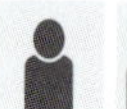

Wenn lange Zeiten der innere Kritiker das Zepter in der Hand hatte und Sätze wie „Das schaffst du sowieso nicht" oder „Du bist nichts wert" geflüstert hat, mussten Selbstwert

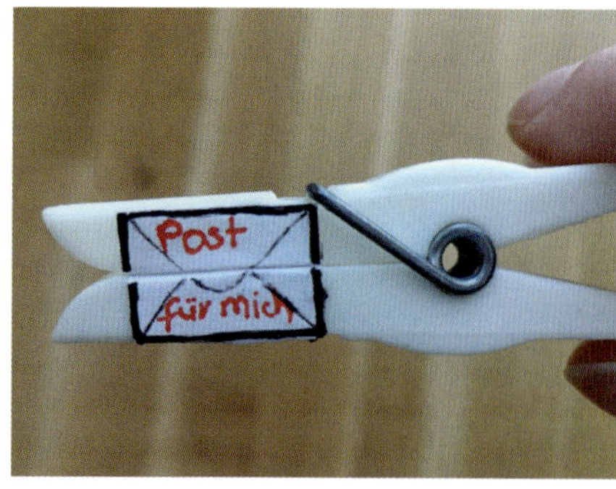

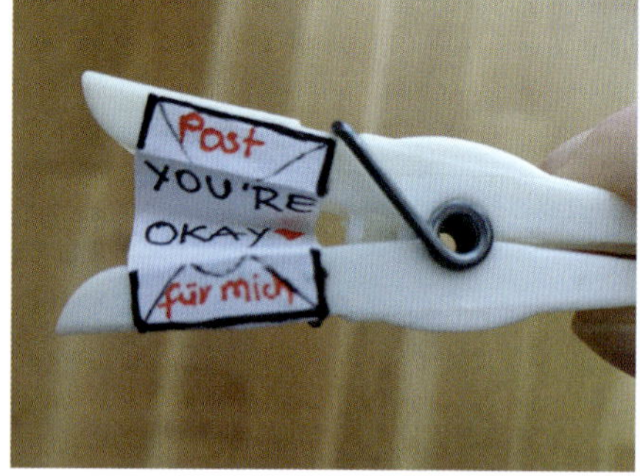

und Zuversicht ganz schön zurückstecken. Ein Einstieg in die Etablierung von positiven Affirmationen kann dann über Wäscheklammern erfolgen, mit deren Hilfe kleine Botschaften an sich selbst in den Alltag integriert werden können. Diese werden auf einen Zettel geschrieben, der in das Innere der Klammer geklebt wird (s. Foto S. 150).

Hier ein paar Vorschläge von uns:

Weiter so!	Nicht morgen, heute!	Ich muss gar nix!
Go for it!	Keep smiling!	Mir egal!
Ich bin wichtig!	You look fine!	Leider geil!
Jetzt komm ich!	Einzig, nicht artig!	Ich schaff das!
Keep cool!	Tief durchatmen!	You did it!
Love yourself!	Leben ist jetzt!	Dich gibt's nur einmal!

Nun sucht man sich für jede Nachricht einen Platz aus, an dem die Klammer befestigt werden kann. Ideal sind Orte, an denen man unwillkürlich vorbeikommt: der Badezimmerspiegel, ein Garderobenhaken, das oberste T-Shirt im Kleiderschrank oder der Rand der Turnschuhe. Bei jedem Auffinden einer Klammer-Botschaft wird diese abgenommen und an einem neuen Platz befestigt. Auf diese Art und Weise beschäftigt man sich mehrmals am Tag mit den Mini-Affirmationen und verschafft ihnen durch das Bewegen im Raum einen Platz in den verschiedenen Lebensbereichen.

Schön ist diese Übung auch, wenn alle Klammern äußerlich gleich aussehen, sodass es jedes Mal eine Überraschung ist, welche Nachricht diesmal auf einen wartet. Lieblingsbotschaften können natürlich auch in die Handtasche oder das Innere der Jacke geheftet werden, wenn man das Haus verlässt.

Erinnerungen sortieren – Heiße und kalte Erinnerungen in der Traumatherapie

In der Traumatherapie wird häufig ein Erinnerungsnetzwerk mit „heißen“ und „kalten“ Gedächtnisinhalten erarbeitet. Kalte Inhalte umfassen dabei Rahmenbedingungen und kohärente Erinnerungen, die der Reihe nach erzählt werden können. Heiße Inhalte hingegen repräsentieren die traumatisch verarbeiteten Gedächtnisinhalte auf sensorischer, kognitiver, emotionaler und physiologischer Ebene, die fragmentiert abgespeichert und noch nicht ins episodische Gedächtnis integriert wurden. Das kann zu für die Betroffenen noch nicht kontrollierbaren Intrusionen durch Auslösereize führen und sie in einen starken Erregungszustand und große Verzweiflung versetzen, die wiederum Vermeidung und das Erleben von Ohnmacht auslösen können.

Ziel der Traumatherapie ist es nun, diese heißen Erinnerungen in einen Gesamtzusammenhang zu integrieren, sie in ein Gesamtnarrativ zu überführen, zu versprachlichen und sie damit „erkalten“ zu lassen. Dies erhöht das Kontrollerleben der Betroffenen, stärkt die Selbstwirksamkeit und die Reorganisation im Leben. Sie spüren kognitiv und emotional: es ist vorbei, das war dort und damals, nicht hier und heute.

Statt das Netzwerk nun einfach nur aufzuzeichnen, kann man es mithilfe von Wäscheklammern, einer Wäscheleine und Karten bzw. Zetteln im Raum visualisieren. Es bleibt so in seiner Gestaltung flexibel und es ist möglich, sich selbst zu den Inhalten zu positionieren, sie in den Blick zu nehmen, sie mit Abstand zu betrachten, usw. Das aktive in-die-Hand-Nehmen und Ordnen bewirkt auch durch die körperliche Aktivierung eine Überwindung der Erstarrung, eine Erfahrung der Neugestaltung der eigenen Biografie. Blaue Klammern können hierbei dazu dienen, die kalten Gedächtnisinhalte zu sammeln. Dies sind meist die Ereignisse vor und nach dem traumatischen Erlebnis, sodass sie auf einer gespannten Wäscheleine eine Art Rahmen bilden, in dessen Mitte dann die heißen Erinnerungen mit roten Klammern befestigt werden können. Diese werden zunächst unsortiert (analog zu dem Furchtnetzwerk) und ohne zeitliche Reihenfolge sein; vielleicht hängt auch die eine oder andere Karte an einzelnen anderen Karten, weil Erinnerungen miteinander verbunden sind. Das gemeinsame Ordnen und die Zeugenschaft der Therapeutin können sich auch positiv auf die therapeutische Beziehung auswirken. So, wie die Erinnerungen in Raum und Zeit verortet werden, erfährt die Beziehung in der Gegenwart eine ruhige Stärkung, von der Isolation während des traumatischen Erlebens hin zu Verbindung und Lösung.

Die erste Bestandsaufnahme zu Beginn der Therapie kann zu späteren Zeitpunkten, nachdem schon traumakonfrontativ und integrierend gearbeitet wurde, wieder hervorgeholt werden, um nach Veränderungen zu schauen. Gibt es nun mehr und mehr ein kohärentes Narrativ? Können damit einzelne Karten nun mit blauen Klammern aufgehängt werden, weil ihr Inhalt inzwischen gut verarbeitet wurde? Es ist auch möglich, dass das traumatische Ereignis am Ende der Therapie aus einem Stapel Karten besteht, die zusammen mit einer blauen Klammer aufgehängt werden können. So kann symbolisiert werden, dass es sich um das Gesamtbild einer vergangenen Erinnerung handelt, die nicht mehr so einen großen Raum im Alltag einnimmt wie vor der Therapie. Es wird deutlich: es ist vorbei.

Kapitel 6: Besondere Gegenstände und Gadgets

6.1 Matrjoschkas

Matrjoschkas sind ein russisches Kinderspielzeug, welches im 19. Jahrhundert erfunden wurde. Es handelt sich um nahezu eiförmige Puppen aus Holz, die sich ineinanderstecken lassen, von der kleinsten bis zur größten Puppe. Sie sind zumeist kunstvoll bemalt und stellen in der klassischen Variante eine bäuerliche Frau dar. Mittlerweile gibt es zahlreiche Varianten auch von Männern und Tieren oder in satirischer Form, zum Beispiel von Politikern. Die kleinen Holzpuppen sind zudem als Rohlinge (etwa zehn Euro für fünf Teile) erhältlich, die sich individuell bemalen lassen. Eine wiederverwendbare Variante lässt sich mit Tafelfarbe aus dem Bastelbedarf herstellen: Die graphitgrauen Puppen lassen sich so mit Kreide oder speziellen Tafelstiften immer wieder neu bemalen.

Als Malstil bietet sich der sogenannte Kawaiistil (japanisch für „süß", „niedlich") gut an: Er ist einfach zu erlernen, lässt auch grobe Zeichnungen zu und ist bei Kindern und Jugendlichen außerordentlich beliebt. Alternativ lassen sich je nach Thema auch Pappschachteln nutzen, die es ineinander gestapelt zu kaufen gibt. Wer Glück hat, findet sogar eine Matrjoschka-Variante aus Pappe zum selbst bemalen (zum Beispiel mit Monstern).

Vorsicht: Tafelstifte auf Wasserbasis haben zwar leuchtende Farben und eine feinere Spitze als Kreidestücke, sie lassen sich aber häufig nicht rückstandslos entfernen. Daher empfehlen wir, die Farben vorher zu testen oder alternativ Buntstifte zu nutzen, die speziell für Tafeln und dunkle Untergründe hergestellt wurden.

Einsatzmöglichkeiten

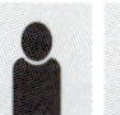 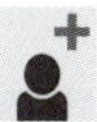

Persönlichkeitsanteile symbolisieren

Wer gerne mit schematherapeutischen Elementen arbeitet, kann die Matrjoschkas für die einzelnen Teile einer Persönlichkeit einsetzen. Die Größe kann dabei verschieden reife Anteile symbolisieren, wenn ein Patient sich zum Beispiel sehr erwachsen, aber auch immer wieder regressiv zeigt. Das Umhüllen einer Puppe mit einer größeren kann dabei als Annehmen und Integration des Anteils gedeutet werden, nicht etwa im Sinne von „Verschlucken" oder „Wegmachen". So konnte der 16-jährige geistig behinderte Elias, der immer wieder in kindliche Verweigerung verfiel und sich nichts mehr zutraute, seinen kindlichen Anteil akzeptieren, ohne diesen alles bestimmen zu lassen. Er durfte selbst entscheiden, wann er anderen den kleinen Elias zeigen und Hilfe einfordern wollte, und wann er Dinge mit einer zuvor erarbeiteten Hilfestellung (z. B. einem Bild von seiner gepackten Schultasche) selbst in die Hand nehmen wollte. Der Einsatz der Matrjoschka machte ihm deutlich: „Der kleine Elias darf da sein und er bekommt Hilfe, wenn er sie wirklich benötigt." Dies stand ganz im Gegensatz zum vorherigen Machtkampf, bei dem die Mutter immer wieder versuchte, an seine Vernunft zu appellieren und sich nicht weiter mit dem hilflosen Kind in ihm beschäftigte.

Es ist auch möglich, mit den verschiedenen Gesichtern eines Menschen, unabhängig von der Reife, zu arbeiten. Ein Beispiel für die gestalterische Umsetzung ist der sprichwörtliche „Wolf im Schafspelz", der bei so manchem auch zum „Schaf im Wolfspelz" umgedeutet werden könnte.

Einen Angstauslöser kleiner werden lassen

 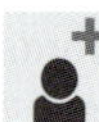

Bei objektbezogenen Phobien erscheinen vor allem kleineren Kindern die angstauslösenden Objekte manchmal riesengroß. Das wird auch im Kinderbuch „Selina, Pumpernickel und die Katze Flora" (Bohdal, 2014) aufgegriffen: Die Katze Flora wird so bedrohlich groß, dass sie mit ihren Schnurrbarthaaren die Dächer der Häuser streift. Als sie schließlich besiegt wird, schrumpft sie wieder auf ihre Ursprungsgröße. Passend zur Geschichte kann mit dem Matrjoschka-Prinzip gearbeitet werden: Ein gefährlich erscheinender Hund wird immer kleiner, indem die Hüllen abgenommen werden. Ein Monster als Symbol für die Ängste vor dem Schlafengehen schrumpft langsam mit jedem Therapieerfolg (hier eignet sich die Variante mit Tafelfarbe und neonfarbenen Stiften besonders). Ebenso können die Puppen stellvertretend für die Angsthierarchie genutzt werden, wobei der kleinste Angstauslöser vom nächstgrößeren „verschluckt" wird, nachdem er bearbeitet wurde. Wenn mit Pappschachteln gearbeitet wird, können die Deckel jeweils mit einem Bild der Angstauslöser beklebt werden.

Psychoedukation zu Körperreaktionen bei Stress und starken Emotionen

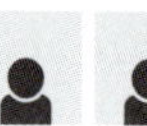 

Starke Emotionen wie Angst und Wut sowie Stress im Allgemeinem verursachen bei den meisten von uns deutlich spürbare Körperreaktionen. So können die einzelnen Puppen einer Matrjoschka wie folgt bemalt und dazu erläutert werden:

Körperteil	Symptome
Haut bzw. äußerer Körper	Schwitzen oder Frösteln Gänsehaut Erröten bzw. vor Wut rot anlaufen Geweitete Pupillen
Muskeln	Verspannte Nackenmuskulatur Stärker durchblutete, angespannte Muskulatur in den Armen und Beinen
Autonomes Nervensystem	Eingeschränktes Denkvermögen Fokussierte Wahrnehmung Verringertes Schmerzempfinden

Körperteil	Symptome
Innere Organe	Schnellerer Herzschlag Schnellere und flachere Atmung Verlangsamte Magenaktivität Stärkere Darmaktivität bis hin zu Durchfall Nebenniere produziert Stresshormone

Die einzelnen Körperbereiche können durch das „Auspacken“ der Matrjoschkas nach und nach gemeinsam entdeckt werden. Beispielsweise kann erraten werden, was als Nächstes kommt oder welche Symptome wohl im jeweiligen Bereich auftreten. Wer möchte, kann der Vollständigkeit halber auch ein Skelett aufmalen, auch wenn dieses bei der Erläuterung der Stressreaktion keine Rolle spielt. Auch denkbar ist die symbolische Bemalung der kleinsten Puppe als Herz, sozusagen dem „Kern“ des Menschen.

Harte Schale, weicher Kern: Das verletzliche Innere

Mit Jugendlichen können die Matrjoschkas genutzt werden, um Verletzungen, Geheimnisse, belastende Lebensereignisse oder Schwächen zu symbolisieren, die sie lieber vor anderen verstecken. Je weiter man zum „Kern“ hervordringt, desto privater oder schützenswerter sind die Themen. Hier kann auch mit Symbolen gearbeitet werden, wenn eine Patientin noch nicht in der Lage ist, über Erlebnisse zu sprechen. Es ist ebenso möglich, dass über die Puppen symbolisiert wird, wie sich jemand in seinem Inneren fühlt. Hier kann gut mit mimischen Ausdrücken und Farben gearbeitet werden. Im Anschluss bietet es sich an, die hergestellten Figuren für die nachfolgende Übung zu nutzen.

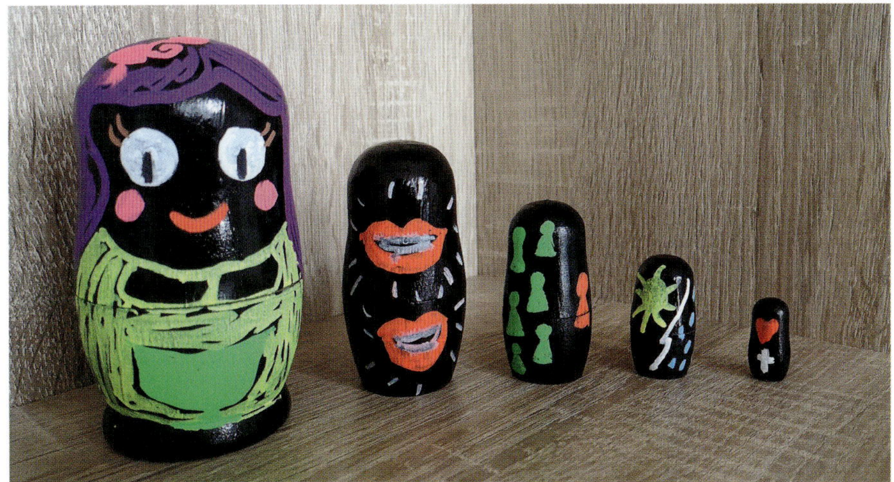

Lara (16) beschreibt sich über die Puppen als maskenhaft fröhlich nach außen, während sie sich darum sorgt, wie andere über sie reden, sich eher als Außenseiterin fühlt, unter Gefühlsschwankungen leidet und den Verlust ihrer Oma noch nicht verarbeitet hat.

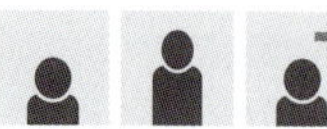

Therapieziele und Wachstum symbolisieren

Es kann vorkommen, dass sich ein Patient zu Beginn der Therapie klein, schwach und ohne Selbstbewusstsein fühlt. Er kann am Anfang der Behandlung die kleinste Puppe von allen als Selbstbild gestalten. Mit jedem Zugewinn an persönlicher Stärke oder mit jedem erreichten Therapieschritt kann er eine neue Hülle gestalten und mit nach Hause nehmen. Eine besondere Spannung lässt sich herstellen, wenn zu Beginn nicht alle Rohlinge gezeigt werden und es sich vielleicht sogar um eine etwas unübliche Form handelt (z. B. eiförmig, Gestaltung als Kopf), sodass erst beim ersten Erfolg klar wird, dass es sich um eine Matrjoschka handelt. Geht es in der Therapie auch um die Gewichtsabnahme (z. B. im stationären Setting bei Adipositas), können die einzelnen Puppen bemalt und mit den jeweiligen Gewichtsstufen beschriftet werden. Beim Erreichen der Teilziele wird dann die jeweilige Puppe ausgehändigt.

6.2 (Intelligente) Knete

Knetmasse gibt es in diversen Farben und Ausführungen. Sie lädt zum kreativen Austoben ein, lässt sich mit Gegenständen bearbeiten und ist Teil von Stop-Motion-Filmen und Regelspielen. Mit der ofenhärtenden Version lassen sich zudem kleine Deko-Objekte oder Schmuckstücke herstellen. Als beliebtes und kostengünstiges Spielmaterial lässt sich Knete auch in der Therapie vielseitig einsetzen.

Eine besondere Variante stellt die sogenannte „Intelligente Knete“ dar, die spezielle Eigenschaften aufweist: Sie kann hüpfen wie ein Flummi, lässt sich zerreißen wie Papier, bei großer Kraftanwendung zersplittert sie und wenn man sie liegenlässt, zerfließt sie langsam. Einige spezielle Ausführungen leuchten im Dunkeln, verfärben sich bei Wärme oder sind magnetisch.

Einsatzmöglichkeiten

Eine Problempizza backen – Beziehungsaufbau mit schweigsamen Patienten

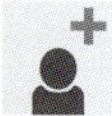

Die 7-jährige Amelie wurde wegen zwanghafter und ängstlicher Verhaltensweisen zur Therapie vorgestellt. Sie wirkte sehr verschüchtert und gehemmt, sodass sie kaum ein Wort mit der Therapeutin sprach. Das Eis konnte ein Stück weit gebrochen werden, als die Therapeutin ihr Knetmasse anbot und vorschlug, eine „Problempizza“ zu backen. Gemeinsam legten sie die Größe fest, und mit welchen „Zutaten“ sie belegt werden sollte. So gab es „Sorgen-Salami“, „Peinlich-Pilze“ und ganz viel Käse, um all das zu verstecken. Beim Kneten selbst zeigte sich dann Amelies aufgestaute Wut: Sie drückte alle Zutaten mit großer Kraft fest und schlug anschließend immer wieder mit der Faust auf ihre Pizza, was die Therapeutin behutsam verbalisierte. Sie nahm anschließend die fertige Pizza und erklärte, dass sie nun das Problem etwas besser verstehe. Sie sei aber zuversichtlich, dass sie gemeinsam etwas erreichen könnten. Genau wie die Pizza seien auch Probleme veränderbar, erklärte sie, während sie diese in ihrer Hand knetete. Sie überreichte diese Amelie erneut mit der Anregung, dass sie nun etwas kneten dürfe, was sie sich wünsche.

Mit jungen Kindern die Basisemotionen entdecken

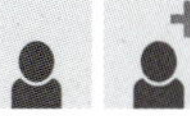

Intelligente Knete übt eine besondere Faszination auf jüngere Kinder aus und lässt sich daher besonders gut zum spielerischen Entdecken von Emotionen einsetzen. Ihre speziellen Eigenschaften können wie folgt zur Darstellung der verschiedenen Gefühle genutzt werden:

Emotion	Ausdruck durch Knete
Freude	Wie ein Flummi herumhüpfen
Angst	Ruckartig zerreißen (= Schreck)
Wut	Zerplatzen (mit einem schweren Gegenstand zersplittern)
Trauer	Zerfließen, den Kopf hängenlassen (Figur mit markantem Kopf formen, dann liegenlassen)

Wackelaugen können dabei den Knetfiguren Leben einhauchen.

Wie stehen wir zueinander? Familiäre Beziehungen sichtbar machen

In der Familienberatung oder der Paartherapie stehen die Beziehungen zueinander oft im Mittelpunkt. Diese lassen sich auf vielfältige Arten sichtbar machen – warum nicht einmal statt dem Gespräch eine kreative Darstellung wählen? Knetmasse bietet sich hierfür wunderbar an. Man kann mit Form und Farbe arbeiten und über die Größe der Masse und die Positionierung zueinander eine Menge ausdrücken. Eine hübsche Ergänzung, die den Figuren Charakter verleiht, sind kleine Wackelaugen (siehe auch Kap. 2.4).

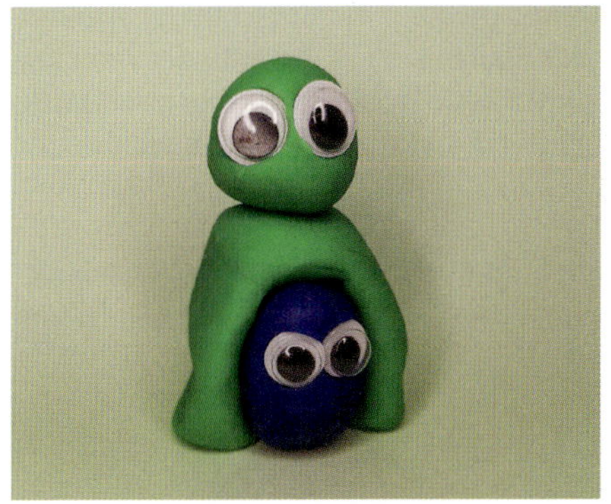

Frau M.: „Ich habe das Gefühl, Lotte würde am liebsten in mich hineinkriechen, so wenig traut sie sich zu!“

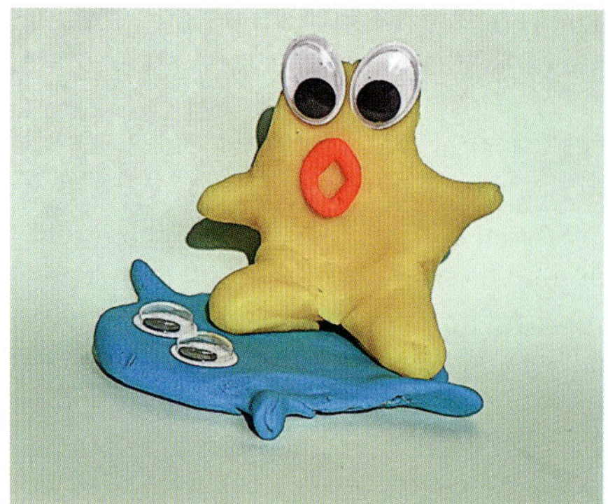

Frau K.: „Mein Mann erdrückt mich mit seinen Forderungen manchmal regelrecht!“

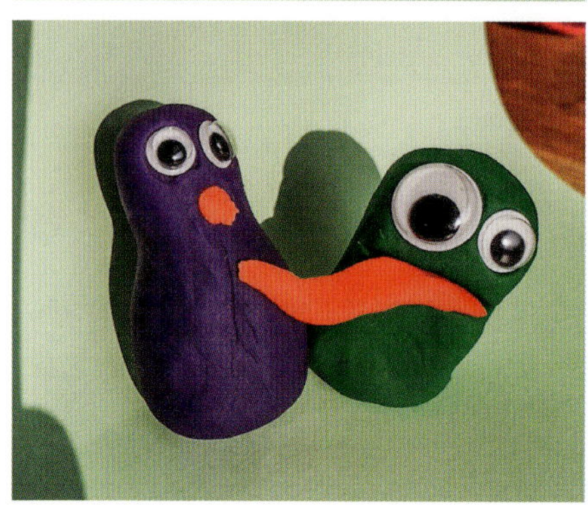

Kilian (16): „Meine Mutter kann mich nach der Schule einfach nicht in Ruhe lassen, ständig will sie wissen, was los war!“

„Kacke mit Glitzer“ – Umgang mit Doppelbotschaften

Die 16-jährige Lena kam mit Zwangsgedanken und Depressionen in die Therapie. Sie litt auch darunter, dass ihr Vater ihr immer wieder vermittelte, dass sie nicht krank sei. Er wolle sie damit motivieren, damit sie sich nicht in etwas hineinsteigere. Es stellte sich heraus, dass er der festen Überzeugung war, dass Lena nur Zwangssymptome zeigte, weil sie im Internet etwas über Zwänge gelesen hatte.

Um einen Umgang mit dem Verhalten des Vaters zu finden, holte die Therapeutin braune Knetmasse mit Glitzer („Dino Poop“) hervor. Sie erklärte, dass die Aussagen des Vaters wie eine Art „Kacke mit Glitzer“ seien. Während der Kern der Botschaft („Ich erkenne deine Erkrankung nicht an!“) negativ ist (= der Haufen selbst), betonte der Vater seine positive Absicht (= Glitzer). Lena stand damit vor dem Problem, sich vor dem Druck, gesund sein zu müssen, zu schützen, und gleichzeitig den Vater in seinem Wohlwollen nicht zu verärgern.

Um einen Umgang mit den Worten des Vaters zu finden, wurde die Knete in Rollenspielen eingesetzt. Die Therapeutin überreichte dabei den „Haufen Kacke mit Glitzer“ an Lena, die nun übte, differenziert zu reagieren:

„Ich weiß, dass du es gut meinst, und dir wünschst, dass ich gesund bin. Du willst mich motivieren, weil du dir Sorgen machst“ (= „Glitzer“ würdigen).

„Aber ich fühle mich schlecht deswegen, weil es mich unter Druck setzt und ich mich mit meinen Problemen nicht gesehen fühle“ (= „Kacke“ zurückweisen).

„Ich wünsche mir, dass du akzeptierst, wenn ich mich schlecht fühle. Es würde mir helfen, wenn du in Zukunft solche Dinge nicht mehr sagst. Du kannst mir gerne Vorschläge und Angebote machen, aber bitte akzeptiere, wenn ich diese manchmal nicht annehmen kann“ (= Hinweise geben, wie „Glitzer“ dennoch transportiert werden kann).

Die Metapher der „Kacke mit Glitzer“ war dabei in Form der Knete im Rollenspiel immer präsent. Lena konnte so eine humorvolle und wohlwollende Sichtweise auf das Verhalten ihres Vaters entwickeln und sich dabei innerlich von den destruktiven Anteilen distanzieren. Das Bild war zudem eine hilfreiche Gedächtnisstütze, um in alltäglichen Situationen ähnliche Aussagen zu erkennen und entsprechend auf sie zu reagieren. Nicht unerwähnt bleiben sollte an dieser Stelle, dass parallel selbstverständlich auch reflektierende Gespräche mit dem Vater stattfanden.

Der soziale Gecko – Umgang mit sozialer Überangepasstheit

Wer eine Ausführung der intelligenten Knete besitzt, die ihre Farbe bei Wärme verändert, der kann die folgende Intervention mit sozial überangepassten Patientinnen und Patienten durchführen: Man fertigt einen Gecko aus der Knetmasse an (siehe Bilder auf Seite 160). Wer mag, kann ihm mit Wackelaugen etwas mehr Charakter verleihen. Nun kann man einleitend erzählen, dass diese Tiere sehr anpassungsfähig an ihre Umgebung sind. Auch wir Menschen passen uns in sozialen Situationen immer wieder an – das ist auch notwendig und wichtig. Doch wenn wir uns beständig nach anderen richten und uns ihren Wünschen komplett unterwerfen, sind wir irgendwann nicht mehr wir selbst.

So berichtete die 12-jährige Keren, dass sie sich von ihren Mitschülern ausgenutzt fühlte. Besonders ein Mädchen wolle sich ständig Schulmaterialien von ihr leihen und frage sie in Arbeiten leise nach den Lösungen. Keren traute sich nicht, der Mitschülerin eine Grenze zu setzen, da sie große Sorge hatte, sich damit unbeliebt zu machen. Auch darüber hinaus zeigte die Patientin ein hohes Maß an Angepasstheit. So kleidete sie sich den aktuellen Modetrends unter Gleichaltrigen entsprechend, obwohl ihr andere Kleidungsstücke eigentlich besser gefielen.

Ihre Therapeutin nahm den gekneteten Gecko zur Hand und legte für jede Forderung, die Keren gegen ihren eigenen Willen erfüllte, einen Finger auf den Gecko (Achtung: Die Hände sollten warm sein und etwas auf der Knete verbleiben). Sie erläuterte dazu, dass der Einfluss anderer ganz schön erdrückend sein kann und uns Bewegungsfreiheit nimmt. Als sie die Hand hochnahm, wurde auch die Verfärbung sichtbar, die sinnbildlich dafür stand, durch die Anpassung an andere immer weniger eigene Persönlichkeit zeigen zu können.

Gemeinsam arbeiteten beide anschließend heraus, was der Gecko benötigte, um sich wieder freier bewegen zu können und mehr er selbst zu sein.

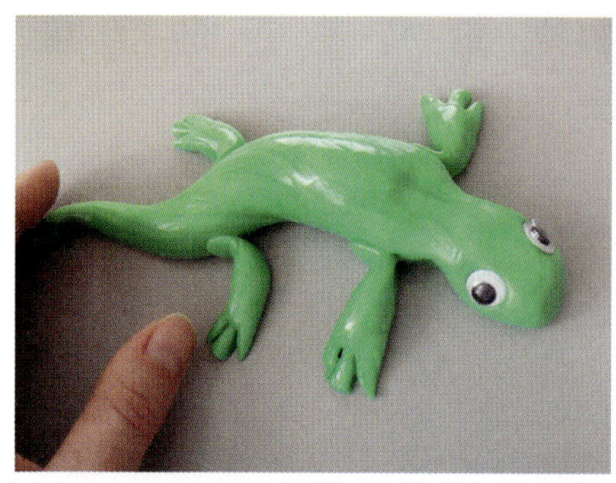

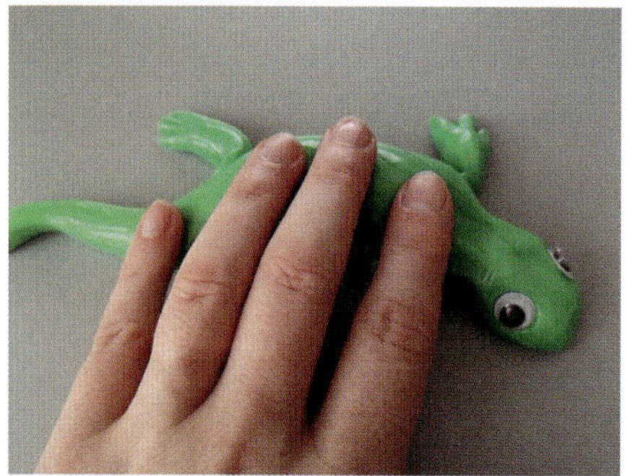

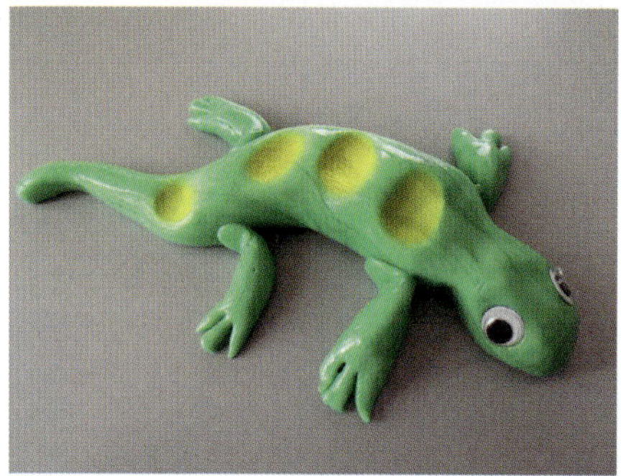

Die Erinnerung in der Hand haben – Schmerzhafte Erlebnisse reframen und Gefühle regulieren

Eine schöne Möglichkeit, mit schmerzhaften Erinnerungen zu arbeiten, stellt der Einsatz von intelligenter Knete dar, die ihre Farbe wechseln kann. Man nimmt hierfür die Verpackung (bei vielen Produkten ist das eine Metalldose) in die Hand und erläutert, dass diese für eines oder verschiedene Ereignisse in der Vergangenheit steht. Sie sind passiert und nicht mehr veränderbar. Es gibt jedoch etwas, das der Veränderung zugänglich ist – nun öffnet man die Dose und holt die Knete heraus. Diese steht für die Erinnerung an das Geschehene und die damit verbundenen Gefühle. Man kann nun die Patientin auffordern, die Knetmasse in die Hand zu nehmen und sich mit ihr zu beschäftigen. Je länger sie dies tut, desto weicher und wärmer sollte diese werden, und damit auch ihre Farbe ändern (die meisten werden heller) und so für einen Überraschungseffekt sorgen.

Nun gibt es vielfältige Zugänge zur Symbolik dieses Gegenstands, über die man ins Gespräch kommen kann. Hier einige Ideen:

- Das *Aufwärmen* kann für einen liebevollen, warmherzigen Blick in die Vergangenheit stehen.
- Die *Formbarkeit des Materials* und die Anpassung an die Handinnenfläche kann die Tatsache repräsentieren, dass wir die Kontrolle darüber haben, wie wir mit unserer Vergangenheit umgehen.
- Die *Veränderung der Farbe* kann eine neue Betrachtungsweise und damit verbundene Gefühle symbolisieren (z. B. könnten tiefe Trauer und Verzweiflung über einen Verlust mit der Zeit zu einem wehmütigen Vermissen und einer Dankbarkeit für gemeinsame Momente werden).
- Es kann auch angenehm sein, wenn das anfangs eher harte Stück Knete mit der Zeit weich und warm wird und sich mühelos kneten lässt. Diese *Veränderung* kann bildhaft dafür stehen, dass auch in der Auseinandersetzung mit unserer Vergangenheit ein verändertes Empfinden möglich ist.

Achtung: Natürlich lässt sich diese Intervention nicht uneingeschränkt bei allen schmerzhaften Erinnerungen einsetzen und auch der Zeitpunkt sollte gut abgewogen werden.

6.3 Fingerfalle

Eine Fingerfalle ist ein Scherzartikel, den es bereits seit dem 19. Jahrhundert (damals „Mädchenfalle“ genannt) gibt. Es handelt sich dabei um eine geflochtene Röhre, die an beiden Enden offen ist. Ursprünglich bestanden Fingerfallen aus Schilfrohr. Heutzutage sind sie meist aus Bambus oder Kunststoff, wobei die Kunststoffvariante eine größere Zugkraft und Langlebigkeit aufweist. Steckt man nun seine Finger in die beiden offenen Enden und zieht daran, wird sich die Röhre verengen und so die Finger festhalten. Sie lassen sich erst befreien, wenn man aufhört, zu ziehen und eine langsame drehende Bewegung ausführt. Damit ist die Fingerfalle der perfekte Gegenstand, um zu demonstrieren, welche Auswirkungen zu viel Kraft und Druck haben können.

Einsatzmöglichkeiten

Gegen eine Erkrankung ankämpfen

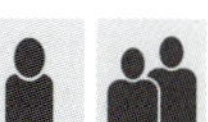

Viele psychische Erkrankungen gehen mit einem teils hohen Leidensdruck einher – man möchte das Problem am liebsten so schnell wie möglich loswerden. Der erste Impuls ist meist, dagegen anzukämpfen (z. B. bei Zwangsgedanken oder bei starker Eifersucht mit Kontrolle des Partners). Wenn etwas nicht gleich funktioniert, neigen wir Menschen paradoxerweise dazu, es mit mehr desselben zu probieren, also noch stärker zu kämpfen. Dabei besagt schon ein berühmtes Zitat, welches Albert Einstein zugeschrieben wird:

„Die Definition von Wahnsinn ist, immer wieder das Gleiche zu tun und andere Ergebnisse zu erwarten."

Um den Patienten selbst entdecken zu lassen, dass ein „Mehr desselben", also ein verstärkter Kampf, genau zum Gegenteil dessen führt, was er erreichen möchte, greifen wir also zu einer Fingerfalle und lassen ihn diese ausprobieren. Währenddessen oder im Anschluss lassen wir uns genau beschreiben, was passiert ist: Was hat er getan, um der Fingerfalle zu entkommen? Wie hat es sich angefühlt, mit beiden Fingern festzustecken? Wie genau sah letztlich die Lösung aus? Mit dieser Lösung lässt sich nun eine Verbindung zum ursprünglichen Problem herstellen: Was kann es hier bedeuten, anzuhalten, mit dem Widerstand zu gehen, Vorsicht statt Kraft walten zu lassen? Natürlich geht es nicht darum, das Ziel, sich von seinen Symptomen zu befreien, aufzugeben. Aber das Innehalten und Annehmen sind oft der erste Schritt auf dem Weg zur Heilung.

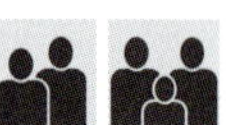

Wieder miteinander arbeiten

Auch im Miteinander kann immer wieder Druck entstehen, den beide Interaktionspartner aufeinander oder Eltern auf ihr Kind ausüben. Es wird gezogen und gezerrt, um den anderen mit Gewalt von der eigenen Meinung zu überzeugen oder ihn zu etwas zu bewegen, was man von ihm erwartet. Auch hier ist die Fingerfalle ein eindrucksvolles Instrument, um zu verdeutlichen, was passiert. Man lässt sich zunächst genau schildern, womit beide Seiten Druck beziehungsweise Gegendruck erzeugen. Zwei typische Beispiele:

> David (14) und seine Eltern haben immer wieder Streit, weil er sein Zimmer nicht aufräumt. Seine Eltern fordern ihn wiederholt und immer lauter zum Aufräumen auf, während David die Musik aufdreht, um das Geschrei zu übertönen.
>
> Lorena (18) ist sehr eifersüchtig und möchte am liebsten, dass ihr Freund seine ganze Freizeit mit ihr verbringt. Dieser bleibt jedoch immer länger weg, wenn er mit Freunden unterwegs ist, und geht nicht ans Telefon, wenn sie anruft.

Sind die beiden betroffenen Personen anwesend, lädt man sie wie immer zu einem kleinen Experiment ein und bittet sie, jeweils den Zeigefinger in das eine Ende der Röhre zu stecken. Dann erläutert man jeweils die Handlungen beider Personen, die mit dem Ziehen in Verbindung gebracht werden können, und fordert beide dazu auf, ihren Finger mit Kraft aus der Röhre zu ziehen. Diese Übung lässt sich auch als dialogisches Rollenspiel durchführen, indem bei jeder Aussage, die den anderen unter Druck setzt, gezogen wird. Ist nur eine der beiden Personen da, übernimmt man die Rolle des Gegenübers. In der anschließenden Reflexion kann man die folgenden Fragen klären:

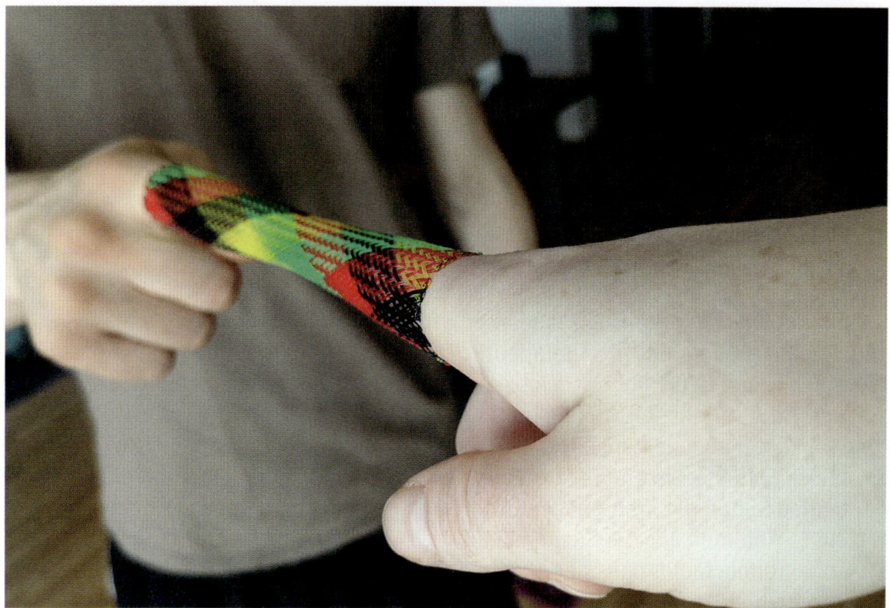

- Wie hat es sich angefühlt, dass der andere an einem zerrt?
- Was hätte der Klient sich stattdessen gewünscht?
- Wie hat er das eigene Verhalten erlebt?
- Gibt es eine Alternative, durch die der andere sich weniger unter Druck gesetzt fühlen könnte?

Auch bei der grundsätzlichen Frage nach einer Therapie lässt sich mit diesem Ansatz arbeiten. Als Therapeutin sollte man immer sehr genau prüfen, wessen Wunsch die Therapie wirklich ist. Geht es hauptsächlich um den Wunsch der Eltern, kann mit der Fingerfalle demonstriert werden, dass es nicht Sinn der Sache sein kann, dass man sich als Therapeutin am „Gezerre" beteiligt. Das kann auch ein heilsames Signal an die Jugendlichen selbst sein: „Du darfst wiederkommen, wenn du selbst etwas möchtest, aber ich werde dich nicht zwingen."

Gemeinsam in der Falle stecken – Umgang mit suchtkranken Angehörigen

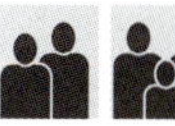

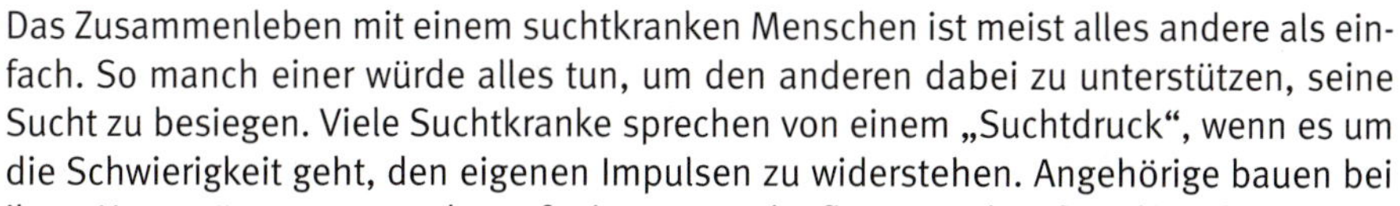

Das Zusammenleben mit einem suchtkranken Menschen ist meist alles andere als einfach. So manch einer würde alles tun, um den anderen dabei zu unterstützen, seine Sucht zu besiegen. Viele Suchtkranke sprechen von einem „Suchtdruck", wenn es um die Schwierigkeit geht, den eigenen Impulsen zu widerstehen. Angehörige bauen bei ihren Unterstützungsversuchen oft einen gegenläufigen Druck auf: Während die Droge oder das schädliche Verhalten (z. B. exzessives Spielen) fordert, den Impulsen nachzugeben, tun Angehörige alles dafür, dies zu verhindern. Für viele ist es dabei schwer zu begreifen, dass ihre Mühen in aller Regel vergebens sind: Bringt eine Person nicht selbst die notwendige Willenskraft mit, wird der Suchtdruck früher oder später stärker sein. Spätestens, wenn die teils aufwendigen Maßnahmen seitens der Angehörigen eingestellt werden (müssen), tritt das Unvermeidliche ein und das gefürchtete Suchtverhalten gewinnt wieder die Oberhand. Diese Strategie funktioniert also, wenn überhaupt, nur mit sehr viel Aufwand und nur so lange, wie der Gegendruck aufrechterhalten werden kann.

Dies lässt sich mit einer Fingerfalle sehr gut symbolisieren: Eine Fingerfalle wird als „Suchtfalle“ präsentiert. Die Therapeutin kann nun stellvertretend für den Suchtkranken einen Finger in die Röhre schieben und erläutern, dass man bei einer Sucht buchstäblich „in der Falle steckt“ (alternativ fordert sie die betroffene Person auf, dies zu tun). Nun bittet man den Angehörigen, seinen Finger auf der anderen Seite in die Röhre zu stecken. Auch er sitzt nun in der Falle und zerrt so lange an dem anderen, bis einer der beiden Seiten die Kraft ausgeht. Nun kann gemeinsam herausgearbeitet werden, wie ein Entkommen aus der Suchtfalle möglich werden kann. Es drängt sich bei dieser Metapher förmlich auf, dass der Angehörige sich zunächst aus der Falle befreit, denn solange beide feststecken, ist kaum eine Veränderung möglich. Der Suchtkranke hat nun die Wahl, die Last der Suchterkrankung wieder allein zu tragen (= beide Finger in die Falle zu stecken), oder selbst einen Versuch der Befreiung zu unternehmen. Gleichzeitig wird der Angehörige wieder handlungsfähiger durch den gewonnenen Abstand.

Nun kann überlegt werden, welche Unterstützungsmöglichkeiten ohne Druck durch den gewonnenen Abstand entstehen. Hier sollte auch überprüft werden, ob nicht bisher Verhaltensweisen vorlagen, die es dem anderen womöglich erleichtert haben, dem Suchtdruck nachzugeben. Das kann bei Jugendlichen das Aushändigen von hohen Taschengeldsummen ohne jegliche Beteiligung am Haushalt sein, von denen neue PC-Spiele gekauft werden. Auch das Einkaufen von Alkohol und das Entsorgen der leeren Flaschen, um dem anderen eine Bloßstellung zu ersparen, können hierunter fallen. Neben dem Angebot, auf ausdrücklichen Wunsch tätig zu werden, sollten diese Verhaltensweisen unbedingt abgebaut werden. So kann sich der Leidensdruck durch das Suchtverhalten erhöhen – eine oft notwendige Voraussetzung, um Veränderungsmotivation aufzubauen. Und insbesondere bei Jugendlichen bestehen für Eltern durchaus weitere Handlungsmöglichkeiten, das Suchtverhalten unbequem zu machen oder weitestgehend einzudämmen, z. B. indem Medienzeiten und Taschengeld stark eingeschränkt oder an Bedingungen gekoppelt werden.

6.4 Deko-Geschenke

Viele kennen sie noch aus ihrer Kindheit: Die kleinen Deko-Geschenke in ihren bunt glänzenden Verpackungen, die zur Weihnachtszeit die Tannenbäume schmücken. Sie beflügeln die Fantasie – Was ist wohl in den kleinen Päckchen enthalten? Auch wenn die Wahrheit durchaus für so manche Ernüchterung gesorgt haben mag, eignen sich die Deko-Pakete hervorragend für eine Reihe von Impact-Übungen.

Einsatzmöglichkeiten

Würdest du ein Geschenk ablehnen? – Wenn Komplimente nicht angenommen werden (können)

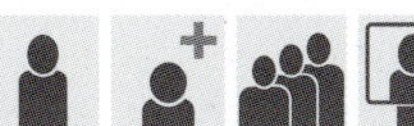

Viele unserer Patientinnen im Jugend- oder jungen Erwachsenenalter mit depressiver oder ängstlicher Symptomatik bringen Selbstwertprobleme mit. Diese können sich dadurch äußern, dass Lob oder Komplimente heruntergespielt oder zurückgewiesen werden. Sie wollen einfach nicht so recht zum negativen Selbstbild passen und werden daher abgewehrt.

Hier kann eines der kleinen Geschenke hervorgezaubert und der Patientin „feierlich" überreicht werden. Wie sie wohl reagiert? Die allerwenigsten werden ein schön verpacktes Geschenk ablehnen. Vermutlich werden sie sich bedanken, vielleicht sogar sagen, dass es schön aussieht oder dergleichen. Hier kann man nun als Therapeutin einhaken. Ein Geschenk zurückzuweisen, gilt gemeinhin als unhöflich – warum tun wir dies dann mit Komplimenten, die doch auch als eine Art Geschenk verstanden werden können? Wie fühlt sich unser Gegenüber, das uns vielleicht motivieren und ein positives Gefühl hinterlassen wollte? Wird es beim nächsten Mal erneut eine positive Rückmeldung aussprechen? Wie würde man sich selbst fühlen, wenn ein liebevoll verpacktes Geschenk vom Empfänger zurückgewiesen würde?

Nun kann das Annehmen von Komplimenten in Verbindung mit dem Geschenk durchaus geübt werden: Die Patientin kann überlegen, welche liebevollen Rückmeldungen sie in der letzten Zeit bekommen hat. Fallen ihr keine ein, können alltägliche Aussagen wie „Dein Shirt steht dir aber gut!" oder „Du hast heute ein wirklich gutes Referat gehalten!" verwendet werden. Mit jedem Kompliment wird gleichzeitig ein Geschenk überreicht, um darüber eine Verknüpfung zwischen beiden Situationen herzustellen.

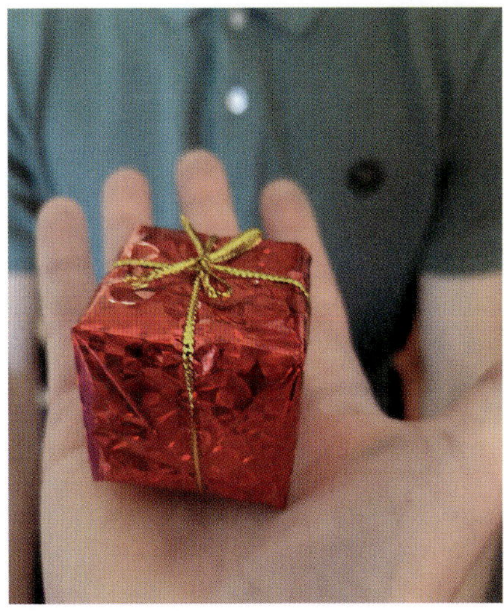

Die Therapeutin kann dabei hervorragend als Modell agieren. Abschließend kann das Geschenk als Erinnerung für den Alltag mitgegeben werden.

Das hässliche Geschenk – Vergiftete Komplimente erkennen und stoppen

Vor allem junge Frauen mit einer Selbstwertproblematik neigen dazu, an Menschen zu geraten, die auf manipulative Weise versuchen, sie zu verunsichern, zu erniedrigen und emotional an sich zu binden. Eine Form davon ist das sogenannte „Negging". Das bedeutet so viel wie „Verneinen" oder „Negatives Feedback geben". Es beschreibt die perfide Technik, etwas so zu formulieren, dass eine Beleidigung in ein scheinbares Kompliment verpackt wird – ein vergiftetes Kompliment sozusagen.

Beispiele hierfür sind:

- Als Rückmeldung unter Freundinnen: „Dieses Oberteil ist eigentlich total aus der Mode gekommen, aber an dir sieht es super aus!"
- Als Feedback der Eltern: „Toll, dass du deine Noten verbessert hast. Das nächste Mal bist du vielleicht sogar so gut wie dein Bruder!"
- Als Flirttaktik: „Du bist eigentlich gar nicht der Typ Frau, den ich normalerweise daten würde. Nenne mir drei Gründe, warum ich es dennoch tun sollte!"
- Als scheinbares Lob vom Partner: „Du bist echt schön, wenn du dich schminkst!"

Oft ist die Wirkung solcher Aussagen so diffus, dass das Opfer gar nicht so genau benennen kann, was gerade mit ihm geschieht. Es ist vielleicht verwirrt, weil eine Aussage zweideutig war, und will dem Gegenüber kein Unrecht tun. Oder es ist beschämt und gerät in Rechtfertigungsdruck. All dies verhindert eine proaktive Lösung.

In der folgenden Intervention geht es daher darum, diese Form der Manipulation zu erkennen und zu stoppen. Benötigt wird hierfür ein Deko-Geschenk. Es wird wie in der Übung oben „feierlich" überreicht und der Blick darauf gelenkt, wie schön dieses tolle Geschenk doch aussieht. Dann bittet man die Patientin, es doch zu öffnen. Zum Vorschein kommt ein Styropor- oder Schaumstoffblock – hässlich, nutzlos, ohne Wert, und obendrein muss man sich noch um die Entsorgung kümmern. Denn es exakt wieder so einzuwickeln, dass es so glatt und makellos aussieht wie zuvor, wird nicht mehr gelingen (lassen Sie es die Patientin ruhig einmal versuchen).

Wie geht es der Patientin damit, dass es zunächst so scheint, als meinte man es gut mit ihr – und dann erhält sie anstatt eines schönen Geschenks nur glänzend verpackten Müll? Löst das in ihr Sprachlosigkeit aus oder vielleicht auch Wut beziehungsweise Enttäuschung? Wie soll man mit dem geschenkten Müll umgehen? Ihn zurückgeben? Den Schenker zur Rede stellen?

Das ist der Zeitpunkt, um eine gedankliche Brücke zu schlagen: Was bedeuten diese Art von „Geschenken" im Alltag? Die zuvor benannten Gefühle und Handlungsimpulse können einen Hinweis darauf geben, ob es sich bei einem scheinbaren Kompliment in Wahrheit möglicherweise um Negging handelt. Gleichzeitig steckt in dieser metaphorischen Übung schon ein Lösungsansatz, der beim Negging aus den beschriebenen Gründen nicht so leicht aufgedeckt werden kann. Ein offensichtlich hässliches und nutzloses Geschenk (das vom Schenkenden auch so gemeint war!) würde man vermutlich zurückweisen und seine Meinung kundtun. Genauso lässt es sich auch beim Negging üben, offen über seine Gefühle zu kommunizieren. Dies lässt sich z. B. in Rollenspielen erproben und in alltäglichen Situationen umsetzen und protokollieren. Als Gedächtnisstütze und zum Mitnehmen lässt sich der scheinbar nutzlose Styroporwürfel verwenden. Seine sechs Seiten können beschriftet werden mit „Ruhe – bewahren – Gefühle – benennen – Grenzen – zeigen".

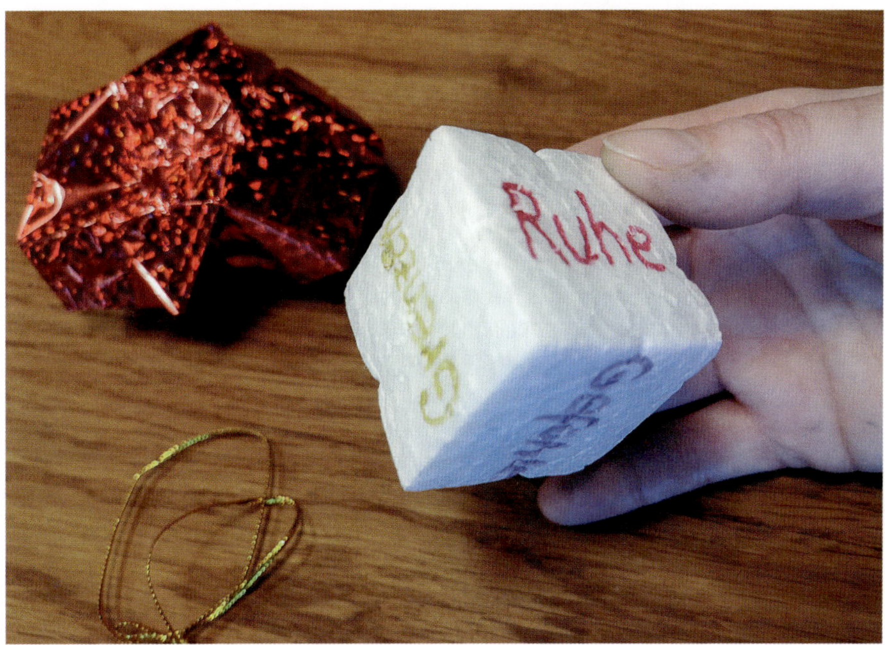

Bei vergifteten Komplimenten gilt: Ruhe bewahren, Gefühle benennen, Grenzen zeigen.

Das Geschenk des Lebens oder: Wie wichtig ist das Ärgernis wirklich?

Aus dem Film Forrest Gump stammt das berühmte Zitat: „Das Leben ist wie eine Schachtel Pralinen – man weiß nie, was man bekommt." Nun kann man zu Recht einwenden, dass der Inhalt meist bekannt oder auf der Schachtel beschrieben ist. Dennoch handelt es sich um einen interessanten Gedanken, an den man in der Psychotherapie gut anknüpfen kann. Statt einer Schachtel Pralinen brauchen wir hierfür eines der kleinen Deko-Geschenke. Diese Übung eignet sich für alle, die im Alltag an kleinen Ärgernissen festhängen und vielleicht Groll hegen, der letztlich nur ihnen selbst schadet. Wir nehmen also das Geschenk und präsentieren es der Klientin oder dem Klienten als „ein Geschenk des Lebens". Hierzu lässt sich erläutern:

„Jeder von uns bekommt es zur Geburt, und jedes der Geschenke enthält unterschiedlich viel Lebenszeit. Es ist ein einmaliges Geschenk, das es in sich hat: Es kann nicht ausgepackt werden, und niemand von uns weiß, wie viel Lebenszeit sich in seinem Inneren befindet. Wir können es nur annehmen und es hegen und pflegen, solange es uns gehört. Und während wir das Geschenk so in unseren Händen halten, können wir uns Zeit nehmen für ein kleines Gedankenexperiment:

Was wäre, wenn das Geschenk schon fast verbraucht wäre, wenn es nur noch wenig verbleibende Lebenszeit in seinem Inneren für uns bewahrt? Wie wichtig wäre uns dann noch die kleine Meinungsverschiedenheit mit der Freundin, oder dass wir heute unseren Schirm vergessen haben und nass geworden sind? Und womit, statt mit Ärger und Groll, möchten wir die kostbare Lebenszeit stattdessen füllen?"

Zur Erinnerung an dieses Experiment kann zum Abschluss das Deko-Geschenk mitgegeben werden.

Online-Tipp: Wer diese Übung online durchführt, kann sich zusätzlich die Technik zunutze machen und erwähnen, dass das Deko-Geschenk zwar scheinbar klein aussieht (in der Hand vor sich halten), es aber kein größeres Geschenk als dieses für uns geben kann (in die Kamera halten, sodass es größer wirkt als man selbst).

Ein Haufen Geschenke – Warum Verwöhnung problematisch ist

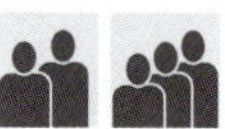

In der Erziehungsberatung geht es immer wieder um das Thema Verwöhnung. Auch in der Therapie eines Kindes kann das verwöhnende Verhalten von Eltern eine ernst zu nehmende Rolle spielen. So kann das Fehlen von Grenzen zu einer Verschärfung der Symptomatik (z. B. Trotzverhalten und fehlende Anstrengungsbereitschaft) führen. Häufig wird das eigene Verhalten dabei nicht tiefer reflektiert – das Abnehmen von unangenehmen Aufgaben oder das Fernhalten von Frustration sind ja „gut gemeint" und werden eher als etwas Positives betrachtet. Auch ein Geschenk weckt beim Beschenkten positive Assoziationen. Manchmal ist es jedoch sinnvoller, genauer hinzuschauen, wie die folgenden Übungsimpulse zeigen:

Weniger ist mehr – Die Wirkung von zu viel Aufmerksamkeit bewusst machen

Mit Eltern, die vorwiegend materiell verwöhnen, aber auch mit Menschen, die ihrem Partner übermäßig viel Aufmerksamkeit schenken, kann man über die folgende Intervention ins Gespräch kommen: Man nimmt ein Deko-Geschenk und überreicht es feierlich. Die Klientin wird nun aufgefordert, sich vorzustellen, in diesem Geschenk sei etwas, das sie sich schon lange gewünscht hat. Sie hat sich diesen Tag sehr herbeigesehnt und nun wird er endlich wahr. Dann lässt man sich genau die Gedanken und Gefühle bei der Entgegennahme des Geschenks beschreiben, um ein möglichst intensives emotionales Erleben zu erzeugen. Anschließend fährt man fort: „Sie scheinen Geschenke sehr zu mögen, daher habe ich noch eins für Sie besorgt!" So geht es nun weiter, es wird ein Geschenk nach dem anderen überreicht. Vielleicht reicht es dem Gegenüber irgendwann, und man wird darum gebeten, aufzuhören. Falls das nicht passiert, kann man die „Geschenkeflut" irgendwann stoppen und darum bitten, noch einmal das erste Geschenk in die Hand zu nehmen, und das letzte erhaltene in die andere. Wie sind die Gefühle den beiden Geschenken gegenüber? Über das nun aktivierte emotionale Erleben sollte jetzt deutlich werden, dass zu viele Geschenke bzw. materielle Verwöhnung schnell ihren Reiz verlieren und die Freude darüber wahrscheinlich eingeschränkt wird. Nun kann gemeinsam erarbeitet werden, wie ein gesundes Maß an Aufmerksamkeit und Verwöhnung aussehen könnte.

„Aber er bekommt doch gar nicht alles!" – Warum Verwöhnung mehr als das ist

Viele verwöhnende Eltern sind sich des Ausmaßes ihres Verhaltens gar nicht bewusst – sie sind vielmehr überzeugt davon, nur das Beste für ihr Kind zu tun, indem sie es beschützen und behüten und ihm möglichst viele Frustrationen ersparen. Nicht zuletzt verstehen viele Eltern unter Verwöhnung vor allem materielle Zuwendungen wie häufige oder besonders große Geschenke. In beiden Fällen kann es sich lohnen, den Blick der Eltern zu erweitern und mögliche Folgen von Verwöhnung sichtbar zu machen.

Diese Übung benötigt etwas Vorbereitung – danach lässt sich das Material allerdings immer wieder in Elterngesprächen oder Gruppentrainings einsetzen. In Anlehnung an das sehr lesenswerte Buch von Jürg Frick („Die Droge Verwöhnung", Frick, 2019) erhalten insgesamt neun Geschenke Anhänger mit beispielhaftem verwöhnendem Verhalten. Die Rückseite dieser Anhänger beschriftet man dann mit den möglichen Folgen dieses Verhaltens. Hier unsere Vorschläge für die Beschriftung:

Art der Verwöhnung	Mögliche Folge
Sehr behütendes Erziehungsverhalten	Fehlendes Zutrauen in die eigenen Fähigkeiten
Aufgaben abnehmen	Bequemlichkeit und Versorgungserwartung
Viel Zuwendung und Materielles geben	Konsumorientierung
Starke Bewunderung zeigen	Gesteigerter Wunsch, bewundert zu werden. Keine Fähigkeit zur kritischen Selbstreflektion

Art der Verwöhnung	Mögliche Folge
Schwierigkeiten aus dem Weg räumen	Angst vor neuen Aufgaben und mangelnde Konfliktfähigkeit
Frustration ersparen	Mangelnde Ausdauer und schnelles Aufgeben
Keine Anstrengung erwarten	Zu wenig Einsatz zeigen
Unbegrenzte Freiheit lassen	Anspruchshaltung und unrealistische Erwartungen an Mitmenschen
Alle Wünsche erfüllen	Verringerte Fähigkeit, Bedürfnisse aufzuschieben oder sich Wünsche mittels Anstrengung selbst zu erarbeiten

Die Geschenke werden nun, gut sichtbar mit den verwöhnenden Verhaltensweisen nach oben, den Eltern präsentiert. Sie dürfen sich diese in Ruhe ansehen (ohne sie aufzunehmen, damit die Rückseite zunächst verborgen bleibt) und miteinander darüber ins Gespräch kommen, was sie von den einzelnen Geschenken in Bezug auf ihr Kind halten. Welche Geschenke finden sie sinnvoll, und welche nicht? Nachdem sie sich eine Weile besprochen haben, kann man fragen, was sie glauben, was all diese Geschenke gemeinsam haben. Nun lässt sich das Thema Verwöhnung miteinander diskutieren. Dabei kann der Blick auf mögliche negative Folgen gelenkt werden. Was glauben die Eltern bei jedem der Geschenke, welche Nachteile ihrem Kind daraus entstehen könnten? Nachdem sie ihre Vermutungen abgegeben haben, dürfen sie die Anhänger umdrehen und nachsehen. Würden sie dieses Geschenk immer noch gerne machen oder eher darauf verzichten?

Je nach Verlauf dieser Intervention kann im Anschluss überlegt werden, wie zukünftig mit verwöhnendem Verhalten im Alltag verfahren werden kann, z. B., indem Alternativverhalten etabliert und beobachtet wird. Es kann zudem sinnvoll sein, die elterlichen Motive der Verwöhnung genau zu ergründen. Vielleicht steckt eine eigene entbehrungsreiche Kindheit oder die Angst vor der Ablehnung durch das Kind dahinter. Dies bedarf besonderer Aufmerksamkeit, bevor Einsicht und Verhaltensänderungen überhaupt möglich werden.

Die Geschenkemauer – Warum die Hausaufgaben links liegengelassen werden

Wenn Eltern sich darüber beklagen, dass ihr Kind sich ständig nur lustbetonten Beschäftigungen zuwendet, statt die Hausaufgaben zu erledigen oder das Zimmer aufzuräumen, kann die Geschenkemauer helfen, das kindliche Verhalten nachzuvollziehen: Man greift in die Kiste mit den Deko-Geschenken und holt diese nach und nach heraus. Sie werden nun zu einer Mauer vor den Eltern aufgebaut, nach Möglichkeit mit einem Kommentar zu jedem der Geschenke, z. B. „Hier haben wir das Tablet, das ist vielleicht der Fernseher und auch das Smartphone darf natürlich nicht fehlen. Und da, der Fußball, der Freund der klingelt, die Süßigkeiten, die gegessen werden wollen, ...! So

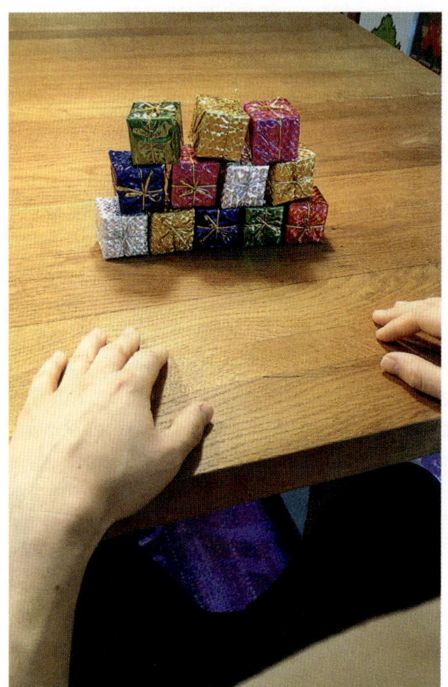
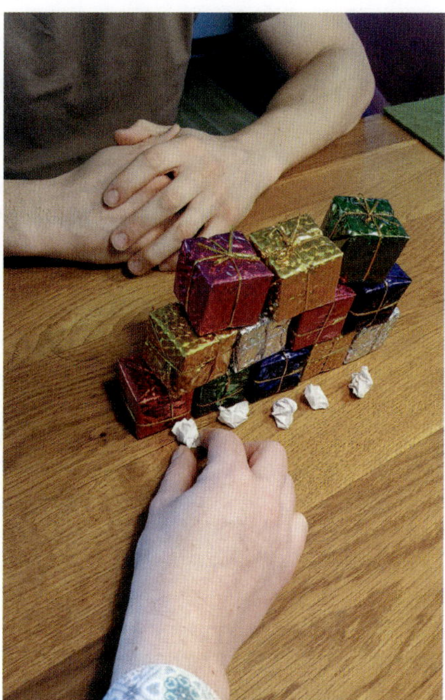

So viele tolle Geschenke – da können unliebsame Aufgaben leicht aus dem Blick geraten.

viele tolle Sachen, da kann man sich ja gar nicht entscheiden, was man zuerst macht, stimmt's?" Während des Aufbaus der Mauer platziert man unbemerkt kleine, zusammengeknüllte Zettelchen, die mit „Lästige Aufgaben" o. ä. beschriftet sind, hinter den Geschenken. Nun fragt man: „Ist Ihnen etwas aufgefallen?" Verneinen die Eltern, bittet man sie, etwas genauer hinzuschauen, bis sie schließlich die Zettelchen finden und ansehen sollten. Die Botschaft dahinter: Wenn so eine große Auswahl an lustbetonten Aktivitäten besteht, geraten wichtige, aber unliebsame Aufgaben aus dem Blick. Man kann nun die Eltern fragen, wie sie vorgehen würden, damit die Zettel mit den Aufgaben nicht nur sofort gesehen werden, sondern auch die Chance erhöht werden kann, dass diese auch erledigt werden. Ziel sollte es sein, mehr elterliche Steuerung beim Zugang zu bevorzugten Tätigkeiten zu erreichen, solange die beschriebenen Probleme fortbestehen.

„Ich packe meine Meinung nicht in Geschenkpapier!" – Umgang mit unhöflichem Verhalten

Für diesen Gesprächsimpuls können wir es uns zunutze machen, dass die kleinen Deko-Geschenke für die meisten von uns mit positiven Assoziationen belegt sind und bei ihrem Anblick oft direkt angenehme Gefühle geweckt werden. Geeignet ist diese Idee für Klienten, die in sozialen Kontakten dazu neigen, so fordernd, kritisch oder direkt zu sein, dass sich andere davon vor den Kopf gestoßen fühlen. Die Folge ist meist, dass sie mit ihrem Anliegen nicht zum Ziel kommen, da ihr Gegenüber verärgert ist. Mit einem kleinen Deko-Geschenk und einem weiteren Gegenstand, der die unangenehme Nachricht symbolisiert (z. B. ein ausgepackter Würfel aus einem weiteren Geschenk, der beschriftet wird) kann ein Gedankenanstoß zur Reflexion über das eigene Verhalten gegeben werden.

Der 19-jährige Eric kam wegen Depressionen in die Therapie. Im Verlauf zeigte sich, dass Erics Konflikte in seiner Ausbildung zu seinem Befinden beitrugen. So wies er seine Lehrer vor der gesamten Klasse auf Fehler hin oder stellte bei seinem Chef Forderungen nach einer Vorzugsbehandlung – über die dieser jedoch nur den Kopf schütteln konnte. Eric meinte dazu lapidar: „Ich packe meine Meinung eben nicht in Geschenkpapier. So bin ich halt, damit müssen die anderen klarkommen!" Seine Therapeutin nahm daraufhin einen Würfel aus einem der Deko-Geschenke und beschriftete ihn mit „Sie haben einen Fehler gemacht!". Diesen Würfel überreichte sie Eric und fragte: „Kann ich mir das so in etwa vorstellen? Du äußerst deine Meinung direkt und ohne Umschweife, so, wie ich dir jetzt diesen Würfel entgegenhalte?" Eric nickte. Seine Therapeutin fuhr fort: „Wie findest du diesen Würfel, den ich dir überreichen möchte? Möchtest du ihn gerne annehmen oder sollte ich ihn lieber behalten?" Eric grinste: „Das ist mir schon klar, dass man so etwas nicht gerne annimmt. Aber da müssen die Leute eben durch!"

Die Therapeutin wurde nun ein wenig forscher und hielt ihm den Würfel entschieden entgegen, um in Eric noch mehr das Gefühl des Unwillens aufkommen zu lassen: „Gut, da muss man eben durch, dann nimm also meine Meinung endlich an!" Als Eric sich weiter weigerte, hielt sie inne, und fragte: „Was ist denn eigentlich dein Ziel in der Sache?" Eric überlegte kurz und antwortete dann: „Der Lehrer soll sich meine Arbeit noch einmal anschauen und einsehen, dass er mich falsch bewertet hat!" Die Therapeutin lenkte ein: „Ich möchte dir einen Vorschlag machen." Sie holte ein verpacktes Deko-Geschenk hervor und fuhr fort: „Dein Ziel ist es also, dass deine Nachricht – dieser Würfel – angenommen wird. Ich möchte dir nun eine Auswahl anbieten, möchtest du lieber diesen *(unverpackten)* oder diesen *(verpackten)* Würfel an dich nehmen?"

Eric konnte nun nachempfinden, dass es nicht entscheidend ist, dass er mit aller Gewalt eine Botschaft oder Erwartungshaltung vermittelt, sondern dass auch sein Gegenüber offen für einen Austausch sein muss, damit Eric sein Ziel erreicht. Er konnte sich daraufhin auf ein Rollenspiel einlassen, in dem zunächst das Geschenk als Symbol für ein freundliches Auftreten eingesetzt wurde. In verschiedenen Variationen probierten beide aus, wie das Gesagte auf die Therapeutin in der Rolle des Lehrers wirkte: Eric hielt ihr beide Würfel entgegen, und sie entschied nach seiner verbalen Ansprache, ob sie das Gesagte als höflich (verpacktes Geschenk annehmen) oder unhöflich (unverpackten Würfel annehmen) empfand, und Eric tat es ihr im Rollentausch nach.

6.5 Lose und Lottoscheine

Lose kennt man klassischerweise von der Kirmes oder von Tombolas. Mit ihnen ist es ein wenig wie mit Geschenken oder Wundertüten: Sie lösen meist eine unmittelbare emotionale Reaktion aus, da wir sie mit Spiel, Spannung und Überraschung verbinden und vielleicht insgeheim auf den großen Gewinn hoffen. Wir können also sicher sein, mit dem Einsatz von Losen die Aufmerksamkeit unseres Gegenübers zu wecken. Für die folgenden Übungen eignen sich bunte Blankolose. Alternativ lassen sich aber ebenso kleine Zettel nutzen, die zusammengefaltet werden. Dann kommt es vor allem darauf an, über Erzählungen die Vorstellungskraft des Klienten anzuregen („Stell dir vor, du bist auf einem Jahrmarkt und bleibst an einem riesigen Wagen mit tollen Gewinnen stehen ...").

Eine besondere Variante sind Rubellose, die man auch selbst herstellen kann: Hierzu mischt man etwas Acrylfarbe mit einem Schuss Spülmittel und trägt dieses Gemisch anschließend auf der Rubbelfläche auf. Diese sollte aus festem Papier bestehen. Wahlweise kann man die Rubbelfläche auch mit durchsichtigem Klebeband oder Folie bekleben und dann die Farbe auftragen.

Einsatzmöglichkeiten

Jedes Los ein Treffer – Wenn die Angst vor Fehlern Entscheidungen erschwert

Für diese Übung wird eine Handvoll Lose (etwa acht bis zehn Stück) vorbereitet, auf denen jeweils „Hauptgewinn" steht. Jedes Los enthält jedoch ein anderes Adjektiv, also z. B. großartiger, fantastischer, toller, wunderschöner Hauptgewinn. Geeignet ist die Intervention vor allem für Patienten, denen alltägliche Entscheidungen schwerfallen, aus Angst, die falsche Option zu wählen. Dabei sollte es sich um überwiegend triviale Themen handeln, bei denen die Wahlmöglichkeiten in etwa gleichwertig sind und eine Entscheidung keine weitreichenden Konsequenzen hätte. Ziel ist es, zu verdeutlichen, dass man den Ausgang von Entscheidungen meist nicht vorhersehen kann, mehr Glück bzw. Zufall darin steckt, als man annimmt, und man letztlich mit jeder der Optionen gut leben könnte.

Eine atmosphärische Erzählung als Einleitung (Jahrmarktbesuch o. ä.) stimmt auf die folgende Intervention ein. Das Augenmerk sollte darauf gerichtet werden, dass der Patient auf jeden Fall das „beste" oder „perfekte" Los ziehen möchte. Es sollte ein gewisser Entscheidungsstress entstehen, etwa durch Nachfragen, ob er sich seiner Wahl wirklich sicher ist. Nachdem er ein Los gezogen und damit den „Hauptgewinn" ausgewählt hat, gratuliert die Therapeutin zu dieser „wunderbaren" Entscheidung und fragt, wie dies gelungen sei. Da es sich bei Gewinnspielen um pures Glück handelt, wird die Person das vielleicht auch so benennen.

Anschließend erkundigt man sich etwas beiläufig, ob der Patient nicht wissen möchte, was auf den anderen Losen steht? Bejaht er dies, lässt man ihn die nicht gewählten Lose der Reihe nach öffnen, sodass er feststellt, dass jede andere Wahl genauso „richtig" gewesen wäre.

Wie geht es ihm mit dem Wissen, dass jede andere Option genauso gut gewesen wäre?

Würde er sich beim nächsten Mal bei der Entscheidung anders verhalten?

Sind Alltagsentscheidungen manchmal vielleicht auch ein bisschen wie diese „besondere" Tombola?

Man kann davon ausgehen, dass das Gegenüber neugierig genug sein wird, um auch die anderen Lose zu öffnen. Ist dies nicht der Fall, ist das auch kein Beinbruch: Man kann ihn dann in seiner Fähigkeit, Entscheidungen zu treffen, bestärken, und fragen, wie er es geschafft hat, die anderen Optionen guten Gewissens hinter sich zu lassen.

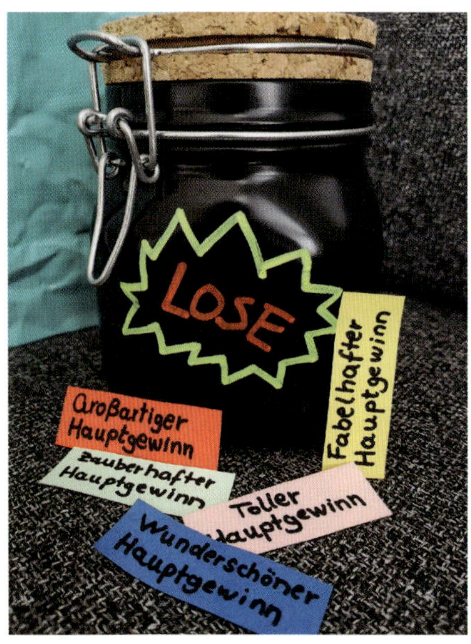

Die geheimnisvolle Losverkäuferin: Eine kleine Geschichte über Optimismus und Pessimismus

Eine Therapie ist auch immer eine Anregung zum Perspektivwechsel. Dabei werden Patientinnen und Patienten oft nicht direkt mit anderen Sichtweisen konfrontiert, sondern durch gezieltes Fragen (z. B. im Sokratischen Dialog, de Jong-Meyer, 2018) dabei begleitet. Eine weitere Möglichkeit sind metaphorische Geschichten, die durch eine atmosphärische Erzählung die Aufmerksamkeit des Patienten wecken und so leichter im Gedächtnis bleiben. Sie weisen zudem nur subtile Botschaften in Bezug auf die Situation des Patienten auf und können so weniger bedrohlich wirken als eine direkte Konfrontation mit problematischen Themen. Eine Geschichte, die die unterschiedliche Sicht auf die Welt von Optimisten und Pessimisten illustriert, ist folgende:

> *„Wir alle kennen die Losbuden mit vielen bunten Preisen, wie sie für Jahrmärkte typisch sind. Ich möchte dir heute die Geschichte von einer besonderen Losbude erzählen. Sie hat sich vor vielen Jahren auf einem großen Jahrmarkt zugetragen.*

Eine geheimnisvolle ältere Dame schloss sich den Schaustellern an. Da sie nicht viel Startkapitel hatte, konnte sie sich keinen Wagen mit einer Auswahl an Preisen leisten, die die Gäste angelockt hätten. Sie wurde daher zunächst von den anderen Schaustellern belächelt und links liegengelassen. Tag für Tag stand sie mit ihrem roten Samtsäckchen an demselben Platz und verkaufte ihre Lose.

Der Karussellbesitzer neben ihr beobachtete sie eine Weile und stellte fest, dass sie dennoch eine besondere Anziehungskraft auf die Jahrmarktbesucher zu haben schien. So war sie meist den ganzen Abend damit beschäftigt, Lose zu verkaufen. Wie konnte das sein? Es erhielt doch niemand einen Preis. Er beobachtete aber noch etwas: Einige Leute schienen hochzufrieden mit ihrem Los zu sein, während andere sichtlich verärgert von dannen zogen. Also beschloss er, der Sache auf den Grund zu gehen und die mysteriöse Losverkäuferin anzusprechen. Sie schaute ihm tief in die Augen und sprach mit geheimnisvoller Stimme:

„Willkommen in der Losbude der Fantasie! Preise zum Anfassen finden Sie bei mir vergeblich. Ich habe etwas viel Kostbareres in meinem Säckchen: Ihre Zukunft! Sicher interessiert es Sie, was diese für Sie parat hält? Dann greifen Sie zu! Es gibt nur eine Bedingung: Das Los ist nur für Ihre Augen bestimmt. Betrachten Sie es und verlieren Sie kein Wort darüber!“

Der Karussellbesitzer war längst in ihren Bann gezogen und erwarb eines ihrer Lose. Als er es öffnete, las er: ‚Hoffnungs-Los'. Darüber musste der Karussellbesitzer lange nachdenken ...“

Für eine möglichst lebendige Gestaltung kann beim Erzählen der Geschichte ein Säckchen mit Losen zur Hand genommen werden, aus dem das Gegenüber am Ende selbst eines ziehen darf. Man kann im Anschluss offenlassen, wie die Beschriftung des Loses interpretiert wird, genauso kann sich aber auch ein Gespräch über spontane Assoziationen und Gefühle ergeben.

Eine Tombola voller Nieten – Wenn man nur verlieren kann

  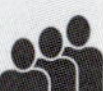

Manchmal begegnen uns Patienten, die in einer ausweglosen Situation (englisch: „Lose-lose“) stecken: Egal, wie sie es machen, sie können es nur falsch machen. Sei es, dass ihnen ihre Umwelt Doppelbotschaften sendet (z. B. Eltern, die eine freie Berufswahl ihrer Kinder propagieren und gleichzeitig vermitteln, dass nur ein Studium gut genug wäre), oder dass jemand zwischen zwei Kulturen mit unterschiedlichen Wertesystemen aufwächst, denen er nicht gleichzeitig entsprechen kann.

Benötigt werden für diese Übung etwa fünf bis zehn Lose, die alle mit „Niete“ oder „Leider verloren“ beschriftet werden. Eingeleitet werden kann die Intervention mit der Beschreibung einer großen, spannenden Tombola mit jeder Menge attraktiver Preise, die der Patient nur zu gerne gewinnen würde. Es sollte eine möglichst positive Erwartungshaltung dabei entstehen. Nun lässt man den Patienten die Lose ziehen und öffnen, eines nach dem anderen. Nach jedem Verlierer-Los wird er ermutigt, es doch noch weiter zu probieren, bestimmt ist bald der Hauptgewinn dabei. Sind alle Lose gezogen, wird dem Patienten deutlich:

Bei dieser Tombola gab es gar nichts zu gewinnen!

- Wie geht es ihm jetzt damit?
- Hätte er teilgenommen, wenn er das vorher gewusst hätte?
- Welches Gefühl hätte er gegenüber dem Veranstalter der Tombola?
- Würde er ihn zur Rede stellen?
- Und würde er sich auf ein erneutes Gewinnspiel einlassen?

Die letzte Frage wird er sicher mit „Nein“ beantworten. An dieser Stelle kann nun eine Brücke zu alltäglichen Situationen geschlagen werden, die nach dem gleichen Prinzip funktionieren.

- Wie geht es ihm mit einer bestimmten Situation, wenn er weiß, dass er nur verlieren kann?
- Kann er mit diesem Wissen eine andere Entscheidung treffen als bisher (z. B. sich emotional auf Vorwürfe oder Ablehnung vorbereiten, die Lösung wählen, mit der er sich selbst am besten fühlt ...)?
- Gibt es Möglichkeiten der Vorbeugung, damit zukünftig keine oder weniger Lose-Lose-Situationen entstehen?

Lotto-Mathematik: Warum der Verstand längst nicht alles entscheidet

In der Therapie kommt es bisweilen vor, dass Patientinnen oder Patienten von sich selbst glauben, sie seien „irgendwie verrückt“, weil sie den Sinn ihres Handelns selbst nicht nachvollziehen können, oder weil sie entsprechende Rückmeldungen von ihrer Umwelt erhalten. Um das Verständnis und die Nachsicht für sich selbst zu fördern, bietet sich die folgende Übung an:

Man reicht seinem Gegenüber einen Lottoschein und lädt ihn zum Träumen über einen Lottogewinn ein (Hinweis nicht vergessen: Lotto darf erst ab 18 Jahren gespielt werden!). Was würde er sich leisten und was würde sich in seinem Leben ändern? Nachdem einige positive Bilder entstanden sind, erläutert man sinngemäß:

„Viele Glücksspiele wie Lotterien locken mit tollen Hauptgewinnen zahlreiche Spieler an – dabei ist die Chance auf den Jackpot im Lotto mit 1:140 Millionen verschwindend gering. Es ist sogar wesentlich wahrscheinlicher vom Blitz getroffen zu werden (1:6 Millionen). Unser Verstand sollte uns eigentlich klar davon abhalten, diese Form des Glücksspiels zu betreiben. Was glaubst du, warum sind Lotterien dennoch so erfolgreich?"

Nachdem die eine oder andere Vermutung zusammengetragen wurde, kann man fortfahren:

„Die Gründe hierfür sind tatsächlich vielfältig. Wer sich an Glücksspielen beteiligt, hofft auf den großen Jackpot, befeuert von Berichten über glückliche Gewinner, denen unzählige Mitspieler gegenüberstehen, die leer ausgegangen sind. Als Spieler kann man sich auch als Teil einer Gemeinschaft fühlen, man tritt mit anderen in den Wettbewerb und kann seinen Gewinn vor anderen zur Schau stellen.

Du siehst also, hier spielt der Verstand gar keine besonders große Rolle. Hier geht es ums Gefühl. Der Lottoschein ist sozusagen ein Fahrschein ins Ungewisse, vielleicht ins große Glück oder zu unermesslichem Reichtum. Wir zahlen für die Chance, dass wir träumen und unserer Fantasie freien Lauf lassen können. Da ist uns die rechnerische Wahrscheinlichkeit völlig egal.

Unzählige Lottospieler können doch so falsch nicht liegen, wenn sie ihr Gefühl entscheiden lassen, oder? Und so ist es mit vielen unserer alltäglichen Entscheidungen auch. Unser Gefühl entscheidet manchmal, auch wenn der Verstand das nicht nachvollziehen kann. Wie ist es bei dir, was entscheidet dein Gefühl und was könnten die Gründe dafür sein?"

Im Idealfall entsteht nun ein Gespräch darüber, dass Verstand und Gefühl gleichermaßen an Entscheidungen beteiligt sein können, und dass beide ihre Berechtigung haben. Und schließlich kann noch der folgende Aspekt nach unserer Erfahrung für einen Aha-Effekt sorgen: Wer sagt denn überhaupt, dass wir dazu verpflichtet sind, immer kluge und rational begründbare Entscheidungen zu treffen?

Lotterie der Gedanken – Kognitive Steuerungsfähigkeit erleben

Viele Patienten, die zwanghafte Gedanken haben oder zum Grübeln neigen, fühlen sich ihren Gedanken hilflos ausgeliefert. Zumeist versuchen sie, diese störenden Kognitionen beiseitezuschieben, um sich am Ende doch wieder mit ihnen auseinanderzusetzen. Um zu verdeutlichen, dass wir uns zwar nicht aussuchen können, welche Gedanken uns spontan in den Kopf kommen, aber sehr wohl eine Wahl haben, welchen Inhalten wir uns zuwenden wollen und welchen nicht, kann die folgende Übung eingesetzt werden:

Benötigt werden etwa fünf bis zehn Lose einer Farbe, welche mit „Du hast gewonnen!" beschriftet werden. Die gleiche Menge Lose einer anderen Farbe erhalten die Beschriftung „Leider verloren!". Man mischt diese Lose nun alle zusammen durch und legt sie z. B. in eine Schale. Dann lässt man den Patienten ein erstes Los ziehen und anschauen. Hat er es geöffnet, fragt man ihn, was er davon hält. Nun bietet man nach und nach weitere Lose an – er wird recht schnell merken, welche Farbe die Gewinnerlose haben, und sich nur noch diese aussuchen. Darauf kann man ihn ansprechen: „Warum wählst du immer nur diese eine Farbe aus?" Er wird vermutlich erklären, dass er schnell durchschaut hat, welche Lose einen Gewinn versprechen, sodass seine Entscheidung einfach war.

Damit lässt sich eine Brücke zu störenden Gedanken schlagen: Er hat die Verliererlose zwar gesehen, doch er hat sie nicht weiter beachtet. Sie haben sich nicht in Luft aufgelöst, aber es gab einfach keinen Grund, sich mit ihnen weiter zu beschäftigen. Was wäre, wenn die störenden Gedanken auch nichts weiter als Verliererlose wären? Was spricht dagegen, sie ganz genauso zu behandeln?

6.6 Halbedelsteine

Halbedelsteine, oft auch als „Heilsteine" bekannt, sehen schön aus, ohne von großem Wert zu sein. So ist es leicht möglich, sich einen ganzen Beutel mit verschiedenen Steinen für nur ca. 10 Euro zu kaufen. Darin sind dann je nach Größe der Steine zwischen zehn und mehreren Hundert Stück. Kaufen kann man sie z. B. in Schmuckläden, Souvenirläden oder Geschäften, welche sich mit esoterischen und spirituellen Themen beschäftigen. Am günstigsten kann man sie finden, wenn man sie als „Trommelsteine" sucht. Unter dieser Bezeichnung gibt es sie teils sogar in großen, umfassend ausgestatteten Supermärkten.

Sie sind vielseitig einsetzbar und können z. B. eine ganz besondere Art der Verstärkersammlung darstellen. Statt der Sammlung von Stickern oder Strichen auf einer Tafel kann ein kleiner Steingarten oder eine Schatzkiste mit Trommelsteinen angelegt werden. Wenn der Patient oder die Bezugspersonen einmal Schwierigkeiten haben sollten, die bisherigen Erfolge zu erkennen, kann die Therapeutin einfach auf den großen „Schatz" verweisen, welcher sich schon angesammelt hat.

Einsatzmöglichkeiten

Dein Heilstein – Als Therapieerinnerung

Um das in der Therapie bereits Erlernte in Gedanken zu behalten, können kleine Erinnerungsstücke hilfreich sein. Eine Variante dafür sind Halbedelsteine, welche der Patient mit nach Hause und speziell in die problematischen Situationen (z. B. Unterricht) nehmen kann, um sich an Erlerntes zu erinnern. Der Stein kann als „Handschmeichler" genutzt werden, um so gleichzeitig eine beruhigende Wirkung auf den Patienten zu haben. Dies kann sowohl bei Ängsten und Zwängen als auch bei einer ADHS-Symptomatik hilf-

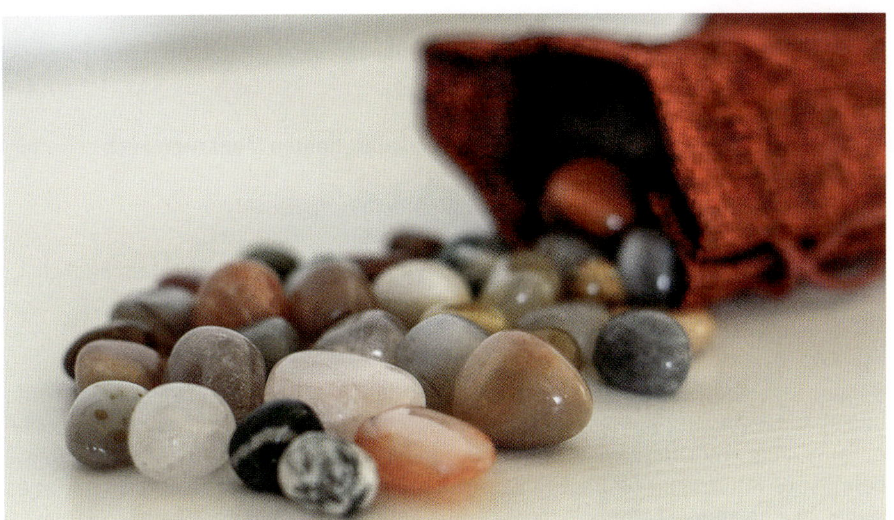

reich sein, wo das Streichen über den Stein als konzentrationsfördernde Sinnesstimulation (Hartanto u. a., 2016) genutzt werden kann. Gemeinsam wird die Schatzkiste mit den Steinen geöffnet. Die Therapeutin kann dann etwas geheimnisvoll erklären, dass sich irgendwo zwischen den vielen anderen Steinen ein ganz besonderer befindet, der wie für den Patienten gemacht ist, und nur darauf wartet, von ihm gefunden zu werden. Der Patient darf sich auf die Suche nach ihm begeben und sollte sich unbedingt Zeit lassen, genau zu prüfen, ob er den richtigen Stein gefunden hat, der in Form, Farbe und Größe genau zu ihm passt. Je besser es gelingt, den Stein in eine solche begleitende Erzählung einzubinden, desto eher erhält dieser für den Patienten tatsächlich eine besondere Bedeutung.

Dein Zauberstein – Probleme kreativ betrachten

  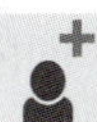 

Oft ist es hilfreich, bei altbekannten Problemen einen neuen Zugang zu schaffen und sie einmal anders zu betrachten. So können auch zuvor völlig unbekannte Aspekte zur Sprache kommen.

Die folgende Übung (nach Bergmann, 2021) soll eine kreative Betrachtungsweise anregen. Der Therapeut erklärt, dass die Patientin sich vorstellen solle, es gebe Zaubersteine, die unsere Probleme verändern können. Er lässt die Patientin in einen kleinen Beutel mit Trommelsteinen greifen und so blind einen auswählen. Anschließend legt er ihr einen Zettel mit dieser Auflösung zur Bedeutung der jeweiligen Farbe vor:

Blau: Das Problem ist plötzlich etwas, das alle haben wollen.

Gelb/Orange: Das Problem wird klein und verliert seine Bedeutung.

Weiß: Man darf das Problem an jemanden abgeben, der sich mit der Lösung auskennt.

Grau/Schwarz: Das Problem haben plötzlich alle anderen Menschen auch.

Grün: Das Problem wird in mehrere Teilprobleme zerlegt.

Rosa/Lila: Man darf das Problem an eine Person seiner Wahl mit einem ähnlich großen Problem abgeben und erhält dafür ihr Problem.

Gemeinsam wird besprochen, was sich durch den gewählten Stein verändern würde und ob diese Änderung wünschenswert wäre. Vielleicht hat der Stein auch eine unklare Farbe, liegt zwischen zwei Farben (z. B. Türkis) oder besteht aus mehreren Farben – dann ist es interessant für welche Farbe sich die Patientin entscheidet. Oder gibt es vielleicht eine andere Farbe, die die Patientin lieber gezogen hätte? Wenn ja, warum?

Dein Geschenkstein – Ein Symbol für die Dinge, die man anderen gibt

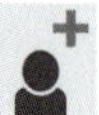

Als Teil der Ressourcen- und Selbstwert-Arbeit können auch solche persönlichen Eigenschaften des Patienten herausgearbeitet werden, die ein Geschenk für seine Mitmenschen sein können. Das sind z. B. Ehrlichkeit, Freundlichkeit, Hilfsbereitschaft, Liebe, Empathie, Zuverlässigkeit oder Vertrauen. Viele Eigenschaften, die Patienten in sich tragen, sind wie Geschenke für jeden, dem sie sie schenken. Mithilfe der verschiedenen Steine können unterschiedliche Eigenschaften symbolisiert werden. Der Rosenquarz erinnert vielleicht an Liebe, der durchsichtige Bergkristall an Transparenz. Anschließend kann gemeinsam überlegt werden, wem man diese Geschenke regelmäßig zukommen lässt. Gleichzeitig kann auch betrachtet werden, wer dem Patienten diese Geschenke überreicht. Vielleicht wird die Schwester nicht als besonders freundlich oder liebevoll wahrgenommen, kann aber trotzdem das Geschenk der Ehrlichkeit und Zuverlässigkeit bieten? So kann diese Intervention helfen, auch in belasteten Beziehungen die positiven Anteile zu erkennen.

Die 15-jährige Giulia erkannte während dieser Intervention, dass ihre beste Freundin ihr sehr viel Vertrauen entgegenbrachte. Sie entschied sich daraufhin dafür, dieser Freundin den ausgewählten Vertrauensstein als Symbol dafür zu schenken, dass sie ihr dieses Vertrauen fortan genauso schenken wollte.

Dein Kraftstein – Als Geschenk zum Therapieabschluss

Zum Abschluss der Therapie pflegen einige Therapeuten den Brauch, den Patienten ein kleines Geschenk mitzugeben, um deren Bemühungen zu honorieren und den Abschied positiv zu gestalten. Auch hier eignen sich Halbedelsteine sehr gut: Sie sind farblich ansprechend, haben (zumindest für jüngere Kinder) den Anschein von Wertigkeit und bringen durch die Unterschiedlichkeit der Steine trotzdem die gern gesehene Individualität mit.

Wenn man, wie in der Einleitung beschrieben, eine kleine Sammlung von Halbedelsteinen hat, sollte der Patient die Möglichkeit bekommen, sich selbst einen Stein auszusuchen, um den zu finden, der individuell zu ihm passt. Falls man sich mit den Steinen auskennt oder dem Set eine Beschreibung beilag, kann man auch gemeinsam schauen, wie der Stein heißt und was für eine Bedeutung ihm nachgesagt wird. So gibt es z. B. gleich mehrere Steine, die zur Steigerung des Selbstbewusstseins beitragen sollen, wie der Achat, den es in vielen verschiedenen Farben gibt. Auch wenn es hierfür keinerlei Belege gibt, kann der symbolische Wert für den ein oder anderen interessant sein. Aber auch ohne die „offizielle“ Bedeutung zu kennen, kann man gemeinsam definieren, wofür der Stein stehen soll: Lebensfreude, Mut oder vielleicht Durchsetzungsfähigkeit?

Ergänzend kann auch der Gedanke hilfreich sein, dass jede bewältigte Belastung Wachstum ermöglicht – nach allen Steinen, die ein Patient aus dem Weg räumen musste, bleibt als Erinnerung ein schöner Halbedelstein.

6.7 Gehirnmodell

Gehirnmodelle sind in den meisten Psychotherapiepraxen kein selbstverständliches Accessoire – dabei sind sie nicht nur ein interessanter Dekorationsgegenstand, sondern auch vielseitig in der Therapie einsetzbar. Inzwischen ist der Zusammenhang zwischen unserem Verhalten, Fühlen und Handeln und Prozessen in unserem Gehirn zumindest in Teilen erforscht. Wir wissen, welcher Teil des Gehirns für Gefühle zuständig ist, welcher für das Sehen etc. Die Forschung konnte auch zeigen, dass das Gehirn sich ein Leben lang entwickeln und verändern kann – man spricht hier auch von der „neuronalen Plastizität“. Dieses Wissen darf an der passenden Stelle auch in die Psychotherapie einfließen.

Gehirnmodelle gibt es in sehr unterschiedlichen Preisklassen, beginnend ab etwa 20 Euro. Sehr hilfreich ist es, wenn ein Heft oder eine Übersichtskarte mit Erklärungen zu den einzelnen Hirnregionen beiliegt. Wenn das Gehirnmodell lediglich dem symbolischen Einsatz dienen soll, kann man auch im Bereich der Fidgets fündig werden. Hier gibt es kleine Gehirne in Form von Stressbällen aus Gummi oder als sog. „Squishies“ aus weichem Kunststoffschaum für nur wenige Euro. Diese bieten sich auch als humorvolles Mitgebsel im Sinne eines „Notfall-Gehirns“ an, das in bestimmten Situationen daran erinnern kann, nicht „kopflos“ zu handeln.

Einsatzmöglichkeiten

Klüger als die Angst – Warum man mit Alternativgedanken Ängste besiegen kann

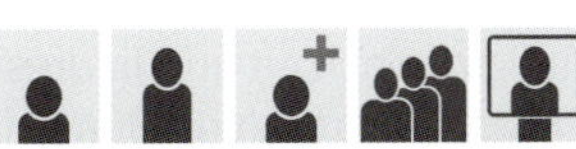

Bei Patienten mit starken Emotionen (hier am Beispiel der Angst), denen sie sich hilflos ausgeliefert fühlen, kann man über Psychoedukation mehr Selbstwirksamkeitserwartung erzeugen. Dazu nutzt man sein Gehirnmodell, öffnet es und erklärt dazu:

„Unser Gehirn besteht aus verschiedenen Teilen, die sich zu unterschiedlichen Zeitpunkten der Menschheitsgeschichte entwickelt haben. Der Teil, welcher für die Angst zuständig ist, ist die Amygdala, und sitzt in der Mitte des Gehirns. Das ist ein Teil des Gehirns, welcher sich sehr früh entwickelt hat und ohne Umwege reagiert. Daran liegt es auch, dass man manchmal Angst empfindet, ohne zu wissen, wo sie genau herkommt – sie ist einfach da.

Anders der präfrontale Kortex, welcher u. a. für bewusste Entscheidungen und Logik zuständig ist, also für alles ‚Kluge', was du tust. Dieser Teil des Gehirns hat sich erst deutlich später entwickelt, gibt uns aber eine Art ‚Superkraft'. Wir können damit Informationen aus den ‚älteren' Gehirnteilen überlisten. Mithilfe des präfrontalen Kortex sind wir in der Lage, klüger zu sein als die Angst, klüger als einschießende Emotionen.

Das Problem: Der präfrontale Kortex reagiert nicht einfach so, wir müssen ihn bewusst einsetzen. Wenn wir also z. B. ein Angstgefühl besiegen wollen, müssen wir bewusst darüber nachdenken, woher die Angst kommt und ob sie gerechtfertigt ist. Wenn man richtig doll Angst hat, kann man diese Superkraft aber oft nicht abrufen. Wir können hier dennoch zusammen üben, wie man die Kraft am besten einsetzt, damit die älteren Gehirnbereiche nicht mehr ganz so häufig das Kommando übernehmen. Dann können wir uns aktiv sagen: ‚Nein, ich spüre zwar Angst, aber ich weiß, dass keine Gefahr besteht, ich bin noch nie einfach umgefallen, das wird auch jetzt nicht passieren.' Uns darüber bewusst zu werden, dass eine Angst nicht der Situation angemessen oder zu stark ist, lässt sie nicht sofort völlig verschwinden, aber es hilft uns dabei, zu der Erkenntnis zu gelangen, dass wir etwas dagegen tun können und der Angst nicht hilflos ausgeliefert sind."

Die Jugendzeit ist gefährlich – Warum Jugendliche manchmal unkluge Dinge tun

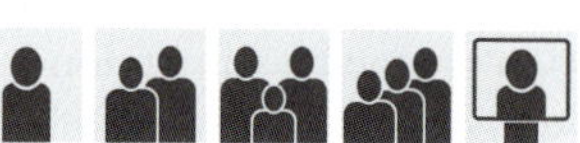

Obwohl jeder von uns einmal jugendlich war, scheinen pubertierende Kinder für ihre Eltern oft ein Mysterium zu sein – und oft sind sie das auch für sich selbst. Das ist nicht verwunderlich, da in dieser kurzen, aber prägenden Phase des Lebens das Gehirn anders funktioniert als im restlichen Leben.

Das liegt daran, dass das Gehirn während der Pubertät einen unfassbar umfassenden Veränderungsprozess durchläuft. Viele Verbindungen, die zuvor entstanden sind, bilden sich nun wieder zurück, um das Gehirn effizienter zu machen. Das dauert aber natürlich seine Zeit und in dieser Phase des Umbaus funktioniert einiges anders, als wir Erwachsenen es uns wünschen würden. Bei einer stabilen Beziehung, in der auch Humor einen Raum hat, kann ein Zettel mit dem Titel „wegen Renovierung geschlossen" zur Visualisierung an das Gehirnmodell angebracht werden. Beispielsweise ist das limbische System, also der Teil, der für Emotionen verantwortlich ist, deutlich aktiver. Hierdurch reagieren Jugendliche „plötzlich" so emotional und entwickeln manchmal schneller Ängste, z. B. in sozialen Bewertungssituationen. Gleichzeitig ist der präfrontale Kortex aber noch nicht fertig ausgebildet, wodurch die kognitive Einordnung dieser Emotionen erschwert wird. Zudem hat die Aktivität des Nucleus accumbens, des zentralen Teils des Belohnungssystems des Gehirns, im Jugendalter ihren Höhepunkt, wodurch vermehrt Erfahrungen gesucht werden, die Glücksgefühle auslösen (Dahl u. a., 2018). Dies sind nur einige Beispiele dafür, dass ein jugendliches Gehirn anders arbeitet als das eines Erwachsenen. Insgesamt scheint auch die Risikobereitschaft im Jugendalter überdurchschnittlich hoch zu sein, insbesondere im Zusammenspiel mit dem Wunsch nach Anerkennung im sozialen Bereich (Smith, 2018).

Sieht man sich mit den Jugendlichen gemeinsam das Gehirnmodell an und erklärt daran die Veränderungen, so können diese leichter nachvollziehen, dass ihre Eltern tatsächlich manchmal recht haben, wenn diese sie vor sich selbst beschützen wollen und ihre Entscheidungsfähigkeit anzweifeln. Es geht also nicht darum, dem Kind die eigenen Vorstellungen aufzudrücken, sondern es gibt tatsächlich unterschiedliche Wahrnehmungen der Situationen zwischen Jugendlichen und Erwachsenen, einfach weil die Gehirne unterschiedlich arbeiten.

Gleichzeitig kann man Eltern anhand des Modells erklären, dass diese häufig wahrgenommene Irrationalität eine normale Entwicklungsphase ist, durch die ihr Kind hindurchmuss, um erwachsen zu werden. Jugendliche dürfen auch Risiken eingehen – die so gewonnenen Erkenntnisse sind wichtige Lebenserfahrungen und können dazu beitragen, später sinnvollere Entscheidungen zu treffen.

„My brain be like ..." – Humorvolle Dialoge mit dem eigenen Gehirn führen

Ob Grübeleien, zwanghafte Gedanken oder negative Selbstverbalisationen („Das schaffst du nie!"), unser Gehirn kennt zahlreiche Möglichkeiten, sich uns mit unproduktiven „Ergüssen" in den Weg zu stellen. Diese sind oft wenig kreativ, dafür umso hartnäckiger und zum Teil wie automatisiert ablaufend. Eine humorvolle Art, damit umzugehen, stellt die Externalisierung über ein Gehirnmodell – idealerweise in einer witzigen Gestaltung mit hervorspringenden Augen – dar. Das schafft Distanzierung und einen sowohl emotional als auch kognitiv und körperlich erfahrbaren Ausstieg aus sabotierenden Gedankenmustern.

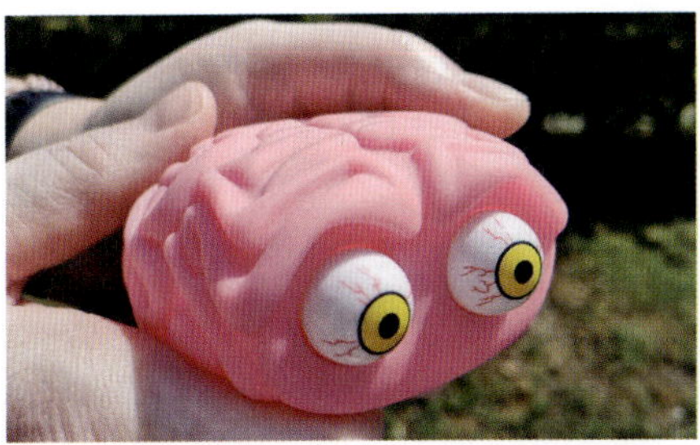

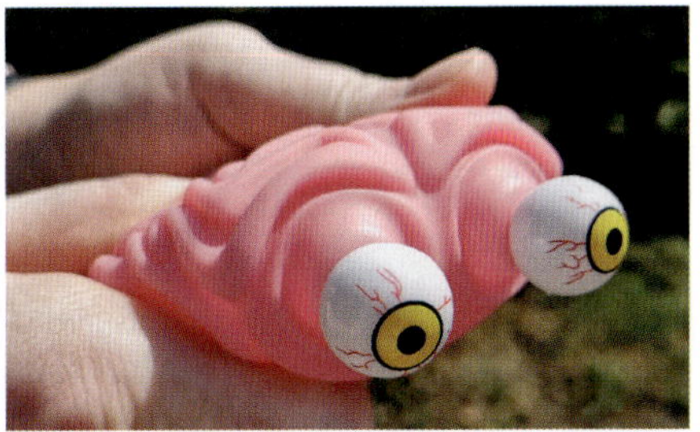

Je nach Thema bieten sich nun verschiedene metakognitive Rollenspiele an, bei denen das Gehirn mit dem Patienten in einen Dialog tritt. Ein Beispiel hierfür ist das Hirn als nerviger kleiner Quälgeist, der das Einschlafen verhindern will: Er produziert belastende Erinnerungen, kommentiert das Verhalten des Patienten abwertend und sorgt für ganz viel Aufregung, unangenehme Gefühle und das Erleben von Ausweglosigkeit und Ohnmacht. Manchmal kann das Gehirn auch richtig gemeine Sätze von sich geben, wie in der Rolle des fiesen Mobbers, der mithilfe von wüsten Beschimpfungen dafür sorgen will, dass eine soziale oder Leistungssituation nicht gut gemeistert werden kann. Manchmal spielt das Gehirn auch „Nachhall“ vergangener Erfahrungen, indem es beschämende oder belastende Aussagen von Eltern, Lehrern usw. wieder und wieder abruft.

So kommentierte die 14-jährige Patricia ganz jugendtypisch den Übungsimpuls mit „Oh, da kann ich relaten! Wenn ich abends im Bett liege und schlafen will und my brain be like ‚Hey, erinnerst du dich noch, wie du in der 5. Klasse mal was Peinliches gesagt hast?‘“

Die Erfahrung, diesen gedanklichen Sog zu unterbrechen, kann durch diese Übung die Selbstwirksamkeit des Patienten und seine Handlungsfähigkeit stärken. Er kann etwas tun und sich entscheiden, wie er das Angebot des Gehirns beantwortet: Möchte er darauf eingehen oder sich davon distanzieren? Hierbei lässt sich gut im Raum arbeiten: Als Therapeutin kann man dem Patienten das Gehirn beispielsweise regelrecht aufdrängen, ihn damit umkreisen, bis es immer enger wird, es ihm auf die Schulter setzen oder zuwerfen. Gleichzeitig lädt man ihn dazu ein, seinen Handlungsimpuls dabei zu spüren. Was möchte der Körper jetzt tun? Was möchte er antworten? Wo wäre der richtige Platz für seine Gedanken? Welcher Abstand, wie viel Nähe fühlt sich richtig an? So können erlernte und möglicherweise dysfunktionale Muster bearbeitet werden. In der aktiven Auseinandersetzung, die den Weg für Lösungen bahnt, experimentiert der Patient und überlegt etwa, ob das Gehirn auf der Schulter sitzen darf oder besser aufs Regal in der anderen Ecke des Raums soll. Nicht zuletzt kann er sich bewusst dafür entscheiden, seine Aufmerksamkeit etwas anderem zuzuwenden, und sein Gehirn im Hintergrund einfach „quatschen“ zu lassen, ohne es weiter zu beachten.

Am Ende der Stunde wird der Patient ermutigt, sich selbst zu beobachten und ohne Wertung wahrzunehmen, in welchen Situationen das Gehirn sich nun ruhiger verhält und welchen Abstand er braucht. Die Verankerung kann mit einer indirekten Suggestion unterstützt werden wie: „Und ich bin ganz gespannt, ob du es jetzt direkt oder morgen das erste Mal merkst, wie es dir mehr und mehr gelingt, den Abstand, der für dich richtig ist, herzustellen.“

„Wie ein Fitnessstudio für den Denkmuskel“ – Den eigenen Therapieerfolgen vertrauen lernen

Psychotherapie zielt auf die gezielte Veränderung bestimmter Verhaltensweisen, Gedanken, Wahrnehmungen und Gefühlen ab. Auch seelische Wunden bekommen einen Raum, um zu heilen. Tatsächlich ist eine Psychotherapie in der Lage, auch neurobiologische Prozesse zu verändern, was wir ziemlich beeindruckend finden. Dabei kann eine

Normalisierung stattfinden, indem eine Überaktivierung oder Inaktivierung in bestimmten Gehirnbereichen ausgeglichen wird, oder es kommt zu einer Kombination aus beiden Faktoren (Barsaglini u. a., 2014).

Anders als bei einer verheilenden Wunde lässt sich dieses innere Geschehen nicht einfach so beobachten. Dementsprechend fällt es einigen Patienten und Patientinnen schwer, die eigenen Fortschritte wahrzunehmen und anzuerkennen, was jedoch ein wichtiger Faktor für die Therapiemotivation sein kann. Hier lässt sich eines der Gummi- oder Schaumstoff-Fidgets in Gehirnform zur Hand nehmen. Die weiche Beschaffenheit ist dabei ein ideales Sinnbild für die Formbarkeit unseres Gehirns.

Man kann sein Gegenüber nun bitten, das Gehirnmodell in die Hand zu nehmen und zu betrachten. Wer mag, kann es natürlich auch kneten. Dabei können in etwa folgende Inhalte im Gespräch vermittelt werden:

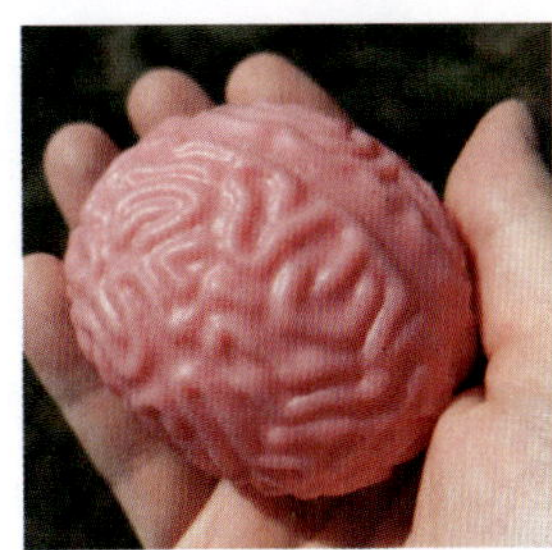

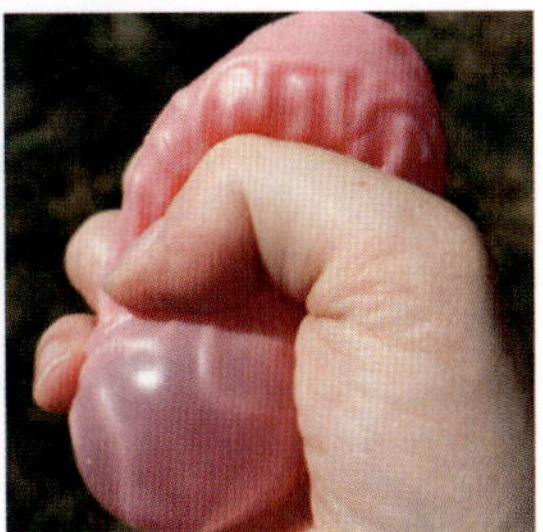

„Unser Gehirn ist ein wahres Wunderwerk der Natur. Gut versteckt in unserem Schädel leistet es tagtäglich eine Menge Denkarbeit. Dabei lässt es sich trainieren wie ein Muskel. Psychotherapie ist ein bisschen wie ein Fitnessstudio für diesen Denkmuskel. Auch wenn wir es nicht sehen, trainieren wir ihn mit jeder Sitzung und jeder Übung, die wir zuhause durchführen. Wir dürfen darauf vertrauen, dass sich diese Veränderung auch im Alltag bemerkbar macht!

Nehmen wir z. B. Ängste: Vor einer Psychotherapie ist unser Gefühlszentrum sehr aktiv, wenn wir dem Angstauslöser ausgesetzt sind. Im Laufe einer Therapie lernt es, nicht mehr so schnell und stark zu reagieren, und die Angst nimmt ab. Bei einer Depression hingegen wird unser Hirn ein wenig träge; der Stoffwechsel in bestimmten Bereichen gerät dabei ins Stocken. Eine Therapie kann dann dafür sorgen, dass dieser Stoffwechsel wieder angekurbelt wird.

Lass uns doch einmal gemeinsam überlegen: Was hat denn dein Denkmuskel schon geschafft? Wo reagiert dein Gehirn nicht mehr so stark wie früher oder wo hat es schon neue Reaktionsmöglichkeiten gelernt?“

Mit dieser Analogie lässt sich auch die Bedeutung realistischer Ziele sowie deren Anpassung und Verfeinerung besprechen („Was braucht der Denkmuskel für ein optimales Training?“). Auch die Anstrengung des Patienten kann in diesem Rahmen Würdigung erhalten – gerade zu Beginn einer Therapie kann es sein, dass er viel „Muskelkater“ hat. Ebenso kann der Vergleich mit anderen zum Thema gemacht werden: Vergleicht sich der Patient eher mit anderen auf seinem „Trainingsniveau“ oder mit solchen, die schon jahrelang geübt haben? Es ist auch möglich, die Wichtigkeit von Konstanz zu thematisieren und welche Trainingsbedingungen hierfür erforderlich und hilfreich sein können.

6.8 Farbkellen

Durchsichtige Farbkellen gibt es als Lernmaterial für Kinder für wenige Euro. Durch das Übereinanderlegen von zwei Kellen entstehen Mischfarben, was für verschiedene Gesprächsimpulse auf symbolischer Ebene hilfreich sein kann. Alternativ können auch farbige Folien aus dem Bastelbedarf oder Brillen mit bunten Gläsern genutzt werden (siehe auch Bergmann & Bergmann, 2017).

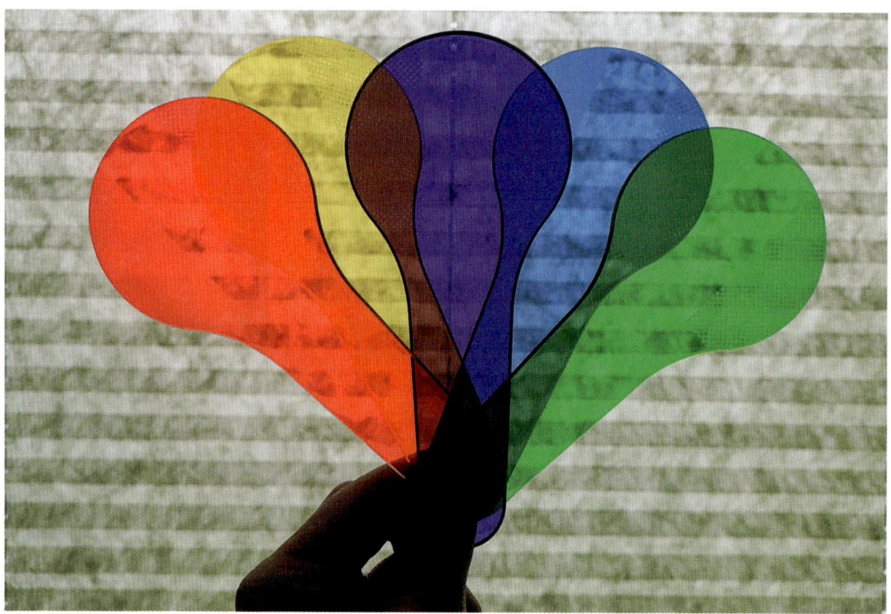

Einsatzmöglichkeiten

„1+1 ist mehr als 2“ – Partnerschaftliche Ressourcen wieder spürbar machen

Jedes Paar und jede Familie erlebt gute und weniger gute Zeiten miteinander, und nicht zuletzt stellen die Geburt und die Erziehung eines Kindes Eltern vor Herausforderungen, die es im Idealfall gemeinsam zu meistern gilt. Eine gute Zusammenarbeit entsteht dabei meist nicht automatisch – sie ist vielmehr das Ergebnis von gemeinsamen Gesprächen und Verhandlungen. In manchen Phasen mag die Zusammenarbeit nicht so recht gelingen und es kann zu Resignation kommen. In diesen Fällen kann die folgende Intervention helfen, den Blick auf Synergieeffekte zu lenken, die erst durch das Zusammenwirken der beiden Personen entstehen.

Hierfür lässt man beide Personen eine durchsichtige Farbkelle auswählen, z. B., indem man sie dazu auffordert, die eigene Lieblingsfarbe zu wählen, oder diejenige, die am besten zur eigenen Persönlichkeit passt. Dann hält man beide Kellen nebeneinander und erläutert, dass jede für sich die Gesamtmenge an Eigenschaften ausmacht, die beide mitbringen. Eine Partnerschaft oder auch Elternschaft macht beide im Idealfall zum Team. Man kann nun die beiden Kellen überreichen und sagen:

„Hier sind Ihre beiden Anteile an der Partnerschaft. Sie kennen doch sicher den Spruch ‚1 + 1 ist mehr als 2', oder? Hier habe ich eine kleine Knobelaufgabe für Sie: Machen Sie mehr als nur die Summe der Teile aus Ihren beiden Kellen!"

Alternativ kann man die Kellen so präparieren, dass der Spruch sichtbar wird, wenn beide im richtigen Winkel übereinandergelegt werden (siehe Bilder unten). Die Aussage sollte schnell klar werden: Durch die Mischung beider Farben entsteht etwas Neues, eine dritte Farbe, genau wie erst das Zusammenwirken zweier Partner sie zu einem Team werden lässt, das aus mehr besteht als nur aus zwei Einzelkämpfern.

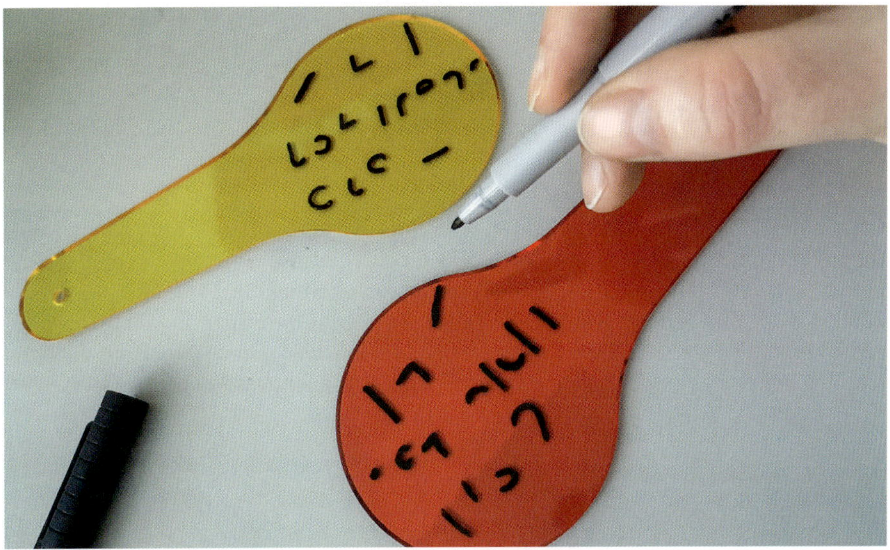

Was hier noch aussieht wie eine Sammlung sinnloser Zeichen ...

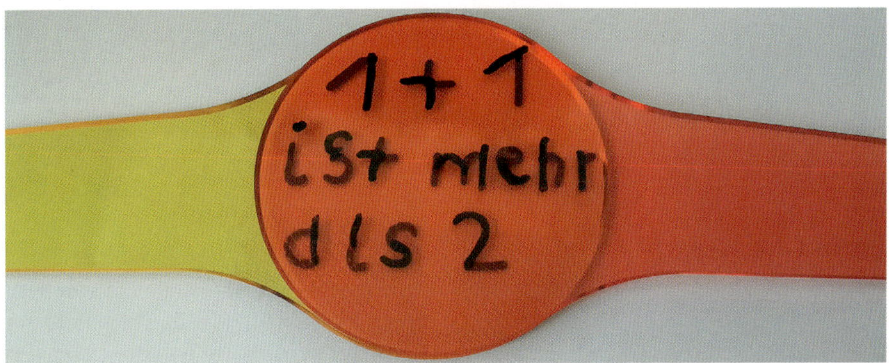

... ergibt erst im Zusammenspiel Sinn.

Nun kann gemeinsam überlegt werden, was das Paar nur mit vereinten Kräften erreicht hat, wo es sich schon gut funktionierende Routinen geschaffen hat und an welcher Stelle sich die Stärken von beiden optimal ergänzt haben. Vielleicht ist der eine Frühaufsteher und regelt alles, was morgens zu tun ist, und der andere läuft abends zur Höchstform auf, sodass der Haushalt zu beiden Tageszeiten „geschmissen" wird und die Zusammenarbeit auch ohne direkten Kontakt gut funktioniert? Oder der Vater baut dem Kind ein Puppenbett aus Holz, während die Mutter das passende Bettzeug hierfür nähen kann? Oder erledigt jeder die Aufgaben, die dem anderen schwerfallen, und man entlastet sich so gegenseitig?

Nähe und Distanz in der Partnerschaft

 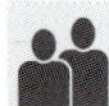

„Gegensätze ziehen sich an" – Dieser Spruch in Bezug auf Partnerschaften ist nicht totzukriegen. Doch stimmt er tatsächlich? Die ersten Beziehungen, die junge Menschen eingehen, verlaufen vielfach recht turbulent, da es nicht nur gilt, die eigenen Wünsche und Bedürfnisse zu entdecken, sondern diese zusätzlich mit denen einer zweiten Person abzugleichen. So wird die Partnerschaft nicht selten auch Thema in der Therapie. Ein häufiger Reibungspunkt ist dabei das Bedürfnis nach Nähe und Distanz, das recht unterschiedlich ausgeprägt sein kann. Hier passt die Idee mit den sich anziehenden Gegensätzen also schon einmal nicht.

Um die möglicherweise kollidierenden Bedürfnisse sichtbar zu machen, können zwei Farbkellen zum Einsatz kommen, die jeweils für eine der zwei Personen stehen und mit einem Folienstift ein Gesicht aufgemalt bekommen können. In der Arbeit mit Paaren können beide nun gebeten werden, die Kellen jeweils aus ihrer Sicht so weit zusammenzuschieben, wie sie sich Nähe oder gemeinsame Zeit wünschen. Dies kann auch getrennt voneinander geschehen und im Anschluss abgeglichen werden. Im Einzelsetting

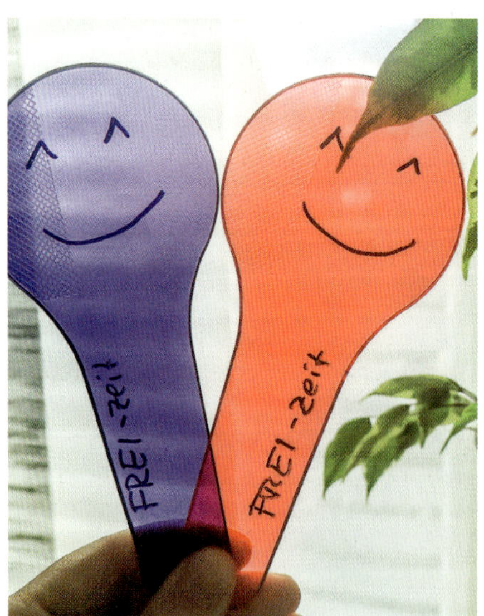

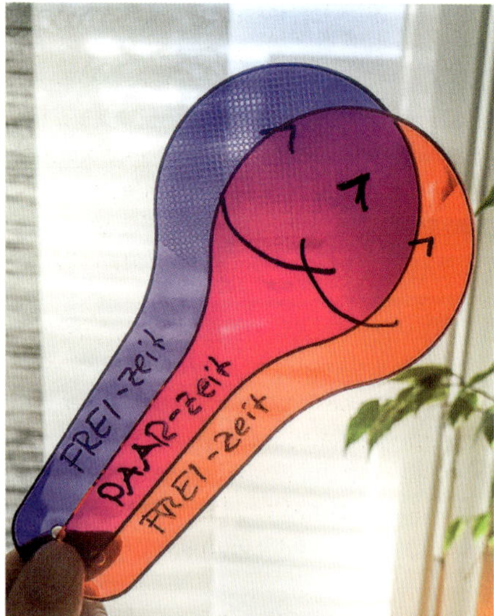

Paar-Zeit und Frei-Zeit: Wie viel Nähe ist für beide angenehm?

kann geschaut werden, wie viel Nähe sich die Patientin wünscht, und wie viel Nähe ihr Partner oder ihre Partnerin ihr anbieten möchte.

Anschließend kann geschaut werden, wie viel gemeinsame Zeit als Paar für beide angenehm ist und welche Freiräume jeder für sich benötigt. Bei sehr unterschiedlichen Bedürfnissen ist es möglicherweise notwendig, dass der Partner mit dem größeren Wunsch nach Nähe Kompensationsstrategien entwickelt und Zeiten ohne den Partner sinnvoll zu verbringen lernt, während der andere vielleicht vor der Herausforderung steht, zur Festigung der Beziehung mehr Nähe zuzulassen. Genauso ist es selbstverständlich möglich, dass beide Partner zu dem Schluss kommen, dass ein Entgegenkommen auf Dauer für beide ein zu großes Zugeständnis bedeuten würde, und eine Trennung der bessere Weg wäre.

„Bin ich etwa auch schlecht?“ – Was elterlicher Streit mit Kindern macht

Immer wieder finden auch hochstrittige, getrennte Elternpaare den Weg in die Erziehungsberatung, oder ihr Kind benötigt eine Psychotherapie. Als professionelle Begleitung ist es manchmal schwierig, nicht selbst zwischen die Fronten zu geraten. Es lässt sich nur erahnen, wie die Situation für die Kinder sein muss, deren Alltag von der gegenseitigen Abwertung der Eltern geprägt sein kann. Abgesehen von den vorgelebten Beziehungsmustern besteht auch immer die Gefahr, dass die Botschaften, die über den jeweils anderen Elternteil beim Kind ankommen, in das eigene Selbstbild integriert werden. Ein Kind stammt zu gleichen Teilen von Mutter und Vater ab – was ist, wenn es vermittelt bekommt, dass die Hälfte seiner selbst von einer Person stammt, die als nicht liebenswert und voller negativer Eigenschaften dargestellt wird?

Hochstrittige Paare kreisen in vielen Fällen so um sich selbst und die Durchsetzung ihrer (vermeintlich) berechtigten Interessen, sodass die Bedürfnisse des Kindes schnell aus dem Blickfeld geraten. Um diesen wieder Raum zu verschaffen, können durchsichtige Farbkellen als Impuls genutzt werden. Außerdem werden ein bis zwei Folienstifte und ein feuchtes Tuch benötigt. Es sollte im Vorfeld unbedingt auf ein Setting geachtet werden, in dem die Therapeutin oder der Berater nicht zum Geheimnisträger wird. Dies kann leicht passieren, indem er den Elternteilen getrennt voneinander den Raum gibt, den jeweils anderen in ein schlechtes Licht zu rücken. Die negativen Annahmen übereinander sollten bereits Thema in gemeinsamen Gesprächen gewesen sein bzw. können auch zunächst zusammen erarbeitet werden („Was stört Sie an dem anderen?“).

Jeder Elternteil wählt nun eine Farbkelle für sich aus. Entweder beschriftet nun jeder die Kelle des Gegenübers mit den negativen Zuweisungen, oder die Therapeutin übernimmt dies, indem sie im Gespräch geäußerte Aussagen wertschätzend aufgreift („Frau Müller Sie haben gesagt, Sie mögen die Unzuverlässigkeit Ihres Ex-Mannes nicht, und Sie, Herr Müller, ärgert es, wenn Ihre Ex-Frau Sie so unter Druck setzt.“). Beiden Beteiligten sollte dabei gleichermaßen das Gefühl vermittelt werden, dass ihre Kritik nachvollziehbar ist und ihre negativen Gefühle berechtigt sind (s. Abb. S. 191).

Nun nimmt man die beschrifteten Kellen und schiebt sie übereinander. Dazu erläutert man, dass ein Kind bekanntermaßen zu jeweils gleichen Teilen von Mutter und Vater abstammt. Im Zuge seiner Identitätsentwicklung wird es sich auch damit beschäftigen, welche Gemeinsamkeiten es mit seinen Eltern hat, und welche Eigenschaften sie ihm vererbt haben. Eine Informationsquelle hierfür ist auch die Art und Weise, wie der andere Elternteil mit der jeweiligen Person umgeht, welche Eigenschaften offen zugeschrieben und welche impliziten Erwartungen formuliert werden (je jünger ein Kind ist, desto eher wird es sich daran orientieren!). Man kann nun auf die Kellen deuten mit dem Hinweis, dass dies die derzeitigen Informationen sind, die das Kind über beide Elternteile – und damit indirekt auch über sich – erhält. Sicherlich brauchen beide Eltern hier etwas Raum, um diese Information auf sich wirken zu lassen, bevor nach Veränderungsmöglichkeiten geschaut werden kann:

„Die gute Nachricht ist, Sie haben jeden Tag eine neue Gelegenheit, Ihrem Kind zu einer positiveren Sichtweise auf Sie als Eltern und damit auch auf sich selbst

Streng
macht Druck
Lügt
Leere
Versprechungen
Inkonsequent
Verwöhnt zu
sehr

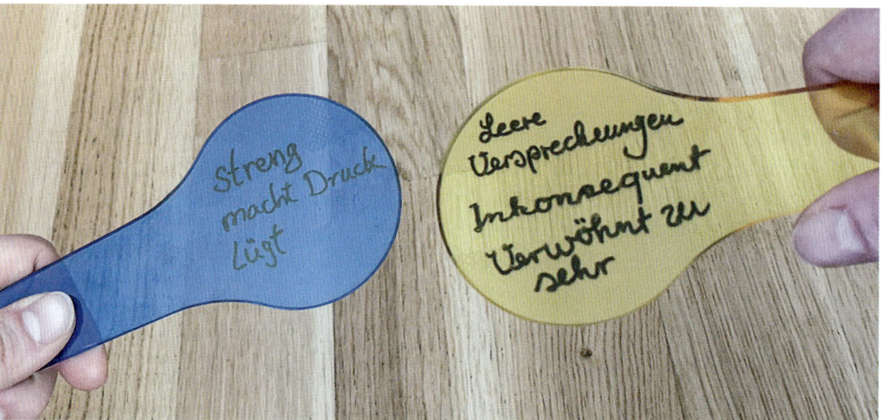

Wenn ein Kind nur negative Informationen über beide Elternteile erhält ...

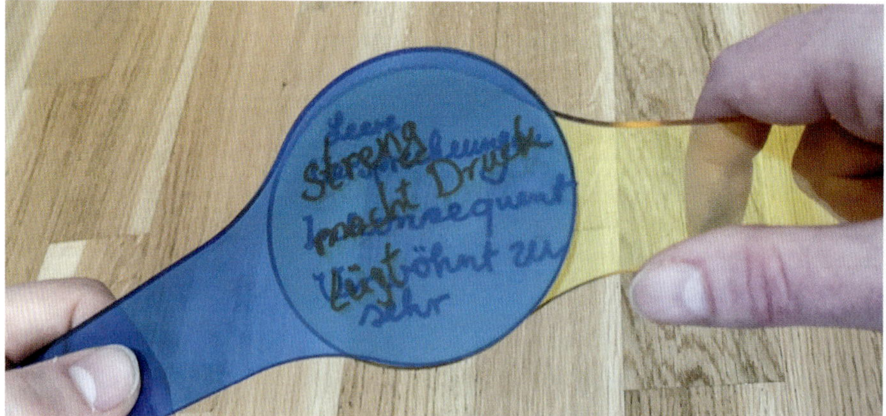

... kann es diese auch in sein Selbstbild integrieren – immerhin stammt es von Mutter und Vater gleichermaßen ab.

zu ermöglichen. (Kellen mit einem feuchten Tuch abwischen und jedem die eigene Kelle zurückgeben). *Bitte notieren Sie nun jeder für sich, in welchem Licht Ihr Kind Sie sehen soll!"*

Anschließend kann gemeinsam überlegt werden, was beide dazu beitragen können, damit dem Kind ein stabiles positives Bild von beiden Elternteilen im Alltag vermittelt werden kann. Es sollte allen Beteiligten klar sein, dass eine solche Übung nur einen ersten Impuls liefern, jedoch jahrelange Streitigkeiten nicht vergessen machen kann. So kann es in einigen Fällen genügen, einige Wochen ein Beobachtungsprotokoll zu führen („Was hat der Andere Positives über mich geäußert?"), in anderen sollte an weitere Fachkräfte wie Mediatoren oder Paartherapeuten verwiesen werden.

„Gefühle sind Rudeltiere" – Die eigenen Emotionen differenzieren

In der Arbeit mit Gefühlen ist es nicht immer ganz einfach, dem Erleben einen Namen zu geben. Kein Wunder, denn ein Gefühl kommt selten allein. Wir haben es meist mit der Aktivierung mehrerer Gefühle zur gleichen Zeit zu tun, oder wie wir es unseren Patientinnen gerne erklären: Gefühle sind Rudeltiere. Wird ein bestimmtes Gefühl benannt, lohnt sich also immer auch die Frage „Gibt es da noch etwas?".

Farbkellen können hier ein nützliches Utensil sein, um das gleichzeitige Auftreten und sich Vermischen von Emotionen sichtbar zu machen. So kann zunächst für jede erlebte Grundemotion in einer bestimmten Situation eine passende Farbkelle herausgesucht werden. Diese können dann nach Belieben übereinander geschoben werden, um herauszuarbeiten, wie groß der Anteil des jeweiligen Gefühls ist. Anschließend kann überlegt werden, wie das gemischte Gefühl wohl heißen könnte, mit welchen Gedanken, Körperempfindungen und (ambivalenten) Verhaltensimpulsen es einhergeht, und wie die Patientin es interpretiert (als unangenehm, wichtiges Zeichen, Motivation zur Veränderung, ...). Die untenstehende Tabelle mit Anregungen kann dabei zur Orientierung genutzt werden.

Auch Überlegungen dazu, wie sie am besten mit dieser Gefühlsmischung umgehen könnte, sollten nicht fehlen. Vielleicht geht es primär darum, das Gefühl zuzulassen und den Schrecken davor zu verlieren, vielleicht ist es aber auch wichtig, dem Handlungsimpuls zu folgen oder einen Umgang mit Ambivalenzen zu finden.

	Freude (gelb)	Trauer (blau)	Angst (lila)	Wut (rot)	Ekel (grün)
Freude (gelb)	Ausgelassenheit Enthusiasmus	Melancholie Rührung	Aufregung Nervosität	Rechthaberei Schadenfreude Veränderungsmotivation	Feindseligkeit Streitlust

	Freude (gelb)	Trauer (blau)	Angst (lila)	Wut (rot)	Ekel (grün)
Trauer (blau)	Melancholie Rührung	Verzweiflung Hoffnungslosigkeit Depression	Verlustangst Angst, zu trauern	Enttäuschung Neid Verlust	Selbsthass Missbrauch
Angst (lila)	Aufregung Nervosität	Verlustangst Angst, zu trauern	Furcht Hilflosigkeit	Ablehnung Hass	Abscheu Argwohn
Wut (rot)	Rechthaberei Schadenfreude Veränderungsmotivation	Enttäuschung Neid Verlust	Ablehnung Hass	Zorn Rage	Abneigung Antipathie
Ekel (grün)	Feindseligkeit Streitlust	Selbsthass Missbrauch	Abscheu Argwohn	Abneigung Antipathie	Voreingenommenheit Abneigung

So berichtete die 14-jährige Dilara, dass ihr streng religiöser Vater ihr Kontakte zu Jungen verbieten wolle, sie ständig mit anderen „gläubigeren“ Mädchen vergleiche und ihr androhe, sie rauszuwerfen, wenn sie sich nicht an seine Vorgaben halte. Sie wollte einerseits Kontakt zu einem Jungen, in den sie sich verliebt hatte, andererseits fürchtete sie, von der Familie komplett verstoßen zu werden, wenn sie sich freiwillig in eine Wohngruppe aufnehmen ließe, um den Repressalien zu entgehen. Sie wählte drei farbige Paletten für Angst, Trauer und Wut als ihre Grundgefühle aus. Eine Mischung aus Angst und Trauer konnte sie als Verlustangst benennen, die sie im Alltag begleitete. Dilara sah hier sowohl die Angst vor dem Verlust der familiären Beziehungen als auch die Sorge, um eine unbeschwerte Jugend betrogen zu werden. Über diese Gefühlsmischung legte sich jedoch immer wieder nach Streitigkeiten mit ihrem Vater eine große Wut, die sie dazu trieb, sich beim Jugendamt zu melden und sich weiter mit der Möglichkeit einer außerhäusigen Unterbringung auseinanderzusetzen. War diese oft sehr temporäre Wut verflogen, dominierte jedoch wieder die Verlustangst. Gemeinsam mit ihrer Therapeutin arbeitete sie mögliche Konsequenzen heraus, wenn sie einem der Gefühle dauerhaft folgen würde. Dilara erkannte, dass keine der Lösungen alle ihre Bedürfnisse befriedigen konnte, sah jedoch in ihrer Wut und der Sorge, nicht selbstbestimmt leben zu können, immer mehr eine treibende Kraft, sich um ihr Wohlergehen selbst zu kümmern und sich dem dominanten Vater zu entziehen.

Kapitel 7: Technik- und Physikgadgets

7.1 Buzzer

Buzzer sind etwa handtellergroße Geräte, die auf Knopfdruck ein Geräusch erzeugen. Man kennt sie z. B. aus Quizsendungen: Derjenige, der zuerst den Buzzer drückt, darf die Lösung sagen. Käuflich erwerben kann man sie einzeln oder im Set mit mehreren Farben. Für ein Viererset muss man mit etwa 20 bis 30 Euro rechnen. Die Sets haben entweder vorgefertigte Sounds oder lassen sich mit eigenen Aufnahmen bespielen. Es gibt zwar auch Buzzer, auf denen per USB-Verbindung Sounddateien gespeichert werden können, für therapeutische Zwecke nutzbar sind aber am besten jene Buzzer, die per Knopfdruck selbst bespielt werden können.

Einsatzmöglichkeiten

Sprachrohr bei Hochstress

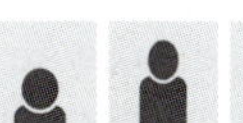

Wenn wir unter Hochstress geraten, weil wir heftigen Emotionen ausgesetzt sind, ist die kognitive Leistungsfähigkeit deutlich herabgesetzt. Einige Menschen sind über Worte kaum noch erreichbar oder können sich hinterher nicht mehr an das Geschehene erinnern. Um eine Kommunikation über ihre Bedürfnisse in dem Moment zu ermöglichen, können vorher besprochene Soundbuttons genutzt werden: Eine Farbe kann für „Lass mich bitte allein“ stehen, eine andere für „Nimm mich bitte in den Arm“ usw. Durch das Drücken des Buttons entfällt die Hemmschwelle, sich verbal verständigen zu müssen, ebenso muss nicht nach Worten gesucht werden. Die Buttons können auch zur Kommunikation „auf Abstand“ benutzt werden, indem zum Beispiel ein Button mit ins Zimmer genommen wird, und bei Bedarf mit einer kurzen Nachricht besprochen und dann vor die Tür gelegt werden kann. Die Aufnahme sollte natürlich vorher in einer ruhigen Situation geübt werden.

Geräusche einfangen – Buzzer als Hilfsmittel in der Mutismustherapie

Mutismus, also das Nichtsprechen mit zumeist unbekannten Personen, betrifft in der Regel Kinder im Kindergartenalter. Um den Übergang vom Nichtsprechen zum Sprechen in der Therapie zu ermöglichen, lässt sich gut mit Buzzern arbeiten. Gerade auf jüngere Kinder können kleine technische Spielereien wie das einfache Aufnehmen und Abspielen von Geräuschen eine besondere Faszination ausüben, die sie ihre Hemmungen manchmal ganz vergessen lassen.

Man nimmt also einen Buzzer zur Hand und erklärt, dass dieser magische Kasten ein „Geräuschfänger“ ist. Wenn er ein Geräusch hört, fängt er dieses ein, und man kann es sich immer wieder anhören, wenn man möchte. Nun kann man gemeinsam ausprobieren, welche Alltagsgeräusche sich aufzeichnen lassen, vielleicht ein Klopfen auf dem

Tisch, das Zuziehen der Gardine oder das Rappeln eines Puzzlekartons? Dies kann auch als Ratespiel gestaltet werden, bei dem die eine Person kurz den Raum verlässt, während die andere ein Geräusch einfängt. Dieses muss das dann erraten werden, indem auf den gesuchten Gegenstand gezeigt wird. Fühlt sich das Kind sicher im Einsatz des Buzzers, können als Nächstes mit dem Mund erzeugte Geräusche eingeführt werden. So kann man als Therapeutin pfeifen, summen, schmatzen, mit den Zähnen klappern, laut atmen, usw. und das Kind vorsichtig zum Nachmachen anregen. Ist auch dieser Schritt geschafft, lassen sich die Buzzer vielleicht schon mit Lauten für Zustimmung und Ablehnung besprechen, die zur Kommunikation genutzt werden können. Und falls genauere Antworten notwendig werden sollten, bieten die Buzzer auch hier eine Lösung an: Das Kind bespricht in einer unbeobachteten Ecke (oder in Abwesenheit der Therapeutin bzw. mit einem Elternteil) einen Buzzer, den die Therapeutin dann abhören kann.

Daily struggle: Welcher Button ist der richtige?

Ein bekanntes Meme (humoristisches, im Internet verbreitetes Bild) zeigt eine Comicfigur, die die Auswahl zwischen zwei Buttons hat und dabei ins Schwitzen gerät. Das Bild gibt es in zahlreichen Varianten, die Pointe ist immer dieselbe: Jemand scheint sich mit einer Wahl zwischen zwei Optionen unheimlich schwer zu tun, obwohl die richtige Entscheidung eigentlich auf der Hand liegt. Das Bild impliziert zudem, dass viele Menschen sich trotz dieser offenkundig leichten Wahl falsch entscheiden. In der Ursprungsform des Bilds waren die zwei Auswahlmöglichkeiten sinngemäß „Sei ein Idiot“ und „Sei kein Idiot“.

Entsprechend dieser Idee lassen sich zwei Buzzer für eine Impact-Übung nutzen. Hier beispielhaft einige Auswahlmöglichkeiten:

- „Selbstzerstörerisch handeln“ oder „Selbstfürsorge betreiben“
- „Es fünfmal aufschieben und mich jedes Mal schlecht fühlen“ oder „Es einfach machen“
- „Dem anderen gemeine Dinge an den Kopf werfen“ oder „Sagen, wie ich mich fühle“

Die Übung kann mit einer allgemeinen Auswahlfrage eingeleitet werden, die leicht zu beantworten ist (z. B. Idiot sein / kein Idiot sein). Dann kann gefragt werden, vor welchen scheinbar leichten Entscheidungen der Patient manchmal steht. Mithilfe dieser Übung kann gut herausgearbeitet werden, dass Gefühl und Verstand oft unterschiedlich entscheiden, und dass wir vor allem in Stresssituationen häufig nur die kurzfristigen Konsequenzen beachten. Die Hinzunahme des zweiten Buttons kann helfen, auch die langfristigen Konsequenzen sichtbar zu machen.

Dinge ständig aufschieben und mich schlecht fühlen
Dinge sofort erledigen

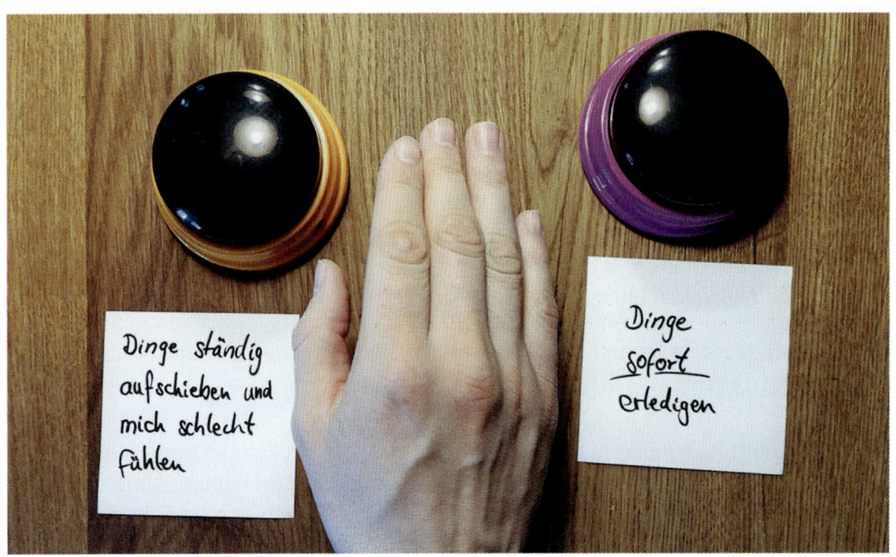

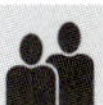

Der Not-Aus-Schalter für die Seele

Ein Not-Aus-Schalter kommt an Maschinen, Fahrzeugen und Anlagen zum Einsatz, um in Notfällen die Stromzufuhr sofort zu unterbrechen und eine drohende Gefahr abzuwenden. Was in der Industrie als sinnvolle Schutzeinrichtung schon so manche Katastrophe verhindert hat, kann sinnbildlich auch in der Therapie aufgegriffen werden. Buzzer eignen sich hierfür als ideales Anschauungsobjekt, erinnern sie doch durch ihren Mechanismus an ebenjene Not-Aus-Schalter. Hilfreich kann dieser Gesprächsimpuls z. B. für Klientinnen sein, die bis zur Erschöpfung arbeiten oder unhaltbare Zustände dauerhaft ertragen. Um einen Zugang zu den eigenen Gefühlen und Grenzen zu ermöglichen, kann ihnen ein Buzzer überreicht werden mit der Einladung zu einer kleinen imaginativen Übung. Man erklärt, dass es sich bei dem Buzzer um einen Not-Aus-Schalter für die Seele handelt. Betätigt man ihn, hält all das, was gerade um die Person und in ihrem Inneren passiert, für einen Moment an. So lässt sich in Ruhe betrachten, welche Prozesse immer wieder ablaufen, und wie die eigene Seele darauf reagiert. Was könnte ohne diesen Not-Aus-Schalter passieren, wenn alles so weiterliefe? Und was wäre eine dauerhafte Lösung, damit das System stabil weiterlaufen könnte? Braucht es eine Veränderung an bestimmten Stellen oder insgesamt weniger Energie? Es kann auch überlegt werden, ob ein Not-Aus im Alltag sinnvoll sein kann, z. B. in Form einer Kur für überlastete Elternteile oder der Wiederholung eines Schuljahres, um überforderten Jugendlichen den Druck zu nehmen.

Emergency Meeting – Das innere Team zusammenrufen

Ein weiterer Impuls, der zum Innehalten einlädt, kann in Anlehnung an das beliebte Online-Spiel „Among us“ gesetzt werden. Hier wird ein Buzzer betätigt, um alle Spieler zu einem „Emergency Meeting“ zusammenzurufen. Dies geschieht immer, wenn ein weiteres Mordopfer entdeckt wurde, um zu besprechen, wer der Mörder sein könnte (analog dem bekannten Spiel „Werwölfe“). In der Therapie lässt sich dieses Emergency-Meeting gut mit einem Buzzer „einberufen“, je nach Schwerpunkt für das innere Team, das personifizierte Ressourcen darstellt, oder für die eigenen funktionalen Schemata („kompetente Erwachsene“). Das Drücken des Buzzers wird dabei als bewusste Handlung zum Innehalten in Rollenspielen verankert („Stopp, erst das innere Team zusammenrufen!“) und kann dann auf ähnliche kritische Situationen in den Alltag übertragen werden. So wird ein Raum geschaffen, in dem alternative Reaktionsweisen durchdacht werden können, statt dem gleichen Muster wie bisher zu folgen.

7.2 Induktionsspielzeug

Induktive Spielzeuge sind ein besonderes Gimmick, die mit kleinen Rädern und einem optischen Sensor ausgestattet sind. So können sie eine gezeichnete Linie erkennen und dieser dann folgen. Es gibt sie in Form von Tieren, Robotern oder Fahrzeugen. Wir finden diese Idee, ähnlich wie viele Kinder, toll, auch wenn viele der kleinen Flitzer qualitativ noch ausbaufähig sind. Dennoch lohnt sich ein Blick auf therapeutische Einsatzmöglichkeiten, denn diese sind vielfältig. Wir denken dabei an Teufelskreise, aus denen Auswege gezeichnet werden können, oder an Weggabelungen, an denen sich das Spielzeug für eine der Auswahlmöglichkeiten „entscheidet“. Welche weiteren Ideen uns eingefallen sind, lässt sich im folgenden Abschnitt nachlesen.

Noch ein kleiner Hinweis vorab: Wer so ein Spielzeug einsetzen möchte, sollte sich in jedem Fall vorab mit ihm vertraut machen. Welcher Linie folgt es und welche ist zu dünn? Wie verhält es sich an Abzweigen? Wie schnell muss man zeichnen, um nicht eingeholt zu werden? Wie scharf darf eine Kurve sein, damit sie noch genommen werden kann? In der Regel liegt übrigens ein passender Permanentmarker bei, der ausreichend dicke Linien malen kann.

Einsatzmöglichkeiten

Wegweiser – Kontaktaufbau mit schüchternen Kindern

Eine schöne Variante, mit zurückhaltenden oder ängstlichen Kindern spielerisch in Kontakt zu kommen, stellt das gemeinsame Zeichnen von Wegen für das Induktionsspielzeug dar. Auf einer Zeichenpapierrolle können Kind und Therapeutin einen angefangenen Weg in verschiedene Richtungen weiterzeichnen und schauen, welchem Weg das Spielzeug folgt. Besonders rasant wird es, wenn das Spielzeug bereits losgefahren ist und schnell gezeichnet werden muss. Welche Strichführung und Strichstärke eignen sich besonders? Lässt sich das Spielzeug irgendwie ablenken oder austricksen? Es können auch Zielbereiche für beide Mitspieler festgelegt werden, in die sie das Spielzeug lenken müssen. Oder man experimentiert herum, wie das Spielzeug sich verhält, wenn man bestimmte Muster (Kreise, Wirrwarr) zeichnet, und beide raten, was wohl passieren wird. Der Fantasie sind hierbei keine Grenzen gesetzt. Durch den hohen Aufforderungscharakter des sich bewegenden Spielzeugs kann es gelingen, die bei sozialen Ängsten typische Verhaltenshemmung ein Stück in den Hintergrund rücken zu lassen – wer zu lange überlegt, dem ist das Spielzeug längst davongefahren. Hinzu kommt, dass über das gemeinsame Tun ein entspannterer Kontakt möglich ist. Man muss nicht zwingend sprechen und schon gar keine unangenehmen Fragen beantworten. Das kann für einige Kinder gerade zu Beginn sehr hilfreich sein, um in Ruhe im therapeutischen Setting anzukommen.

Warum Drang-Surfen sinnvoll sein kann – Umgang mit Suchtverhalten

Der Begriff des „Drang-Surfens" stammt aus der Arbeit mit suchterkrankten Menschen. Ein Rückfall wird nach diesem Ansatz nicht länger als Scheitern betrachtet, sondern als natürlicher Teil der Therapie. Diese Sichtweise ermöglichte die Entwicklung verschiedener Interventionen, um Rückfällen vorzubeugen. Das sogenannte „Drang-Surfen" wurde in der Akzeptanz- und Commitmenttherapie aufgegriffen. Der Begriff besagt, dass man unerwünschten Gefühlen und Gedanken Raum gibt und sie akzeptiert, statt gegen sie anzukämpfen. Dazu gehört auch, einen destruktiven Drang anzunehmen – ohne ihm dabei zu folgen. Eine passende Metapher hierfür ist eine Welle, die aufkommt und immer stärker wird: Man kann auf ihr surfen, bis sie wieder schwächer wird, oder sich ihr entgegenstellen, sodass sie tosend an dem Widerstand bricht (Lotz, 2016).

Ein Zugang zur Visualisierung dieser zwei Wahlmöglichkeiten ist der Einsatz eines Induktionsspielzeugs. Man zeichnet eine sich auftürmende Welle mit einem dicken Textmarker auf. Das Nachgeben – die brechende Welle – wird nun mit einer dünneren Linie

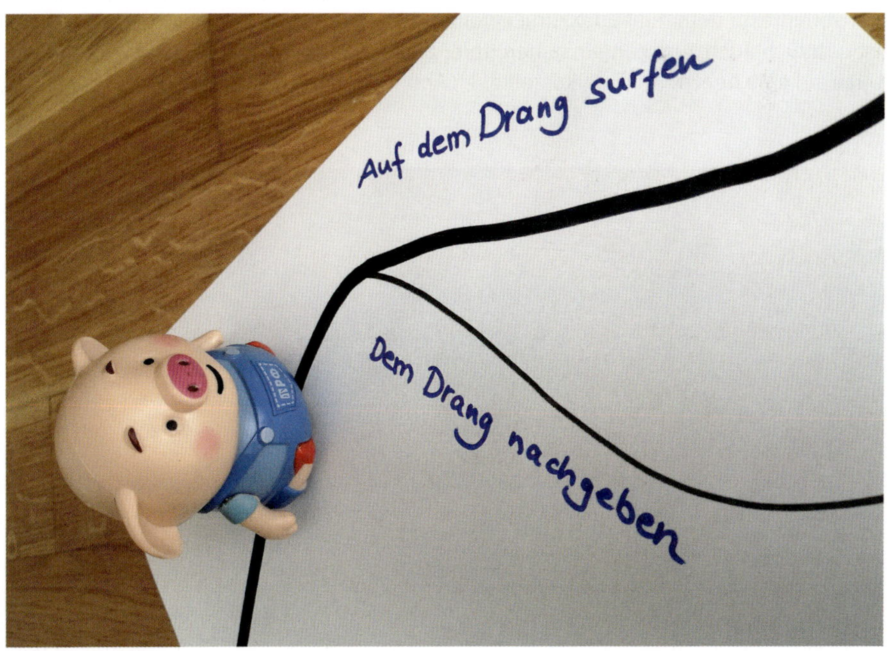

symbolisiert, die steil nach unten verläuft. Dahinter steht die Wahrnehmung, dass der Drang als zu übermächtig erlebt wird, sodass man keine andere Möglichkeit sieht, als ihm nachzugeben. Die Alternative – das Surfen auf der Welle – wird durch die fortlaufende dicke Linie dargestellt. Das bedeutet, den Drang auch über seinen Höhepunkt hinaus wahrzunehmen, auszuhalten und sein Abebben wie das einer Welle bewusst zu erleben.

Nun lässt sich das Spielzeug als „Profi-Drangsurfer" einführen. Es wird immer der dickeren Linie folgen. Aufmerksamen Beobachtern wird an dieser Stelle auffallen, dass die Welle durch das Brechen bzw. Nachgeben schneller wieder klein wird. Wer ein echter Profi-Surfer werden will, muss also Geduld mitbringen. Hier kann gemeinsam überlegt werden, welche Fertigkeiten es braucht, um genauso zuverlässig wie das Spielzeug der aufsteigenden und wieder abebbenden Welle folgen zu können.

Es kann ebenso thematisiert werden, wie es sich anfühlt, wenn der Drang in Form des kleinen Gadgets aufkommt und an einem vorbeizieht. Wer eine Papier- oder Tapetenrolle hat, kann eine entsprechend lange Welle aufzeichnen, sodass das Herannahen und Vorüberziehen von einer Beobachterposition im Raum wahrgenommen werden kann.

7.3 Schlag den Maulwurf

„Schlag den Maulwurf" oder englisch „Whac-a-mole" ist ein Reaktionsspiel, das in den 1970er-Jahren erfunden wurde. Dabei kommen Maulwürfe aus verschiedenen Löchern hervor und müssen mit einem Gummihammer zurück ins Loch geschlagen werden. Es existieren zahlreiche mechanische und digitale Versionen mit unterschiedlichen Tieren. Wer seinen Patienten etwas in die Hand geben möchte, kann auf eine Schlüsselanhänger-Variante für unter fünf Euro zurückgreifen. Die etwas größere mechanische Ausgabe ist natürlich auch zum gemeinsamen Spiel geeignet. Für Demonstrationszwecke kann auch auf eine der zahlreichen kostenlosen Apps zurückgegriffen werden.

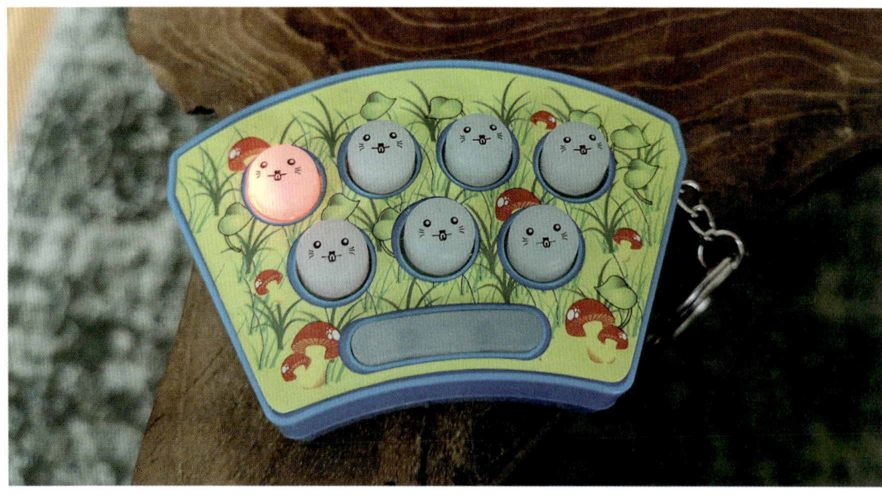

Übrigens: Auch als Skill eignet sich dieses Spiel, da es schnelle Reaktionen erfordert und dadurch kognitiv beanspruchend ist.

Einsatzmöglichkeiten

 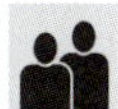

Warum es nicht hilft, nur Symptome zu bekämpfen

Bei einigen Erkrankungen wie Zwängen und Sozialverhaltensstörungen können die Symptome so deutlich sichtbar und belastend für die Betroffenen und ihre Familien sein, dass sich der Therapieauftrag stark um die Reduktion dieser Symptome dreht. Um zu zeigen, dass es nach einer ersten Linderung durch die Abnahme von Symptomen auch darum geht, die zugrundeliegenden Ursachen zu beleuchten, kann das „Schlag den Maulwurf"-Spiel eingesetzt werden:

„Stellen Sie sich einmal vor, Sie hätten einen Maulwurf im Garten. Sie versuchen, Ihren Rasen zu retten und das Tier zu erwischen, aber letztlich verschwindet es immer wieder und Sie klopfen einen Haufen Erde nach dem anderen platt, so, wie in diesem Spiel. Kurzzeitig haben Sie Erfolg und der Rasen sieht wieder schön aus, nur wie lange? Und so ist es auch bei unserem Thema: Es ist gut, sich erst einmal um die dringenden und deutlich sichtbaren Probleme zu kümmern. Aber ähnlich wie der Maulwurf immer wieder auftaucht, müssen wir auch mit erneuten Schwierigkeiten rechnen, wenn wir nicht an der Ursache arbeiten ..."

Der Zwangsmaulwurf

„Schlag den Maulwurf" eignet sich auch gut, um zu demonstrieren, dass die Ausführung von Zwangshandlungen oder -gedanken nur dazu führt, dass diese früher oder später erneut auftreten. Insbesondere mit jüngeren Kindern kann der Zwang als Maulwurf externalisiert werden: Er taucht immer wieder auf und fordert eine bestimmte Zwangshandlung. Geht man darauf ein, wird er erneut an anderer Stelle auftauchen und weitere Zwangshandlungen einfordern. Doch was passiert, wenn man den Maulwurf nicht beachtet? Er wird sich eine Weile immer wieder störend bemerkbar machen, doch irgendwann verschwindet er (je nach Spielumsetzung endet das Level bei Inaktivität).

Chronische Überlastung spürbar machen

In die Therapie kommen manchmal Jugendliche, die durch die Schule und zahlreiche Freizeitaktivitäten kaum noch Raum für Entspannung und Erholung haben. Oder wir sehen Eltern, die unter der Last ihrer zahlreichen Verpflichtungen fast zusammenbrechen, sich aber kaum eingestehen können, dass sie Entlastungsangebote (z. B. durch Verwandte oder eine flexible Familienhilfe) annehmen sollten. In diesen Fällen kann man ein Gegenüber auf eine Runde „Schlag den Maulwurf" einladen („Lust auf ein kleines Spiel?"). Je nach Gestaltung des Spiels erscheinen immer mehr oder unterschiedliche Maulwürfe in immer kürzerer Zeit (vorher testen!). Um erfolgreich zu sein, muss man immer schneller reagieren und konstant konzentriert bleiben. Das kostet mentale Energie und ist nicht ewig durchzuhalten. Man kann die Person eine Weile spielen lassen (idealerweise, bis das Spiel verloren ist oder eine gewisse Überforderung zu erkennen ist) und sie anschließend nach ihren Erfahrungen fragen:

- Wie hat es sich angefühlt, auf immer neue Maulwürfe zu treffen?
- Welche Gedanken gingen der Person währenddessen durch den Kopf?
- Hat sie sich ein System überlegt, um möglichst gut zu spielen?
- Gab es Ermüdungserscheinungen?
- Wie war es, irgendwann nicht mehr jeden Maulwurf zu treffen?
- Gab es einen Punkt, an dem die Person am liebsten aufgegeben hätte?

Je nach Situation kann man fragen, ob die Person eine Idee hat, wieso man gerade auf dieses Spiel gekommen ist. Es kann erläutert werden, dass es im echten Leben manchmal wie in diesem Spiel ist: Wir wissen gar nicht, wo wir anfangen sollen, und kommen nie zu einem Ende, wenn immer neue Aufgaben und Herausforderungen auf uns einprasseln.

7.4 Walkie-Talkies

Walkie-Talkies sind mobile Funkgeräte, die viele aus der eigenen Kindheit kennen. Sie eignen sich großartig für Detektivspiele, Schnitzeljagden oder die Kommunikation mit dem Nachbarskind. Man erhält sie im Elektrofachmarkt oder im Spielwarenhandel ab etwa 20 bis 30 Euro. Beim Kauf sollte man allerdings darauf achten, dass die angegebene Reichweite normalerweise deutlich unterschritten wird, sobald sich Objekte (wie Wände, Häuser oder Menschen) zwischen den Walkie-Talkies befinden. Zudem sind die meisten Geräte nicht „abhörsicher", da frei zugängliche Frequenzen verwendet werden, die theoretisch durch jeden mit einem eingeschalteten Funkgerät auf dem richtigen Kanal mitgehört werden können.

Einsatzmöglichkeiten

„Bist du noch da?" – Allein schlafen lernen

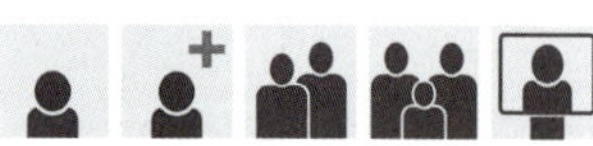

Die 8-jährige Katharina kam ursprünglich wegen starker Wutausbrüche in Trennungssituationen in die Therapie. Nachdem diese Problematik sich deutlich verbessert und Katharina sich insgesamt gut stabilisiert hatte, sprach die Mutter an, dass es nun auch noch schön wäre, wenn Katharina es schaffen würde, in ihrem eigenen Bett zu schlafen. Sie hätte schon alles probiert, aber Katharina könne allein einfach nicht einschlafen. Sie bleibe wach, bis sie irgendwann nach der Mutter rufe oder zu ihr ins Bett komme.

Dies wurde teilweise schon bis nach Mitternacht ausprobiert – am Durchhaltevermögen der Mutter mangelte es also nicht.

Die Therapeutin empfahl, ein Set Walkie-Talkies anzuschaffen, um Katharina die Sicherheit zu geben, dass die Mutter noch da war, wenn sie sie brauchte. Die Absprache war, dass Katharina sich zwar melden durfte, wann sie wollte, die Mutter aber nur antworten sollte, wenn Katharina eine konkrete Frage oder ein Anliegen hatte.

Katharina nutzte das Walkie-Talkie in der ersten Nacht nur einmal, um zu fragen, ob die Mutter noch da sei. Danach konnte sie beruhigt einschlafen. Da das Gerät für den eigentlichen Zweck danach tatsächlich nur selten gebraucht wurde, konnte es daraufhin auch als Hilfe für die weitere Verselbstständigung eingesetzt werden. So traute sich Katharina mit Unterstützung des Walkie-Talkies zum Bäcker zu gehen, um die Sonntagsbrötchen einzukaufen.

Bei vielen Kindern wird der Einsatz des Funkgeräts nicht sofort so problemlos funktionieren wie bei Katharina. Einige werden zu Beginn Spaß daran finden, sehr oft zu funken, was zu Beginn eher kontraproduktiv wirkt, da es dadurch ja spannender wird, wach zu bleiben. Aber auch hier tritt nach einer Weile ein Gewöhnungseffekt ein, solange die Eltern es schaffen, gelassen zu reagieren. Bei Kindern, denen immer wieder konkrete Anliegen einfallen, um eine Reaktion der Eltern zu erhalten, müssen klare Regeln und/oder pragmatische Lösungen gefunden werden. Funkt das Kind beispielsweise alle 10 Minuten, es habe Durst, könnte eine Wasserflasche neben dem Bett Abhilfe schaffen. Fragt das Kind regelmäßig, ob die Eltern noch da seien, kann man eine begrenzte Anzahl an Rückversicherungen festlegen, welche mit der Zeit immer weiter reduziert wird, im Sinne einer graduierten Extinktion (siehe auch Wolke & Popp, 2019). Darüber, dass es zu Beginn sehr anstrengend sein kann, sollten die Eltern jedoch informiert werden.

Achtung! Bei Familien mit geringen finanziellen Ressourcen ist die Anschaffung eines Walkie-Talkies gegebenenfalls schon eine große Investition. Hier könnte bei guter Zuverlässigkeit auch das Ausleihen des Praxis-Walkie-Talkie-Sets eine Alternative darstellen.

Erst drücken, dann reden – Impulskontrolle verständlich machen

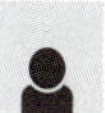

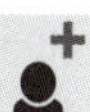

Manche Patienten scheinen schneller zu reden, als sie denken, und sagen dabei dann leider oft Verletzendes oder Missverständliches. Im Nachhinein müssen sie dann oft erklären, dass sie es nicht so gemeint haben.

Um den Patienten den Sinn von kontrolliertem Verhalten begreifbarer zu machen, holt man das Walkie-Talkie-Set hervor und erklärt:

> *„Wenn wir jetzt miteinander reden wollen, obwohl du vor der Praxis stehst und ich hierbleibe, dann können wir die benutzen. Wir müssen aber vor dem Sprechen immer erst den Knopf drücken. Der andere hört nicht, was du sagst, wenn du den*

Knopf nicht gedrückt hältst. Du könntest mich also darum bitten, dich reinzulassen und ich würde nicht reagieren, weil ich die Bitte gar nicht gehört habe. Genauso verstehen andere vielleicht nicht, was du meinst, wenn du nicht vorher darüber nachdenkst, was du eigentlich sagen willst.“

In Gedanken soll der Patient daraufhin in den Situationen, welche als besonders anfällig für dieses Problem identifiziert wurden, erst sein Walkie-Talkie aus der Tasche holen und den Knopf drücken, bevor er etwas sagt. Dies gibt ihm Zeit, um sich z. B. in emotionsgeladenen Momenten erst ein wenig zu beruhigen. Mithilfe des echten Walkie-Talkies kann man dabei im Therapieraum üben. Danach hat der Patient bei der verdeckten Anwendung dieses Verfahrens auch tatsächlich ein Gefühl dafür, wie viel Zeit es in Anspruch nimmt, das Funkgerät aus der Tasche zu holen und auf den Knopf zu drücken.

Auf die gleiche Art kann auch die Impulskontrolle im schulischen Rahmen trainiert werden. Kinder, die einfach in den Unterricht hineinrufen, ohne sich zu melden, werden vom Lehrer teils ignoriert oder eine richtige Antwort wirkt sich nicht positiv auf die Note aus. Da das Melden vergessen oder übersprungen wird, ist der Lehrer sozusagen gar nicht „offen“ für die Antwort des Schülers – so als hätte man vergessen, den Knopf am Walkie-Talkie zu drücken. Auch diese Verknüpfung kann im Therapieraum mithilfe des Walkie-Talkies eingeübt werden: Erst melden/Knopf drücken, sonst ist der „Kanal“ für die Antwort gar nicht offen.

„Houston, wir haben ein Problem!“ – Allein spielen lernen

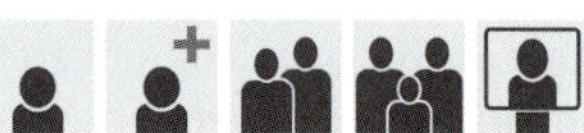

Nun folgt eine Mischung aus den Zielen der ersten und der zweiten Intervention. Gerade Kindern mit einer ADHS-Symptomatik fällt es oft schwer, sich für längere Zeit allein zu beschäftigen. Selbst, wenn sie tolle Spielideen haben und in ihrer eigenen Kreativität aufgehen, fällt ihnen zwischendurch oft noch eine Kleinigkeit ein, die sie den Eltern erzählen oder zeigen möchten. Dies kann den Nachteil haben, dass Eltern dadurch kaum zur Ruhe kommen oder sich um andere Dinge kümmern können. Bei einigen Familien ist dieses Problem so stark ausgeprägt, dass sich die Eltern hierdurch stark belastet fühlen. Um die Situation zu entschärfen, eignet sich folgendes Vorgehen: Für einen bestimmten, klar definierten Zeitraum erhält das Kind die Aufgabe, sich allein zu beschäftigen. Die Eltern darf es dabei nur kontaktieren, wenn es ein Problem gibt, welches es nicht alleine lösen kann. Um das Ganze für das Kind attraktiver zu machen, wird das Walkie-Talkie zur Hilfe genommen. Jede Problemschilderung wird eingeleitet mit: „Houston, wir haben ein Problem.“ Kennt das Kind diese Worte noch nicht, wird dazu erklärt, dass es sich um einen Funkspruch handelt, den Astronauten in einer Notsituation an die Erde senden können. Die Einführung eines bestimmten Code-Satzes gibt dem Kind hier wieder Gelegenheit, zu hinterfragen, ob es wirklich ein Problem ist, was es seinen Eltern mitteilen möchte.

In einer etwas abgeschwächten Version kann man dem Kind auch anbieten, dass es alles, was es den Eltern mitteilen will, über das Funkgerät sagen kann. Dies ist besonders für jüngere Kinder zu Beginn leichter, da es ihnen noch schwerfällt, zu unterscheiden, wann etwas ein Problem ist, und wann nicht. Zeigen die Eltern gute Mitarbeitsbereitschaft, können sie dazu angeleitet werden, dem Kind im Anschluss selbst mitzuteilen, ob sie dies nun für eine wichtige Nachricht hielten oder nicht. Zeigen sich die Eltern zu streng oder zu inkonsequent, ist es besser, die Familie die Meldungen des Kindes notieren zu lassen und gemeinsam im Therapieraum zu besprechen, ob man sich für die einzelnen Themen weiterhin melden soll oder darf.

7.5 Contra-Sanduhr

Sanduhren stehen bei einigen Kollegen ohnehin in den Therapieräumen, da sie sich beispielweise gut eignen, um kurze Zeitabschnitte zu visualisieren. Contra-Sanduhren haben den besonderen Clou, dass sie nicht mit Sand gefüllt sind, der nach unten abläuft, sondern mit winzig kleinen Perlen, deren Dichte geringer ist als die der Umgebungsflüssigkeit – daher schweben sie nach oben. Dies ist natürlich ein besonderer Effekt, der sich in der Arbeit mit unseren jungen Patienten gut nutzen lässt.

Man sollte allerdings darauf achten, die Uhr ein paar Mal auszuprobieren, um genau zu wissen, wie lang die wahre Durchlaufzeit ist, da sie oft leicht von den Angaben der Hersteller abweicht (z. B. neun Minuten statt zehn Minuten) und auch etwas fluktuiert. Das sollte man vor der Benutzung mit den Patienten abschätzen können.

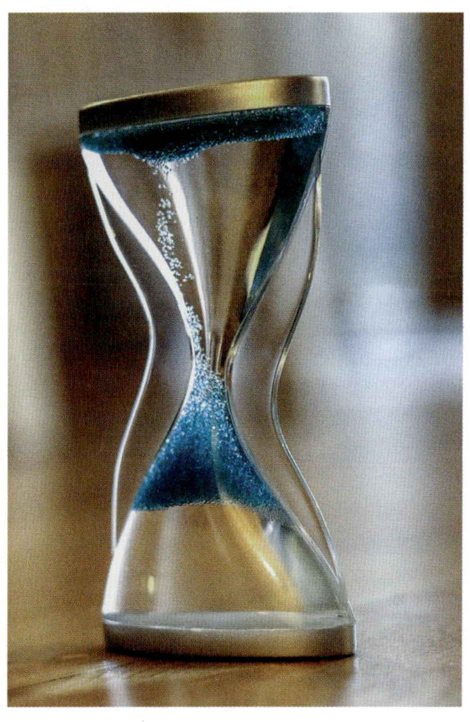

Einsatzmöglichkeiten

Zeit läuft nicht ab, Erlebnisse sammeln sich – Älterwerden positiv konnotieren

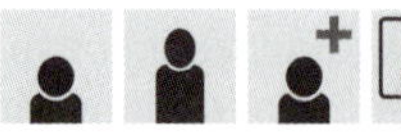

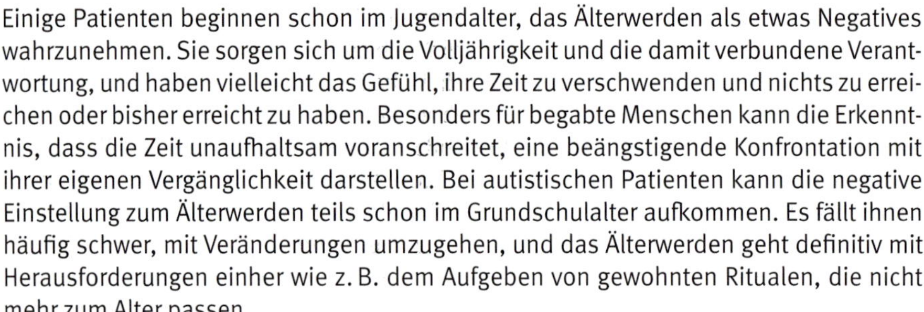

Einige Patienten beginnen schon im Jugendalter, das Älterwerden als etwas Negatives wahrzunehmen. Sie sorgen sich um die Volljährigkeit und die damit verbundene Verantwortung, und haben vielleicht das Gefühl, ihre Zeit zu verschwenden und nichts zu erreichen oder bisher erreicht zu haben. Besonders für begabte Menschen kann die Erkenntnis, dass die Zeit unaufhaltsam voranschreitet, eine beängstigende Konfrontation mit ihrer eigenen Vergänglichkeit darstellen. Bei autistischen Patienten kann die negative Einstellung zum Älterwerden teils schon im Grundschulalter aufkommen. Es fällt ihnen häufig schwer, mit Veränderungen umzugehen, und das Älterwerden geht definitiv mit Herausforderungen einher wie z. B. dem Aufgeben von gewohnten Ritualen, die nicht mehr zum Alter passen.

Um diese negative Konnotation aufzulockern, lässt sich die Contra-Sanduhr gut als Metapher nutzen. Anstelle der ablaufenden Zeit sieht man hier etwas aufsteigen, was deutlich positivere Assoziationen ermöglicht.

Die Patienten können sich den oberen Teil der Sanduhr z. B. als ihren Kopf/Geist vorstellen. Mit jedem Tag, der vergeht, steigen neue Erfahrungen und Erlebnisse auf, die sich sammeln und von ihnen gewinnbringend genutzt werden können. Dazu können selbst Tage zählen, an denen sie negative Erlebnisse hatten, oder die sie passiv verbracht haben – auch das sind Erfahrungen, die es gilt, anzunehmen und zu integrieren. Eine weitere positive Botschaft kann den Patienten anhand der Sanduhr-Metapher vermittelt werden: Auch wenn sich der Verlauf der Zeit nicht stoppen lässt, liegt es in ihrer Hand, das eigene Leben mit schönen, individuellen und reichhaltigen Erlebnissen zu füllen.

Das war schon immer so, so ist das halt – Kreatives Denken anregen

Diese Intervention eignet sich besonders für die Arbeit mit gut begabten Kindern und Jugendlichen, die viel wissen und deswegen gerne erklären, das gewisse Dinge halt so sind und man nichts tun könnte – als wären es Naturgesetze. Solche, die gerne widersprechen und gute trickreiche Ausreden finden, warum sie selbst die Situation nicht beeinflussen könnten.

Jasper (9 Jahre, diagnostiziert mit ADHS) war eines dieser Kinder. Die Therapeutin fragte: „Kennst du Sanduhren? Da läuft mit der Zeit immer mehr Sand von oben nach unten, bis die Zeit irgendwann abgelaufen ist. Das liegt an der Schwerkraft. Da kann man nichts machen, oder?“ Jasper begann direkt zu erklären, dass es im Weltall keine Schwerkraft gebe, aber hier auf der Erde würde sie immer wirken.

Dann erklärte die Therapeutin, dass man manchmal völlig verquer denken muss, um auf Lösungen zu kommen und, dass dann „die Zeit auch nach oben fliegen“ kann – selbst hier auf der Erde. Und wie einen Zaubertrick konnte sie nun die Contra-Sanduhr präsentieren.

Jasper fand die Uhr so spannend, dass er direkt mit der Therapeutin nachforschte, wie diese funktioniert und freute sich darüber, dass die Therapeutin sagte, sie wisse es selbst nicht. Am Ende der Recherche sagte die Therapeutin: „Das mussten die Erfinder also verändern, damit der Sand nicht mehr nach unten, sondern nach oben läuft."

Jasper kam selbst darauf, dass auch hier die Schwerkraft ihre Wirkung zeigte, da die Flüssigkeit einfach eine größere Dichte hat als die Kugeln. Gleichzeitig gab es trotzdem eine Lösung, um die Zeit „nach oben fliegen" zu lassen. Nachdem er das Rätsel der Contra-Sanduhr gelöst hatte, zeigte er sich motiviert, von nun an auch andere Rätsel im Therapieraum zu lösen. Wenn die Therapeutin jetzt fragte „Gibt es etwas, was man verändern könnte, wodurch das Ganze anders gelaufen wäre?" antwortete er nicht mehr genervt und abwehrend, sondern grinste schelmisch und versuchte das neue Rätsel zu lösen.

Genug Wissen gesammelt, jetzt wird gespielt – Den Stundenablauf magisch strukturieren

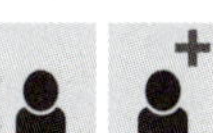

Diese Intervention eignet sich besonders für die Arbeit mit kleineren Kindern, ist aber auch bei älteren gern gesehen.

Wenn ein Kind ständig auf die Uhr schaut, um zu sehen, wann die langersehnte Spielzeit anfängt, kann man die Contra-Uhr aufstellen und erklären, dass mit jeder Kugel, die sich ihren Weg nach oben kämpft, ein bisschen neues Wissen und Erfahrung aufgebaut wurde und wir unseren (Therapie-)Zielen damit immer ein Stückchen näherkommen. Wenn man genug Wissen aufgebaut hat, weil man in der Stunde gut gearbeitet hat, kann die Spielzeit eingeleitet werden. So kann z. B. bei einer Durchlaufdauer der Contra-Sanduhr von 10 Minuten verabredet werden, dass die Uhr beim Arbeiten dreimal durchlaufen muss (also zweimal gedreht wird), bevor man zum Spielen übergehen kann. Um Missverständnisse zu vermeiden, können für die Anzahl der Durchläufe Felder auf ein Blatt Papier gezeichnet werden, auf denen die Uhr dann mit Ablauf weitergerückt wird.

Auch oppositionelles Verhalten, das sich in der Therapiesitzung zeigt, kann über das System adressiert werden. Solange das Kind sich nicht aktiv beteiligt oder ablenkt, kann die Uhr auf die Seite gelegt werden, sodass keine weiteren Perlen aufsteigen. Dies sollte bei der Einführung der Regeln natürlich mit dem Kind besprochen werden – es hat nun selbst im Rahmen der vorgegebenen Struktur in der Hand, wie schnell die Spielezeit beginnt.

7.6 Magiemessgerät

Ein ganz besonderer Therapiehelfer ist das Magiemessgerät – auch als Handkessel, Liebesthermometer oder Magic Meter bekannt.

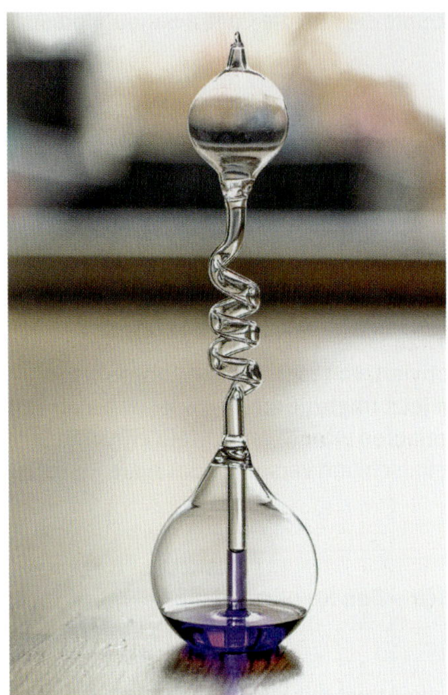
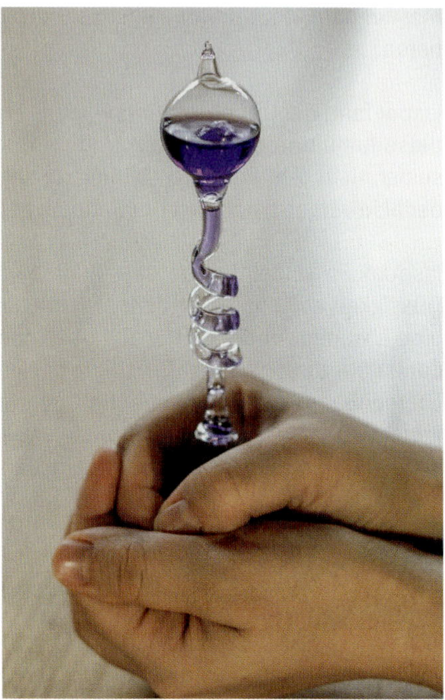

Wie von Zauberhand wird die bunte Flüssigkeit nach oben befördert, wenn man das Glas in der Hand hält.

Es handelt sich um eine Art physikalisches Experiment, bei welchem die Flüssigkeit aus dem unteren Teil des Gefäßes nur mithilfe von Körperwärme in den oberen Teil befördert wird – und dort zu „kochen" beginnt.

Der Überraschungseffekt führt insbesondere bei Kindern zu großem Staunen und ist dadurch natürlich besonders geeignet für Interventionen mit besonderer Eindrücklichkeit.

Einsatzmöglichkeiten

Ein bisschen Magie hilft der Therapie – Selbstwirksamkeitserleben stärken

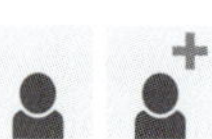

Die 8-jährige hochbegabte Charlotte war großer Harry Potter-Fan und unterhielt sich sehr gerne mit ihrem Therapeuten über die faszinierende Geschichte. Was Charlotte nach Abklingen der ursprünglichen Angstsymptomatik noch fehlte, war Selbstvertrauen. Immer wieder forderte sie positives Feedback ein, machte ihre eigene Leistung schlecht oder machte sich unbeliebt, indem sie sich selbst im Beisein anderer die Rückversicherung gab, dass sie etwas besonders gut gemacht hatte.

Um Charlottes Selbstwirksamkeitserleben zu stärken, holte der Therapeut das Magiemessgerät hervor und erklärte, dass dieser dazu da sei, um die Magiefähigkeit im Körper von Nicht-Zauberschülern zu messen. „Richtig zaubern lernen kann man ja nur, wenn man auf eine Zauberschule geht. Aber ich habe gehört, dass auch unter uns Muggeln viele sind, die ein bisschen Magie in sich haben und dadurch vieles, was sie sich vornehmen, viel leichter erreichen als andere. Und dieses Gerät soll das messen. Wenn es blubbert, hat man Magie in sich.“ Charlotte bestand darauf, dass der Therapeut es zuerst ausprobiert. Der Therapeut fasste das Glas sehr vorsichtig an, ließ etwas Abstand zum Großteil seiner Handflächen (vorher ausprobieren!) und die Flüssigkeit stieg ganz langsam hinauf. Nach einer Weile fing sie an zu blubbern. Charlotte war begeistert. Während die Flüssigkeit langsam nach unten floss, war sie schon ganz aufgeregt, und sorgte sich, dass es bei ihr nicht funktionieren würde. Als sie das Gerät in die Hand nahm, schoss die Flüssigkeit aber besonders schnell in die Höhe und blubberte noch stärker als beim Therapeuten. Charlotte war begeistert und wollte herausfinden, was sie damit nun anstellen könnte. Der Therapeut erklärte, dass sie vermutlich viele Dinge beeinflussen könnte, von denen sie dachte, dass sie ihr schwerfielen. Wenn sie z. B. Streit mit jemandem habe, könnte sie dafür sorgen, dass dieser schneller wieder beigelegt wird. Da Charlotte immer viel mit ihrer älteren Schwester Clara stritt, beschloss sie sogleich, dies auszuprobieren, und überlegte sich noch in der Sitzung, welche ihrer „besonderen“ Kräfte sie einsetzen könnte, um weniger mit Clara aneinander zu geraten.

In der folgenden Sitzung erklärte sie, dass es gut funktioniert habe, aber nicht perfekt. Sie müsste noch etwas mehr üben, eben wie echte Zauberschüler auch.

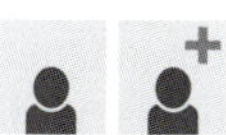

Das Mutmessgerät – Als Mutmacher vor der Exposition

Wenn man den Handkessel kurzfristig umbenennt, kann auch der Einsatz in der Therapie verändert werden. Man kann ihn z. B. in ein „Mutmessgerät“ umfunktionieren und daraufhin ganz wunderbar vor Expositionen einsetzen. Manchmal werden die kleinen Patienten nervös vor den ersten Schritten der graduierten Exposition und können immer kurz vor einem Expositionsversuch wieder Unsicherheit formulieren, ob die zuvor ausgewählte Aufgabe nicht doch zu schwer ist. In dieser Situation kann das Mutmessgerät hervorgeholt werden. Dieses kann dann messen, ob der Patient genug Mut besitzt, um die Exposition durchzustehen – nur bei sehr mutigen Kindern blubbert die Flüssigkeit.

Übrigens: Ängstliche Kinder sind besonders mutig, denn nur wer Angst spürt, kann mutig sein.

 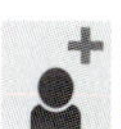 

Ein magisches Ziel – Vorsätze mit Magie aufladen

Der 7-jährige Niklas hatte viel Ärger mit seiner Familie. Die Mutter kam stets sehr angespannt und überlastet zu den Beratungsgesprächen und konnte die Kritik, die ihr Sohn aus der Schule bekam, nur schwer aushalten. Der Vater berichtete, immer aufzupassen, dass Niklas nichts „Dummes“ anstelle, weil sonst seine Frau ja gleich wieder anfangen würde zu schreien. Dies brachte ihn wiederum dazu, ständig überaufmerksam für Niklas' Fehler zu sein. Die Grundstimmung in der Familie war so angespannt, dass es ständig zu Streit kam.

Als Niklas das brandneue Magiemessgerät im Raum der Therapeutin sah, fragte er sofort, wofür dieses gut sei. Sie erklärte, dass dieses Gerät dabei behilflich sein könne, Vorsätze mit Magie aufzuladen, sodass sie danach leichter umsetzbar sein würden. Niklas war direkt begeistert und wollte es ausprobieren. Er nahm das Gerät in die Hand und sagte sich: „Ich wünsche, dass ich weniger mit Mama streite. Und ich wäre auch gerne netter zu meinem Bruder und würde gerne besser auf Papa hören. Und es wäre toll, wenn wir weniger streiten würden." Die Flüssigkeit begann zu blubbern und die Therapeutin erklärte, dass nun Magie in dem Vorsatz stecke. Niklas fragte, ob er sich noch etwas wünschen dürfte. Die Therapeutin erklärte, dass man sich nicht einfach so etwas wünschen könne, es gingen nur Dinge, die man selbst verändern möchte. Niklas nickte eifrig, griff noch einmal zum Handkessel und sagte: „Und dass ich immer brav bin und keine Schimpfworte mehr sage."

Als Niklas wieder kam, berichtete er, dass es in der Zwischenzeit toll gelaufen sei, das Gerät gut funktioniert habe und er den Vorsatz schnell nochmal aufladen wolle, da er bemerkte, dass er doch manchmal Schimpfworte im Kopf hatte.

7.7 Magnetisches Pendel

Ein magnetisches Pendel besteht aus einer Metallkugel, welche an einer Stange befestigt ist und über einer Fläche mit mehreren Magneten hängt. Die Kugel schwebt dabei knapp über den Magneten. Wenn man das Pendel nun anschwingt, wirken Schwerkraft und magnetische Anziehung darauf ein, wodurch sich das Pendel für den Zuschauer völlig unvorhersehbar von einer Ecke zur nächsten bewegt. Dabei nimmt es so seltsam anmutende Bewegungen ein, dass allein die Beobachtung dieses Prozesses schon ein Erlebnis für sich ist – man nennt es nicht umsonst auch „Chaospendel".

Zu kaufen gibt es sie zumeist in der Variante des Entscheidungspendels in Läden, die grundsätzlich allerlei Kurioses und Zauberhaftes im Angebot haben.

Einsatzmöglichkeiten

Dann fragen wir halt das Entscheidungspendel – Entscheidungen treffen

Viele Patienten fühlen sich allein vom Prozess der Entscheidungsfindung völlig überfordert. Sie entwickeln Ängste davor, haben das Gefühl nicht zu wissen, was sie wirklich wollen. So kann schon das Aussuchen der richtigen Chips-Sorte für einen Serienabend in großer Frustration enden, weil man am Ende entweder glaubt, sich doch falsch entschieden zu haben oder ganz ohne Chips den Supermarkt verlässt, aus Angst, die falsche Entscheidung zu treffen.

Um bei Entscheidungen zu helfen, bei denen der Patient sich selbst blockiert, kann das magnetische Pendel genutzt werden. Die verschiedenen Flächen des Entscheidungspendels können mit Papier überklebt/überdeckt werden, welches mit den bestehenden Optionen beschrieben ist. Sind es weniger Optionen, als es Flächen auf dem Pendel gibt, so können einfach mehrere Entscheidungsflächen zusammengefasst werden, sodass das Pendel nicht mehr in sechs Optionen unterteilt ist, sondern ggf. nur noch beide Hälften unterteilt werden („ja“ oder „nein“). Dann beschließt man, dass man die Entscheidung dem Pendel überlässt und die Option, die das Pendel wählt, auch verbindlich umsetzt. Manche Patienten lehnen an dieser Stelle schon ab oder entscheiden sich, einige Optionen aus der Wahl herauszunehmen, da sie doch nicht infrage kommen. Während dann die Kugel über die verschiedenen Felder schwingt, hat der Patient Gelegenheit in sich hineinzuhorchen, auf welches Ergebnis er hofft bzw. welches ihn enttäuschen würde. Meist merkt man spätestens beim „falschen“ Ergebnis, dass man sich innerlich doch schon entschieden hatte. Natürlich geht es nicht wirklich darum, eine „höhere Macht“ entscheiden zu lassen, um gegebenenfalls noch das eigene Hilflosigkeitsgefühl bezüglich aktiver Entscheidungen zu verstärken. Das muss man dem Patienten jedoch nicht sofort mitteilen, sondern kann ihn im Nachhinein durch geleitetes Entdecken zu einem bewussten Kontakt mit seinen Vorstellungen und Affekten während des Pendelprozesses anleiten. Hierdurch soll es ihm dann bestenfalls gelingen, sich dafür zu entscheiden, die Verantwortung für seine Entscheidungen zu übernehmen.

Anders als bei einer Münze, die als Entscheidungshilfe nur zwei Auswahlmöglichkeiten zulässt (vgl. Bergmann & Bergmann, 2017), gibt es hierbei eine größere Vielfalt an Optionen („Welche Ausbildung soll ich anstreben? Bäcker, Konditor, Krankenschwester, …“ statt „Soll ich Bäcker werden? Ja oder nein?“). Dazu kommt die deutlich längere Zeit, welche das Pendel zur Entscheidungsfindung benötigt. Es gibt mehrere Sekunden, in welchen immer wieder verschiedene Optionen angezeigt werden, wodurch der Patient fast automatisch in Kontakt mit seinen Affekten bezüglich der einzelnen Optionen gelangt.

Achtung! Gerade bei sozial ängstlichen Patienten ist darauf zu achten, die Situation im Nachhinein bewusst zu hinterfragen. „Wie fühlst du dich mit dem Ergebnis? Hast du auf etwas anderes gehofft? Bist du erleichtert oder enttäuscht?“ Sonst laufen diese Patienten Gefahr, die Entscheidungen des Pendels einfach hinzunehmen.

Wer bin ich heute/möchte ich heute sein? – Schemamodi ausprobieren

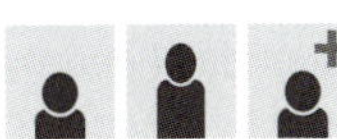

In der Schematherapie erarbeitet man gemeinsam mit dem Patienten verschiedene Modi, die als sogenannte „states“ zum situationsbezogenen Ausdruck verschiedener Persönlichkeitsanteile („traits“, also Schemata) werden können. Hinter einem bestimmten Modus können dabei mehrere Schemata gleichzeitig stecken (Young u. a., 2005). Neben dysfunktionalen Modi existieren auch Modi des sogenannten „kompetenten Kindes“, deren Aktivierung in schwierigen Situationen geübt werden kann.

Die 16-jährige Marita kann im Kontakt zu ihrer Mutter manchmal „die Wilde“ sein (wird trotzig, oppositionell und provokant) und in anderen Situationen „das verunsicherte

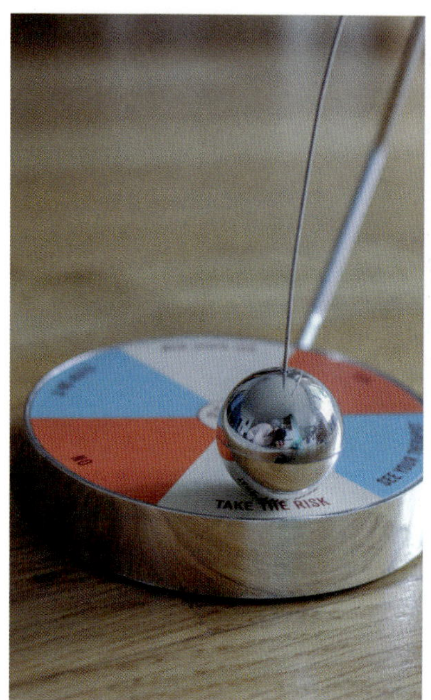

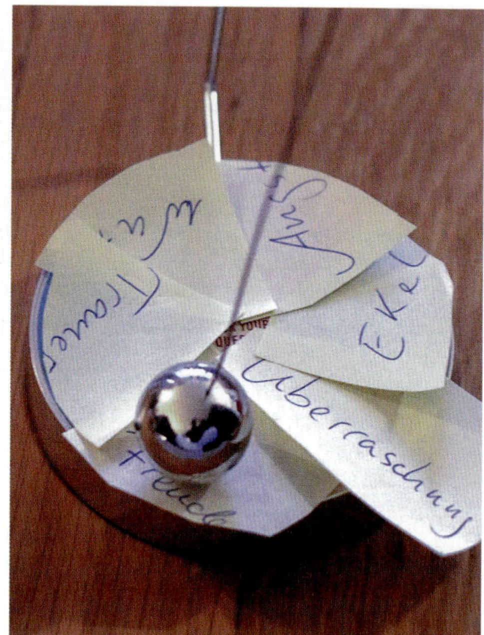

Mädchen“ (weint schnell, zieht sich zurück, wünscht sich Trost). Je nachdem, welcher Modus gerade aktiv ist, wird sie sich völlig unterschiedlich verhalten. Die Therapeutin meldete Marita zurück: „Du kannst ja selbstbewusst sein. Wenn du mit deiner besten Freundin über Germany‘s Next Topmodel streitest, stehst du zu deiner Meinung und hast keine Angst, was sie über dich denken könnte.“ Um der Patientin bewusst zu machen, dass sie grundsätzlich über alle Kompetenzen der verschiedenen Modi verfügt, kann das magnetische Pendel genutzt werden. Hiermit können für verschiedene, normalerweise unglücklich verlaufene Situationen, alternative Verhaltensweisen gefunden werden: „Wie hätte sich eine andere Version verhalten? Was hätte ‚die Wilde‘ getan? Wie hätte ‚die Selbstbewusste‘ sich verhalten? Was wäre die Lösung der ‚kompetenten Jugendlichen‘ gewesen?“

Um zu vermeiden, dass immer die gleichen Modi angesprochen und analysiert werden, kann das Pendel gut genutzt werden, um der Wahl mehr Zufälligkeit zu geben. Dies verstärkt gleichzeitig das Bild, dass die Modi freier abrufbar sein können, als wir im ersten Moment glauben. Marita hat im Kontakt mit ihrer Mutter nicht nur die Wahl, entweder „die Wilde“ oder „das verunsicherte Mädchen“ zu sein, sie kann auch „die Gechillte“ oder „die Witzige“ sein und so vielleicht aus alten Mustern ausbrechen.

Wie fühle ich mich heute – Gefühlswahrnehmung trainieren

 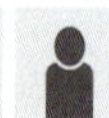 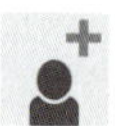 

Auch bei Interventionen zur Gefühlswahrnehmung kann das „Chaospendel“ gut eingesetzt werden. Dabei kann man auf die verschiedenen Optionsflächen des Pendels einfach Papier, welches mit verschiedenen Gefühlen beschrieben ist, beklebt/bedeckt werden. Für jüngere Kinder sind die Basisemotionen ausreichend, bei Jugendlichen können stattdessen auch differenziertere Emotionen ausgewählt werden (z. B. statt Angst lieber Panik oder statt Freude lieber Gelassenheit). Nun kann das Pendel der Patientin eine Emotion vorgeben, die diese mimisch und gestisch darstellen oder in Bezug auf das damit verbundene Denken, Körpererleben und Handeln beschreiben kann. Zusätzlich kann sie sich an Situationen erinnern, in denen sie sich so gefühlt hat. Hierbei kann der Schwierigkeitsgrad gesteigert werden (leichter wäre beispielweise „wütend", während „schwermütig" oder „angewidert" ein höheres Maß an Differenzierungsfähigkeit erfordern). Außerdem können verschiedene Situationen, ähnlich wie bei der schematherapeutischen Intervention oben, mit verschiedenen Emotionen durchgesprochen werden: „Wie hättest du reagiert, wenn du nicht wütend, sondern traurig gewesen wärst?"

7.8 Schneekugel

Schneekugeln sind für einige nur kitschige Deko-Gegenstände, die eher als Staubfänger verschmäht werden. Für die anderen sind es zauberhafte kleine Miniwelten, die vor allem auf Kinder eine besondere Faszination ausüben. Gleichzeitig sind sie günstig und in unzähligen Variationen im Fachhandel für Spielwaren erhältlich. Auch ganze Bausätze oder Kugeln mit einem Einschub für ein eigenes Bild können käuflich erworben werden. Mit ein wenig Bastelwerkzeug lassen sie sich auch aus alten Schraubgläsern selbst herstellen und verleihen diesen ein zweites, „zauberhaftes" Leben.

Dabei nimmt man einfach ein altes Glas mit Schraubverschluss oder auch leere Kunststoffdosen oder -flaschen (bruchsicher), wie man sie z. B. für die Mitnahme von Shampoo auf Reisen oder als Vorratsbehälter für die Küche günstig in Sets erstehen kann. In dieses füllt man (destilliertes) Wasser, durchsichtigen Bastelkleber (je mehr Kleber, desto langsamer sinken die Teilchen herunter), nach Belieben etwas Lebensmittelfarbe (ganz wenig ist ausreichend) und Glitzerpartikel – am besten in verschiedenen Größen. Wenn man alles gut verrührt hat, kann man den Deckel noch (nach dem Zuschrauben) mit einer Heißklebepistole verschließen, so dass er nicht mehr „aus Versehen" geöffnet werden kann.

Für das authentische Schneekugel-Gefühl und besondere Individualität kann man auch kleine Figuren o. ä. auf die Innenseite der Deckel kleben, so dass man jemanden hat, der im Schneesturm steht.

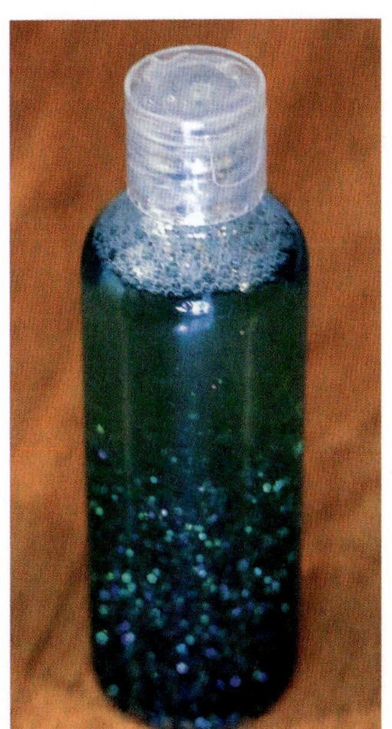

Selbst klein und einfach können diese glitzernden Fläschchen einen faszinierenden Effekt haben.

Einsatzmöglichkeiten

„Ich schüttele die Schneekugel, bis es dir besser geht.“ – Zeit zum „Runterkommen“ gönnen können

In emotionalen Konflikten zwischen Geschwistern, Freunden oder Eltern und Kind ist es nicht ungewöhnlich, dass eine Partei sich schneller beruhigt als die andere und dann entweder ein klärendes Gespräch sucht oder möchte, dass jetzt alle wieder „lieb“ miteinander sind. Wenn die andere Partei jedoch noch Zeit braucht, um sich zu beruhigen, dann wirken Versuche, die Situation von außen für beendet zu erklären, eher kontraproduktiv und es kommt oft zum erneuten Aufkochen des Konflikts. Dies sieht man oft bei Eltern, die ihren Kindern nach hochemotionalen Streitigkeiten keinen Freiraum zur Beruhigung lassen, sondern trotzdem erwarten, dass sie zehn Minuten später höflich, fröhlich und „ganz normal“ am Essenstisch sitzen und sich darüber aufregen, wenn diese dann stattdessen so „schlechte Stimmung verbreiten“.

Mit dem Bild der Schneekugel kann man diesen Eltern gut erklären, dass die Emotion eine Zeit braucht, um sich wieder zu setzen. Wenn man verschiedene Schneekugeln hat, deren Partikel unterschiedlich schnell fallen, kann man noch besser veranschaulichen, dass wir alle ein anderes Tempo haben, in dem wir uns beruhigen. Wenn sie das Tempo kennen, in dem die Emotionen ihres Kindes wieder „runterkommen“, kann das dazu beitragen, ihm eher den Raum dafür zu geben.

Genau andersherum war es jedoch bei der 11-jährigen Autistin Johanna. Zwischen ihr und ihrer alleinerziehenden Mutter kam es in unregelmäßigen Abständen zu extremen Konflikten, da Johanna in ihrer Überforderung sehr aggressiv wurde, womit die Mutter verständlicherweise ihre Schwierigkeiten hatte. Johanna schlug und beleidigte ihre Mutter regelmäßig. Wenn die Situation sich dann entschärfen ließ, war für Johanna nach wenigen Minuten alles wieder gut. Sie wollte dann mit der Mutter kuscheln und war äußerst irritiert, wenn diese sich nicht darauf einließ, was dann oft wiederum zu Streit führte. „Jetzt musst du wieder lieb sein“, schrie sie ihre Mutter an. Die Therapeutin erklärte Johanna, dass ihre Mutter etwas Zeit brauchte, um sich wieder zu beruhigen, wie die Schwebeteilchen einer Schneekugel Zeit brauchen, um wieder zu Boden zu fallen. Gemeinsam wurde ein Beruhigungsglas gebastelt, welches Johanna nach einem Streit schütteln sollte, um die Schwebeteilchen zu Boden fallen zu lassen, bevor sie ihre Mutter wieder ansprach. Mit der Mutter konnte in der Folge erarbeitet werden, dass sie mindestens dreimal den Vorgang des Schüttelns und zu-Boden-schweben-Lassens durchführen sollte, bevor sie die Mutter wieder ansprach. Das funktionierte für Johanna hervorragend, da sie nun etwas ganz konkret Nachvollziehbares hatte, an dem sie ihr Verhalten in diesen Situationen ausrichten konnte, statt für sie unlesbare Emotionen deuten zu müssen. Wenn die Mutter nach drei Durchgängen immer noch nicht „runtergekommen“ war, konnte sie Johanna einfach auffordern das Beruhigungsglas noch einmal zu schütteln, was Johanna auch anstandslos tat. Die Mutter konnte in der Reflexion dieser Intervention auch bemerken, wie sehr sich ihre Tochter bemühte, es der Mutter recht zu machen, was der Mutter wiederum eine Hilfe zu Perspektivübernahme gab.

Achtung! Hier ist es wichtig, genau darauf zu achten, ob es vielleicht ein grundsätzliches Problem im System gibt, Entschuldigungen nicht annehmen oder „Fehlverhalten" nicht verzeihen zu können. In diesem Fall würde auch eine verlängerte Zeitspanne zum Beruhigen nicht helfen. Für diese Intervention muss also zuerst geklärt sein, dass der Konfliktpartner, der Beruhigung benötigt, Entschuldigungen grundsätzlich ernstnehmen und annehmen kann.

Blind vor Wut – Wie Emotionalität die Sicht behindert

Wenn die 15-jährige Celine dem Therapeuten von ihrer Woche erzählte, geriet sie immer wieder in Wut über alltägliche Ungerechtigkeiten oder Fehlverhalten anderer. Dabei begann sie oft Pläne zu schmieden, wie sie sich rächen oder ein inneres Gerechtigkeitsgleichgewicht wieder herstellen könnte („Wenn die so blöd zu mir war, dann hat die es auch verdient, dass mal jemand *ihr* etwas antut").

Wenn der Therapeut ihr mitteilte, dass ihre Pläne auch zu negativen Konsequenzen für sie selbst führen könnten oder werden, konnte Celine dies zwar einsehen, erklärte aber, dass ihr so etwas egal sei, solange sie richtig wütend sei.

„Das, was du mir erzählst, erinnert mich ein bisschen an eine Schneekugel", erklärte der Therapeut, während er die Kugel schüttelte. „Die Emotionen fliegen nur so herum, und solange sie so weit oben sind, ist die Sicht total verstellt und du bist sozusagen blind vor Wut, wie in diesem Schneegestöber hier." Anschließend eruierten sie gemeinsam, wie es sich für Celine anfühlte, blind vor Wut zu sein, wie sie merkte, wenn die Wut nur noch ein bisschen die Sicht verstellte und wann sie das Gefühl hatte, wieder klar sehen zu können. Gemeinsam wurde verabredet, dass Celine so viele böse Pläne schmieden durfte, wie sie wollte. Eine Ausführung war aber erst „erlaubt", wenn sie im Stadium der „klaren Sicht" war, um Nachteile für ihr eigenes Leben antizipieren zu können. Mithilfe des Schneekugel-Symbols fiel es Celine viel leichter, die Stadien ihrer Wut und ihrer eigenen Weitsicht einzuschätzen und Entscheidungen, deren Konsequenzen sie in ihrer Wut nicht abschätzen konnte, auf später zu verschieben.

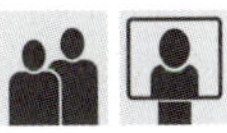

Irgendwo ist auch der richtige Gedanke – ADHS als Schneekugel im Kopf

In der Beratung von Eltern von Kindern mit ADHS-Symptomatik kann es auch darum gehen, sich in das Erleben ihrer Kinder einzufühlen. Oft hört man, dass das Kind nur nicht wolle oder zu faul sei – „Der kann das schon, der will nur nicht". Einerseits ist es schön, wenn die Eltern von der Kompetenz ihrer Kinder überzeugt sind, andererseits überschätzen sie oft die die Möglichkeiten des Kindes, seine Fähigkeiten im Alltag zu zeigen. Patienten mit ADHS-Symptomen können ihr Wissen, ihre Kreativität und ihr Engagement häufig nicht zuverlässig und gezielt abrufen und wirken auf ihre Eltern dadurch oft faul, unzuverlässig, desinteressiert oder sogar respektlos. Um Eltern, die ihr Kind so misstrauisch beäugen, die Unterschiede zwischen den Kompetenzen des Kindes und der tatsächlichen Performanz im Alltag zu erklären, kann man auch hier eine Schneekugel nutzen und erklären: „Ja, ihr Kind weiß diese Vokabeln. Aber wo bei Ihnen im Kopf ein schickes Regal ist, mit ordentlich markierten Fächern, sieht es bei Ihrem Kind im Kopf eher aus wie in dieser Schneekugel. Die Information ist da, aber wenn alles so wild herumwirbelt, ist sie manchmal schwer zu finden und man wird sehr leicht abgelenkt von der nächsten Information, die direkt daneben herumwirbelt und auch interessant sein kann."

Daraufhin kann man den Eltern erläutern, wie die aktuellen oder geplanten Interventionen dabei helfen sollen, die Schneekugel ein bisschen besser zu sortieren, so dass ihr Kind die von den Eltern antizipierten Leistungen in Zukunft eher abrufen kann, als es bisher der Fall ist. Gleichzeitig ist es aber auch wichtig anzuerkennen, dass die Schneekugel zum Leben des Kindes dazugehört. Dadurch ist zwar alles etwas unsortierter, aber vielleicht auch kreativer, spannender und ungewöhnlicher. Einen Schneekugel-Kopf zu haben kann damit eine ganz wunderbare Ressource sein.

7.9 Flaschentaucher

Flaschentaucher, auch cartesische Taucher genannt, wurden im 17. Jahrhundert vermutlich von René Descartes entwickelt. Es gibt sie in der kunstvollen Variante aus Glas oder als kleine Plastiktierchen, z. B. als Quallen mit flatternden Tentakeln. Sie lassen sich aber auch leicht selbst herstellen, zum Beispiel aus Alufolie, die man zu einem Bällchen rollt (hier muss man etwas herumprobieren, bis es die richtige Dichte hat). Flaschentaucher werden in eine möglichst weiche Plastikflasche gesetzt, welche so mit Wasser befüllt wird, dass oben noch eine Luftblase bleibt. Drückt man jetzt die Flasche zusammen, sinkt der Taucher bis zum Flaschenboden hinab. Das geschieht, weil sich im Inneren des Tauchers eine Luftblase befindet, die durch das Drücken auf die Flasche komprimiert wird. Wasser tritt ein, der Taucher wird schwerer als das Wasser in der Umgebung und beginnt zu sinken. Lässt man die Flasche los, steigt er wieder auf.

Übrigens eignen sich diese kleinen Spielzeuge auch wunderbar zum Befüllen einer Belohnungskiste und zum gemeinsamen Erproben von Ursache und Wirkung mit Patienten, die noch wenig Selbstwirksamkeit besitzen. Man tut etwas und kann unmittelbar beobachten, wie der Flaschentaucher reagiert. Mit etwas Geschick kann man ihn sogar tanzen und richtige Pirouetten vollführen lassen.

Einsatzmöglichkeiten

Tiefe Wasser sind still und einsam – Psychoedukation bei Depressionen

Manche Menschen ziehen sich, zum Beispiel im Rahmen einer Depression, von ihrer Umwelt zurück. Sie igeln sich ein, verkriechen sich in ihr Schneckenhaus oder tauchen sprichwörtlich ab. Hier kommt der Flaschentaucher ins Spiel: Eine gleichmäßig geformte PET-Flasche kann mit farbiger Folie (erhältlich im Bastelbedarf) von türkis über dunkelblau bis schwarz beklebt werden, um die Tiefe des Wassers zu simulieren. Je tiefer jemand abtaucht, desto dunkler und stiller, und damit oft auch trostloser kann sein Leben werden, und desto weniger bekommt er von Licht und Lebendigkeit an der Oberfläche mit. Hier kann gemeinsam überlegt werden, welche kleinen Schritte möglich sind, um wieder „aufzutauchen“.

Eine umgekehrte Variante lässt sich mit introvertierten oder autistischen Menschen durchspielen: Sie tauchen vielleicht gerne in die schützenden Tiefen herab, in denen ihnen nur noch wenige Lebewesen begegnen.

Ein Problem auf Knopfdruck verheimlichen?

Während sich manche Probleme, zum Beispiel aggressive Verhaltensauffälligkeiten, sehr deutlich nach außen zeigen, ist dies bei anderen wie Depressionen und Zwängen nicht unbedingt der Fall. Die Betroffenen unternehmen teilweise große Anstrengungen, um ihr Problem vor anderen zu verheimlichen, da psychische Erkrankungen für viele sehr schambesetzt sind. Dass das eine Menge Kraft kostet, kann mit dem Flaschentaucher greifbar gemacht werden: Ohne aktive Bemühungen schwimmt er an der Oberfläche, ist also für alle sichtbar. Erst mit sehr viel Anstrengung verschwindet er aus dem sichtbaren Bereich. Hierfür kann schön mit schwarzem Tonpapier (aus dem Schreibwarenladen) gearbeitet werden, das um den unteren Teil der Flasche geklebt wird, sodass der Taucher bei Druck „ins Verborgene taucht“. Alternativ können mit wasserfestem Stift Wasserpflanzen und Korallen oder Felsen aufgemalt werden. Im oberen Teil kann eine Art Knopf aufgezeichnet werden, auf dem „Verheimlichen“ oder Ähnliches steht, sodass an dieser Stelle der Druck auf die Flasche ausgeübt wird. So wird deutlich, dass die Bemühungen, etwas zu verheimlichen, nicht nur viel Kraft kosten, sondern letztlich zum Scheitern verurteilt sind, wenn die Kraft nicht dauerhaft aufgebracht werden kann. Es kann nun überlegt werden, was passiert, wenn diese Energie nicht mehr in die Unterdrückung, sondern in etwas anderes investiert wird.

Übrigens eignet sich die häufig anzutreffende Gestaltung der Flaschentaucher als Qualle mit vielen Tentakeln besonders als Symbol für Zwänge und Ängste, die sich nach und nach mehr Lebensbereiche „greifen“.

Du bist immer dann am besten, wenn es dir eigentlich egal ist

Viele Menschen setzen sich in Leistungssituationen unter Druck, um Bestleistungen zu erbringen. Andere sind so von ihrem Wunsch, positiv beurteilt zu werden, gestresst, dass sie nicht mehr unbefangen mit anderen interagieren können. Das Ergebnis ist nicht selten das Gegenteil vom Gewünschten: Man stammelt beim Referat plötzlich nervös herum, hat einen Blackout in der Mathearbeit oder kommt erst im Nachhinein auf eine schlagfertige Antwort. Dass es kontraproduktiv ist, sich selbst unter Druck zu setzen, kann mit dem Flaschentaucher gut demonstriert werden: Auf der Flasche kann eine entsprechende Skalierung mit wasserfestem Stift angebracht werden, zum Beispiel oben „Top-Leistung“, in der Mitte „Mittelmaß“ und am Boden „Durchgefallen“. Das Zusammenpressen der Flasche steht nun für den Druck, den man sich selbst innerlich macht. So kann der Patient unmittelbar nachvollziehen, wie der Druck einen Leistungsabfall nach sich zieht. Lässt der Druck jedoch nach, weil er sich eine gewisse Gleichgültigkeit oder Akzeptanz der Situation angeeignet hat, kann er das bestmögliche Ergebnis für sich erreichen. Getreu dem Motto, das schon die Band „Die Ärzte“ besang: Du bist immer dann am besten, wenn es dir eigentlich egal ist!

Übrigens lässt sich alternativ gut mit einem Whiteboardmarker arbeiten, wenn man die Beschriftung anpassen möchte. Dann muss man allerdings aufpassen, dass dieser nicht so angebracht wird, dass er durch die Berührung ständig verwischt wird.

Nachgebohrt und abgetaucht – Wenn Eltern zu viel wissen wollen

In der Pubertät stehen die Entwicklung einer eigenen Identität und die Loslösung von den Eltern im Vordergrund. Auch von Eltern erfordert das eine Anpassungsleistung – sie bekommen unter Umständen nicht mehr alles mit, was ihr Kind beschäftigt. Sie machen sich vielleicht Sorgen, wenn sie mitbekommen, dass ihr Kind Geheimnisse vor ihnen hat und belastende Dinge lieber mit sich selbst ausmacht. Es ist verständlich, dass es nicht leicht ist, mit diesem Umstand umzugehen. Einige Eltern versuchen sich damit zu behelfen, dass sie den Kindern besonders nah kommen, auch wenn diese zurückweichen. Das kann bedeuten, dass sie viel nachfragen, nicht lockerlassen, vielleicht sogar im Zimmer oder auf dem Smartphone des Teenagers herumschnüffeln, um Antworten zu finden. Um zu demonstrieren, dass ihr Verhalten nicht dazu führen wird, dass ihr Kind ihnen wieder mehr anvertraut, lässt sich der Flaschentaucher-Effekt nutzen. Wer möchte, kann die Flasche vor den Augen der Eltern beschriften mit „Nachfragen“ am oberen Teil der Flasche und „Abtauchen“ am unteren. Nun lässt man sein Gegenüber ganz praktisch ausprobieren, wozu dieses grenzüberschreitende Verhalten führt, indem man ihn bittet, den Flaschenteil mit „Nachfragen“ ganz fest zu drücken. Im Anschluss kann individuell erarbeitet werden, was dieses „Abtauchen“ beinhalten kann. Einige Jugendliche ziehen sich in ihr Zimmer zurück, andere verbringen viel Zeit außer Haus. Wieder andere lenken mit eigentlich unwichtigen Informationen ab oder erzählen den Eltern Unwahrheiten. All das ist sicher von den Eltern nicht gewollt. Jetzt kann über sinnvolle Ziele und Möglichkeiten, diese zu erreichen, gesprochen werden.

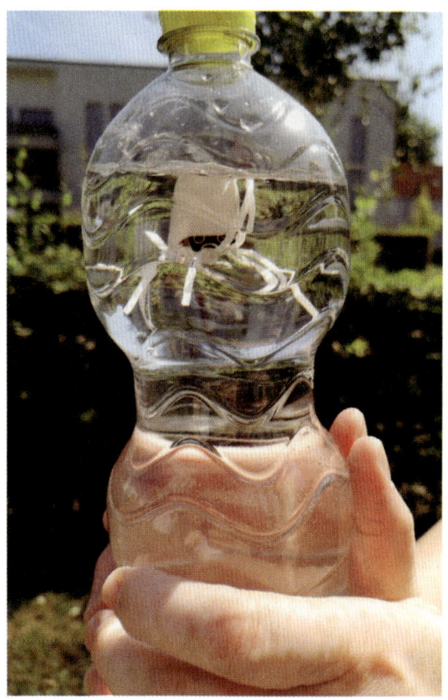

7.10 Wasserwaage

Wasserwaagen sind Geräte, mit denen man überprüfen kann, ob Objekte perfekt ausgerichtet sind, also z. B. ob ein Bild gerade an der Wand hängt. Sie werden darum eher von den handwerklich begabten Psychotherapeutinnen in ihrem Praxis-Werkzeugkasten aufbewahrt. Aber auch für jene, die sich nicht zutrauen, ein Bild ohne fremde Hilfe aufzuhängen, kann eine Wasserwaage ein guter Helfer in der Praxis sein. Man bekommt sie im Baumarkt oft schon für deutlich unter zehn Euro. Neuere Geräte haben dabei sogar nicht nur eine, sondern meist direkt drei Libellen (so nennt man die kleine Glasröhre mit Flüssigkeit und Luftbläschen). Zudem gibt es auch spezielle Wasserwaagen für Ecken, Pfosten und Winkel. Für die erste Intervention wird eine dieser Winkel-Wasserwaagen benötigt, welche jedoch zu genauso günstigen Preisen erhältlich sind.

Einsatzmöglichkeiten

Alles gleichzeitig – Warum man nicht jeden glücklich machen kann

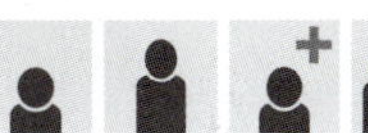
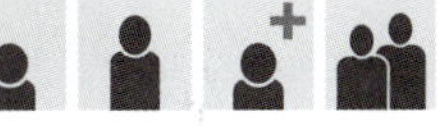

Patienten, die versuchen es allen recht zu machen, stoßen oft an ihre Belastungsgrenzen. Dabei realisieren sie bisweilen nicht, dass der Fehler nicht bei ihnen liegt, sondern bei der unlösbaren Aufgabe.

Die 15-jährige Marleen wollte, dass ihr Vater, welcher viel Wert auf Bildung und einen guten Schulabschluss legte, zufrieden mit ihr war. Doch auch die Mutter sollte stolz auf sie sein. Dieser war ein Hinterfragen des bestehenden Systems sehr wichtig und das „Nachplappern" von vorgefertigtem Wissen hielt sie eher für hinderlich als hilfreich. Immer wieder fühlte Marleen sich durch ihre Mutter dazu animiert, die Lehrer in provokativer Art zu hinterfragen, was ihr Vater wiederum scharf als Respektlosigkeit verurteilte. Dabei versuchte sie es beiden recht zu machen, indem sie sich bemühte so gut zu sein, dass sie tatsächlich informierter war als die Lehrer und sie zu Recht hinterfragen konnte. So entsprach sie immer wieder einem dieser Wunschbilder ihrer Eltern – mal war sie die „brave Streberin", die ihr Vater sich wünschte, mal die „respektlose Revoluzzerin", die ihre Mutter sich herbeisehnte. Im Wechsel war trotzdem stets eines der Elternteile enttäuscht von ihr.

Die Therapeutin griff zur Eck-Wasserwaage und erläuterte: „Nur wenn die Luftblase in der ersten Glasröhre genau in der Mitte ist, ist dein Vater zufrieden. Dazu musst du die Wasserwaage so hinstellen," und legte das Gerät waagerecht auf den Tisch. „Deine Mutter ist aber nur zufrieden, wenn die Luftblase in der Mitte der zweiten Glasröhre ist", und stellt die Wasserwaage senkrecht auf den Tisch. „Dann stimmt die erste Röhre jedoch nicht mehr." Dann ließ sie die Patientin kurz ausprobieren, ob ihr nicht doch eine Möglichkeit einfällt beides gleichzeitig zu schaffen. „Es liegt nicht an dir, es ist eine unlösbare Aufgabe."

Daraufhin kann man besprechen, inwiefern es möglich ist einen eigenen Weg zu finden, der den eigenen Werten entspricht.

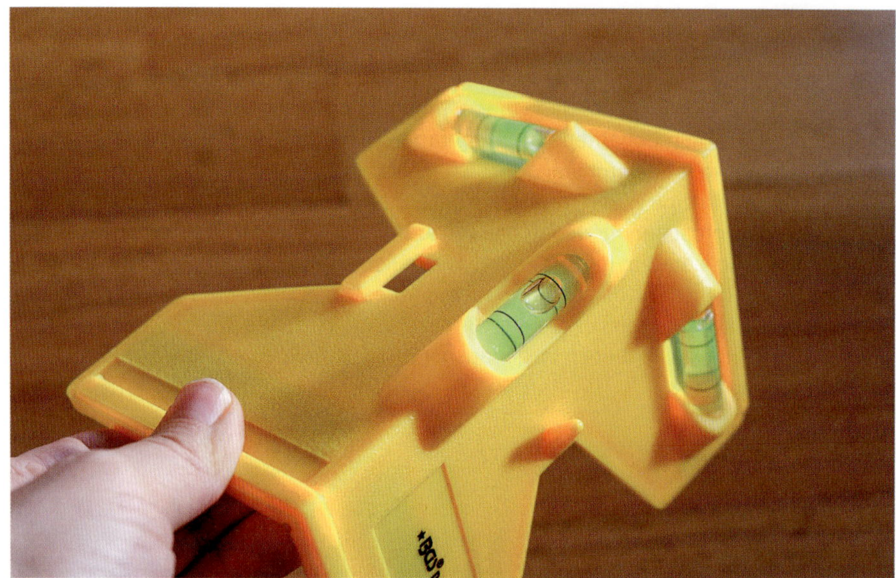

Unlösbar – man schafft es nicht, alle Luftbläschen gleichzeitig perfekt auszurichten.

Dieses Bild eignet sich auch, um die Bezugspersonen, welche sich wünschen, dass der Patient es ihnen recht macht, über das Problem aufzuklären.

Probleme von Trennungskindern verdeutlichen

Scheidungskinder stehen oft zwischen ihren Eltern, wenn beide Eltern ein Mehr an Liebe, Zeit und Loyalität fordern. Um den Eltern verständlich zu machen, dass diese Position für Kinder mit einer großen Unsicherheit und Instabilität verbunden ist, kann man die Wasserwaage nutzen. Diese bewegt man dann unter Äußerung von verschiedenen Forderungen der Eltern mal nach links, mal nach rechts. Dann erklärt man, dass es dem eigenen Kind so geht, wie dem Luftbläschen in der Glasröhre – es ist ein ständiges Hin und Her, das Kind kommt nicht zur Ruhe und stößt immer wieder an seine Grenzen, statt seine „Mitte“ zu finden.

Damit das Kind sein Gleichgewicht finden kann, muss das Ziehen an ihm aufhören. Dann kann es einen sicheren Ort zwischen den beiden Eltern finden.

Kleine Fische, große Reise – ein Spiel zur Förderung der Konzentration

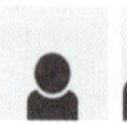

In der Gruppentherapie mit Grundschulkindern kann zur Förderung von Konzentration und motorischem Geschick die folgende Spielidee mit einer handelsüblichen Wasserwaage zum Einsatz kommen:

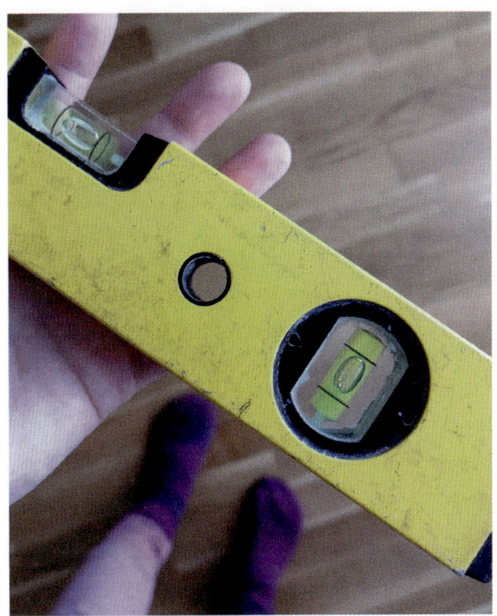

Zwei kleine Fische müssen von einem Teich in den anderen transportiert werden. Dabei sollte sehr vorsichtig vorgegangen werden, damit die Tiere nicht verletzt werden. Die Luftblasen in der Wasserwaage stellen in dem Spiel die Fische dar, die während des Transports nicht an die Ränder stoßen dürfen (alternativ an die Linien, das ist allerdings extrem schwer). Nun dürfen die Kinder der Reihe nach versuchen, die Fische sicher von einer Ecke des Raums in die andere zu bringen. Das wird nur mit viel Ruhe und Geschick gelingen und kann so spielerisch dabei helfen, sich „herunterzufahren".

Kapitel 8: Naturmaterialien

8.1 Wolle

Gastkapitel von Mila Ould Yahoui

Wolle ist für ein Schaf der ideale Schutz vor Wind und Wetter. Durch die Struktur und das Wollfett hält sie Regen und Kälte perfekt ab. Bevor sie für den Gebrauch durch uns Menschen verarbeitet wird, sieht sie aus wie ein plüschiger, verfilzter, wirrer, wolkenförmiger Haufen. Wolle ist damit das ideale Material, um deutlich zu machen, dass aus einem Wirrwarr etwas Stringentes werden kann. Wer nicht auf dem Land wohnt und Wolle an dem einen oder anderen Zaun einsammeln kann, kann diese auch im Bastelladen erwerben.

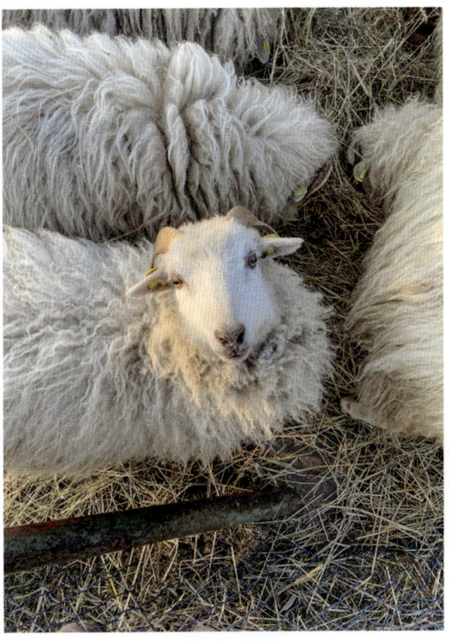

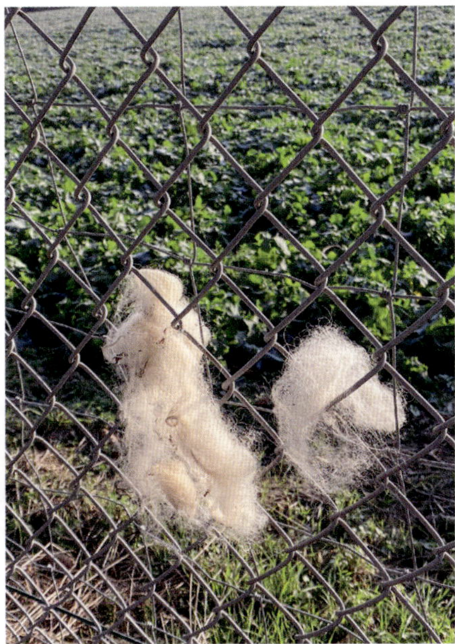

Einsatzmöglichkeiten

Einen Gesprächsfaden spinnen

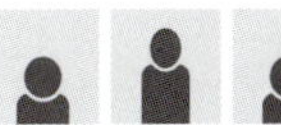

Wolle lässt sich auch ohne Hilfsmittel recht einfach zu einem Faden spinnen. Die Wolle wird in einer dünnen Menge aus der Wollmasse langgezupft auf dem Oberschenkel gerollt, bis ein Faden entsteht, dann wird wieder etwas gezupft und wieder gerollt usw. Schließlich wird das Stück Faden zu einem Garnknäuel aufgewickelt. Man muss allerdings ein bisschen üben, um die Technik herauszubekommen und den Faden zu einem Knäuel Garn zu verarbeiten. Es gibt hierzu sehr gute Anleitungsvideos im Internet, die man sich auch gemeinsam anschauen kann.

Für Kinder mit ADHS, die oft Schwierigkeiten haben, ihre Gedanken zu sortieren und sie in eine lineare Abfolge zu bringen, ist das Spinnen der Wolle ein schöner Weg, um sich praktisch zu verbildlichen, dass es mit etwas Übung möglich ist, ein Wirrwarr – sei es aus Wolle oder Gedanken gemacht – zu einem Faden zu verdichten und anschließend benutzen zu können. Zudem ist das Spinnen der Wolle meditativ, haptisch befriedigend, zeigt schnelle Erfolge und macht einfach Spaß.

Der 7-jährige Ludwig hatte große Mühe, beim Gespräch sitzen zu bleiben. So sehr er es auch wollte, es gelang ihm nur selten, ein Gespräch zu führen, das länger als ein paar Sätze beim gleichen Thema blieb. Als er sein Talent für das Spinnen von Wolle entdeckte und bemerkte, dass er den Faden parallel zum Gesprächsstrang spinnen konnte, half ihm die Beschäftigung dabei, das Sitzenbleiben umzusetzen.

Bunte Gefühlspompons basteln

Aus bunter Wolle lässt sich ohne viel Aufwand eine ganze Gefühlswelt kreieren. Selbstgebastelte bunte Pompons, versehen mit Wackelaugen, Filzfüßen, Ärmchen, Beinchen oder Schwänzchen aus Pfeifenreinigern können dazu dienen, unterschiedliche Gefühle greifbar und ansprechbar zu machen. Hierfür brauchen wir zwei kongruente Pappringe, die mit Zirkel angezeichnet einfach selbst ausgeschnitten werden können. Dann wird

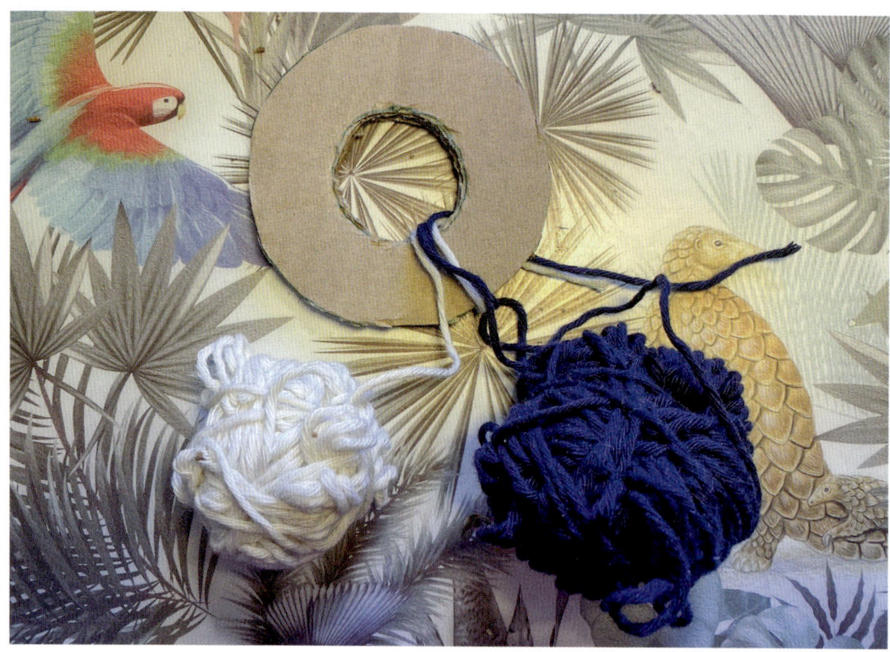

ein etwa vier Meter langer Wollfaden einfach oder bis zu vierfach gelegt gleichmäßig um die beiden Pappringe gewickelt. Wenn eine schöne, dicke, gleichmäßige Schicht Wolle, die natürlich auch aus unterschiedlichen Farben und Mustern bestehen kann, entstanden ist, brauchen wir eine Bastelschere. Der äußere Rand der Wolle wird rundherum durchgeschnitten. Dann brauchen wir ein stabiles Stück Wollfaden, das wir von außen um den Mittelpunkt festziehen und verknoten. Nun können die Ringe entfernt werden und fertig ist der Pompon.

Die achtjährige Nike, die Schwierigkeiten im Umgang mit ihren Emotionen hatte und es vermied, über Gefühle zu sprechen, hatte großen Spaß daran, mit selbstgebastelten Gefühlspompons Rollenspiele zu spielen. Sie hatte einen großen rotschwarzen Wutpompon, einen grünen Ekelpompon, ein gelber signalisierte Freude und ein blauer Pompon Traurigkeit. Die Pompons dienten der Externalisierung von Gefühlen und halfen dem Kind, sich emotional besser kennen zu lernen und zurecht zu finden. Die Pompons können zum Beispiel zunächst benannt und mit Persönlichkeiten versehen werden, dann können unterschiedliche Situationen durchgesprochen und via Pompon abgefragt werden.

Einen Traumfänger für Alpträume herstellen

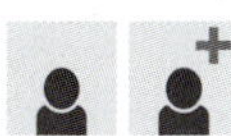

Aus biegsamen Weiden- oder Haselruten, ineinander gesteckten Papierstrohhalmen oder anderen kreisförmigen Dingen (z. B. Pappteller, siehe auch Kap. 3.2) als Basis lassen sich mit wenig Aufwand schöne Traumfänger basteln. Diese dienen in einigen indigenen Kulturen zur Abwehr von Alpträumen und als nächtlicher Talisman. Der Legende nach werden die schlechten Träume im Netz gefangen, während die guten durch ein Loch in der Mitte hindurchschlüpfen können. Eine alternative Erklärung besagt, dass zusätzlich angebrachte Federn die guten Träume zu den Schlafenden leiten sollen.

Kinder und Jugendliche mit Alpträumen, Ein- und Durchschlafproblemen oder nächtlichen Ängsten können sich auf Basis dieses Brauchs einen persönlichen Schutz basteln. Mit der Wolle wird ein Netz um den Rahmen gewebt und mit weiteren Materialien wie Federn, Muscheln, Hühnergöttern (Steine mit einem natürlich entstandenen Loch) oder hübsche Ästen als Verzierung ergänzt.

In den Traumfänger können die Kinder Wünsche hineinweben, kleine Schutzzauber hineinflüstern oder mit weiteren Gegenständen richtige „Alptraumfallen“ hineinbasteln. Hat der Traumfänger seinen Dienst getan, kann er gemeinsam vergraben, in einen Baum gehängt oder einfach verschenkt werden.

8.2 Steine

Gastkapitel von Mila Ould Yahoui

Steine sind so alltäglich wie faszinierend: Die ältesten von ihnen sind stolze vier Milliarden Jahre alt und hätten sicher einiges von der Geschichte der Erde zu erzählen, wenn sie sprechen könnten. Als vielfältiges und leicht zu beschaffendes Naturmaterial bieten sie im therapeutischen Alltag allerlei Gestaltungsmöglichkeiten.

Einsatzmöglichkeiten

Wünsche für die Ewigkeit – Bunte Steine in die Freiheit loslassen

 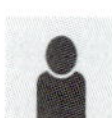 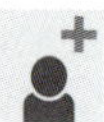

Im ersten Jahr der Pandemie vertrieben sich viele Menschen die Zeit mit dem kunstvollen Bemalen und Beschreiben von flachen Kieseln. Diese Steine wurden dann ausgelegt und man freute sich darüber, dass sie von anderen gefunden und bestaunt werden konnten. Acrylstifte und ein paar flache Kieselsteine sind alles, was es dafür braucht. Gemeinsam können so die schönsten Kunstwerke und besten Wünsche gestaltet werden, allesamt mit der Vorgabe, sie in die Freiheit loszulassen. Solche bemalten Steine eignen sich auch sehr gut zur Trauerverarbeitung. Wenn ein geliebter Mensch oder ein Haustier gegangen ist, können sie als Grabbeilagen oder Grabschmuck gestaltet und genutzt werden.

Steine stapeln – Sich fokussieren und Belastungen sortieren

Eine sehr schöne Übung zur Förderung des Fokus, der Frustrationstoleranz und der Geschicklichkeit ist das Stapeln von Steinen. Hierbei werden nach Vorbild der sogenann-

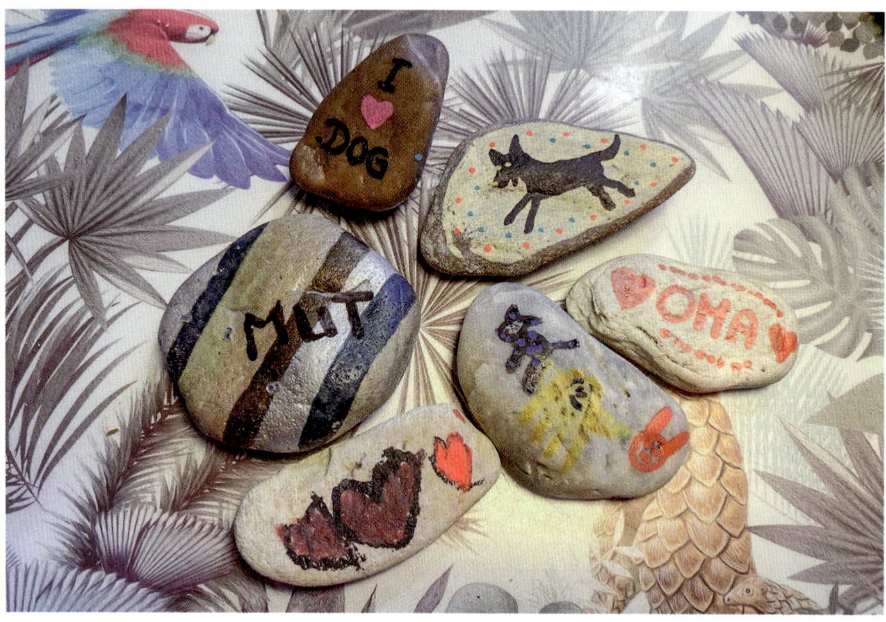

ten Steinmännchen, die sich weltweit in vielen Ländern als urtümliche Wegweiser, Hinweisgeber oder kulturelle Stätten finden, flache Kiesel aufeinandergestapelt, sodass sie einen Turm ergeben. Ein spielerisches Entschleunigen, sowie starkes Fokussieren auf die Tätigkeit selbst sind beim Steinestapeln gut zu erreichen. Wer möchte, kann dabei gemeinsam Geschichten erfinden (pro Stein ein Satz) oder sich einander vorstellen.

Als weitere Variante können die Steine mit verschiedenen Belastungen beschriftet sein. Nun kann man entscheiden und aufteilen, was man gerade tragen will und was man sich eigentlich nicht aufbürden möchte oder muss. Verlust, Trauer, Schmerz sind nicht vermeidbar, aber dysfunktionale Gedankengänge, Erwartungen und Probleme anderer, Schuldgefühle und das Hadern mit der eigenen Vergangenheit sind es durchaus.

So bearbeitete die 10-jährige Emma die Trennung ihrer Eltern und hatte Schwierigkeiten, den elterlichen Streit und deren Emotionen nicht auf ihre eigenen Schultern zu laden. Gemeinsam mit ihrer Therapeutin gestaltete das Mädchen Steine mit unterschiedlichen emotionalen Inhalten, mit denen es seit der Trennung konfrontiert war. Das Externalisieren und Zuordnen half ihr sehr dabei, sich klar darüber zu werden, welche Gefühle eigentlich gar nicht zu ihr gehörten und ihr eher schadeten.

8.3 Pflanzen

Gastkapitel von Mila Ould Yahoui

Ob wunderschöne Narzisse, zäher Kaktus, giftige Frucht oder unscheinbares Kraut mit heilender Wirkung – Pflanzen gibt es in allen denkbaren Varianten. Sie alle haben gemeinsam, durch Wasser, Nährstoffe und Licht zu wachsen und zu gedeihen. Pflanzen sind auch ein vielseitiges Naturmaterial, welches sich im therapeutischen Setting symbolisch wie praktisch verwenden lässt.

Einsatzmöglichkeiten

Was für eine Pflanze bist Du? – Pflanzen als Metaphern und Vorbilder

Menschen finden sich in den Eigenschaften bestimmter Pflanzen oft wieder, da diese durch ihr Wesen und ihre Symbolik eine Vielfalt an Assoziations- und Interpretationsspielräumen bieten. Ein besonders beeindruckendes Beispiel ist die Rose von Jericho, denn sie ist eine wahre Überlebenskünstlerin. Man erhält sie auf Mittelaltermärkten, im Internet oder als Urlaubsmitbringsel in südlichen Ländern. Um ihre Fähigkeiten ranken sich Legenden und Mythen. Sie verfügt über die Gabe, über viele Jahre hinweg als scheinbar vertrocknetes, zusammengezogenes Etwas zu existieren, nur um dann innerhalb weniger Stunden mit ein bisschen Wasser zu einer grünen, farnartigen Pracht zu werden. Entzieht man ihr das Wasser wieder, verfällt sie zurück in ihren trockenen Über-

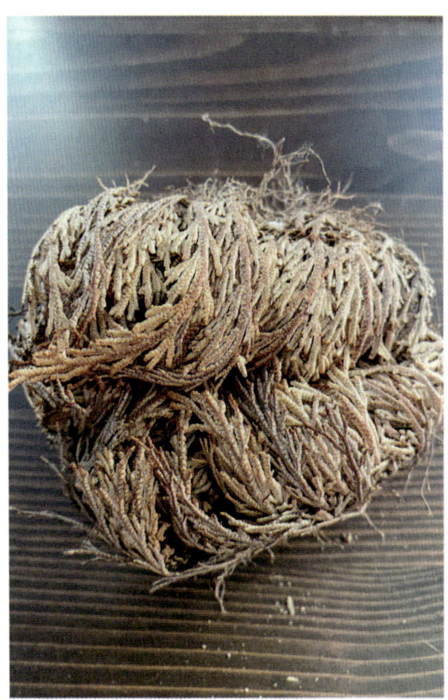 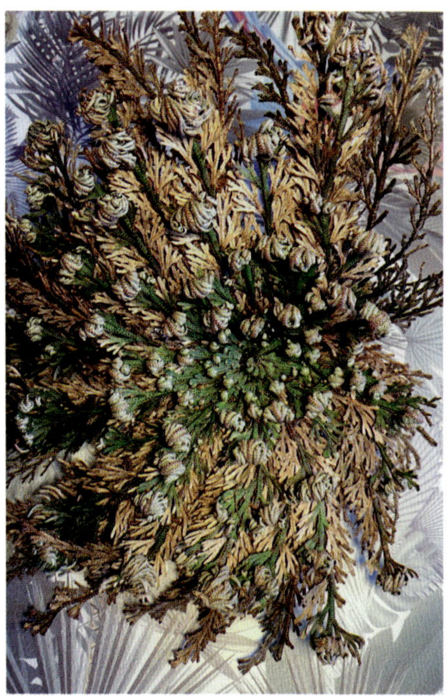

lebenszustand. Die Rose von Jericho kann in der Therapie als Sinnbild für das Überwinden langer Durststrecken dienen. Ein Mangel ist nicht das Ende. Sie kann auch deutlich machen, wie wichtig es für das Erblühen zu voller Pracht ist, mit dem Notwendigen versorgt zu werden. Hier kann man zum Beispiel in der Elternarbeit gut aufzeigen, welchen Unterschied es für ein Kind macht, ob die Grundbedürfnisse erfüllt sind oder weiterer Beachtung bedürfen.

Hier kommen noch ein paar weitere Pflanzen mit ihren symbolischen Bedeutungen, die man therapeutisch gut nutzen kann:

Pflanze	Mögliche symbolische Bedeutung
Pusteblume	Steht für Leichtigkeit, Fliegen, Vergänglichkeit, Anmut, Seelenflug, Unvorhersehbarkeit, Metamorphose
Löwenzahn	Hat eine starke Lebenskraft, kann alle Widerstände überwinden, ist anpassungsfähig und robust
Orchidee	Steht für Schönheit, Sensibilität, ist sehr wählerisch, Blume der Liebenden, Exotik, lässt sich gern umsorgen
Fingerhut	Ist wunderschön, wehrhaft, königlich, durchsetzungsfähig, zäh
Mistel	Braucht einen Versorger, Zauberkräfte, Heilkräfte, „Kuppler“

Pflanze	Mögliche symbolische Bedeutung
Grashalm	Taucht selten allein auf, fühlt sich in der Gruppe am wohlsten, ist unauffällig, Teamplayer
Klette	Steht für Beharrlichkeit, lässt sich nicht leicht abschütteln, ist unselbständig, Wunsch nach Nähe
Kaktus	Ist genügsam, braucht nicht viel, blüht selten aber wunderschön, ist ausdauernd, individuell, dickköpfig
Mimose	Ist sensibel, weiß sich zu schützen, ist vorsichtig, reagiert schnell
Buchsbaum	Ist immergrün, nicht kaputt zu bekommen, durchsteht auch harte Zeiten, robust
Eiche	Steht für Kraft, Stärke, Festigkeit, Sicherheit, übersteht sogar Blitzeinschläge
Bambus	Ist flexibel, kompromissbereit, nachgiebig, anpassungsfähig, steht für Glück und Freundschaft
Tanne	Ist strukturiert, immergrün, lebenskräftig, schnellwüchsig, hat ein dichtes, schützendes Nadelkleid, kann viel darunter verstecken
Tulpe	Ist gesellig, bunt, blüht unter ihresgleichen auf, ist unkompliziert, liebevoll
Brutblatt	Ist wohlwollend, umsorgend, großzügig, sich einbringend, kinderlieb, sozial, hinterlässt ihre Spuren und macht damit auf sich aufmerksam

Mithilfe der vielseitigen Pflanzenwelt lassen sich nun diverse Gesprächsimpulse umsetzen, hier ein paar Beispiele:

- Das aktuelle Stimmungsbild
- Verschiedene Pflanzen für verschiedene Persönlichkeitsanteile
- Das eigene Wesen in den einzelnen Lebensabschnitten
- Eine persönliche Pflanze als Kraft- und Trostspender

  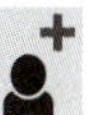

Wachstum und Verantwortung

Djengis hatte eine traurige Laufbahn von Aufenthalten in unterschiedlichen Wohngruppen hinter sich, denn seine Eltern verfügten nicht über die notwendigen Fähigkeiten, ihn bei sich aufzuziehen. Er hatte ein fetales Alkoholsyndrom und eine hyperaktive Störung des Sozialverhaltens. Seine große Liebe galt den Pflanzen. Er sah in ihnen wohl etwas Beständiges und Verlässliches. Außerdem mochte er offenbar das Gefühl, verantwortlich zu sein und sich um etwas zu kümmern. Kein Wunder also, dass er Landschaftsgärtner werden wollte. Daher war es nur folgerichtig, dass Pflanzen auch im therapeutischen Prozess eine Rolle spielten. Vor allem zum Beziehungsaufbau konnten sie intensiv genutzt werden. Die Therapeutin besorgte ein kleines Gewächshaus für die Fensterbank und ließ gemeinsam mit Djengis unterschiedliche Samen wachsen. Auf diese Weise fühlte sich der Junge ernstgenommen und konnte sein Wissen und Können in das Projekt einbringen. Schnell entstand so eine gute Beziehung zueinander, die einen Einstieg in die intensive therapeutische Arbeit ermöglichte.

Unterschiedliche Samen lassen sich im therapeutischen Setting sehr gut einsetzen, um zu zeigen, dass man selbst aus tiefster Dunkelheit mit etwas Energie und Geduld einen Weg hinausfinden kann. Wer zeitnahe Erfolge beobachten möchte, kann auf schnellwüchsige Bohnen oder Erbsen zurückgreifen. Die Strünke von Frühlingszwiebeln oder Ananas, aus denen man immer neue Nachkommen ziehen kann, lassen sich hingegen gut nutzen, um zu symbolisieren, dass auch etwas vermeintlich Kaputtes oder Verbrauchtes wieder in neuem Glanz erstrahlen kann.

Es bringt Spaß, hierfür ein kleines gemeinsames Projekt miteinander zu gestalten. Dies fördert nicht nur die therapeutische Beziehung, sondern auch die Verantwortungsübernahme, Geduld und Beharrlichkeit. Es braucht dafür nur etwas Erde, ein Töpfchen, das von den Patienten gestaltet werden darf, und Saatgut. So kann Woche für Woche beobachtet werden, was aus der Pflanze wird.

Für einen Überraschungseffekt kann man sogenannte „Saatbomben“ nehmen und beobachten, was daraus wird. Dies sind murmelgroße Kugeln mit unterschiedlichen Samen darin, sodass aus jeder „Bombe“ andere Kräuter, Blumen oder Nutzpflanzen wachsen.

Neben der Beobachtung des Projekts können unterschiedliche Aspekte aufgegriffen werden und Raum in der Therapie bekommen:

- Wenn jemand einen ganzen eigenen Garten anlegt, entscheidet die Person, was darin wachsen soll. Die Samen, die gesät werden, blühen später als Blumen. Doch auch im schönsten Garten wächst immer Unkraut, das den erwünschten Pflanzen den Raum nimmt, wenn man nicht regelmäßig für Ordnung sorgt. Dieses Bild lässt sich eins zu eins auf unser Inneres übertragen. Regelmäßige Psychohygiene ist genauso wichtig wie das Unkrautzupfen im Garten. Wir ernten, was wir säen.
- Tote Pflanzen braucht man nicht mehr zu gießen, die Energie sollte man in andere Dinge investieren.
- Ein junger Baum muss viele stürmische Regenzeiten durchstehen, bis er kräftige Wurzeln bilden kann.
- Es macht einen großen Unterschied, ob man etwas selbst anpflanzt oder einen Blumenstrauß geschenkt bekommt.
- Samen sind wie Gedanken, man selbst entscheidet, was man sät. Man sollte nur Blumen säen, die man auch in eine Vase stellen würde.
- Alles wächst unterschiedlich schnell, jede Pflanze hat ihre eigene Wachstumsgeschwindigkeit, Blütezeit und Lebensdauer.

› „Das Gras wächst nicht schneller, wenn man daran zieht“, sagt schon ein altes chinesisches Sprichwort. Dieses Sinnbild ist ein wichtiger Ratgeber für alle ungeduldigen Menschen.

8.4 Äpfel

Auch im Reich der Lebensmittel gibt es das eine oder andere, das sich für therapeutische Interventionen nutzen lässt. Im folgenden Kapitel haben wir Interventionen zusammengetragen, die sich mit Äpfeln durchführen lassen. Das hat mehrere Gründe: Äpfel sind günstig, überall zu bekommen und gesund. Sie haben außerdem eine reichhaltige Symbolik, wovon zahlreiche Sprichwörter zeugen (der Apfel fällt nicht weit vom Stamm, Äpfel und Birnen vergleichen, in den sauren Apfel beißen, etc.) – die perfekte Voraussetzung für die kreative Ideenfindung. Zudem schmecken sie den meisten.

Einsatzmöglichkeiten

Im Inneren kaputt – Wie Taten und Worte im Unsichtbaren verletzen können

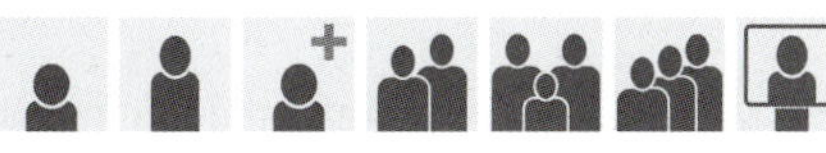

Vermutlich ist es jedem von uns schon einmal passiert, dass er andere ungewollt verletzt hat oder er selbst verletzt wurde. Dabei muss nicht immer nach außen sichtbar sein, dass bestimmte Worte oder Taten die Person getroffen haben. Vor allem Opfer von jahrelangem Mobbing haben sich oft eine Art „dickes Fell“ zugelegt, an dem sie Übergriffe scheinbar ungerührt abprallen lassen.

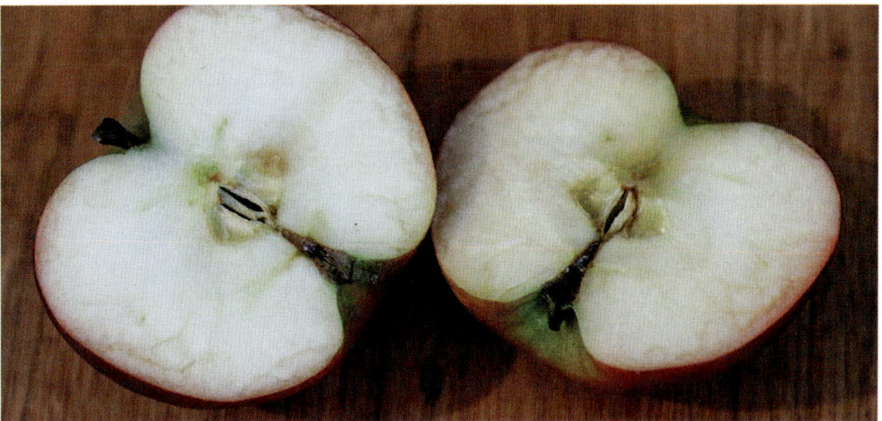

Obwohl man es ihm von außen nicht ansieht, hat die grobe Behandlung dem Apfel innerlich geschadet.

Ein Apfel ist ein perfektes Anschauungsobjekt, um über diese unsichtbaren Verletzungen ins Gespräch zu kommen. Durch seine schützende Schale sind Beschädigungen im Inneren nicht direkt sichtbar. Denkbar ist der Einsatz z. B. im Rahmen einer Gruppentherapie als Gesprächseinstieg. Das Drücken, Stoßen oder Fallenlassen des Apfels kann dabei sinnbildlich für diese Verletzungen stehen. Ein zweiter Apfel, den man unversehrt lässt, kann als Vergleichsobjekt dienen. Es ist beispielsweise möglich, einen der Äpfel vorab mit inneren Beschädigungen zu präparieren und beide Äpfel in der Gruppensitzung herumzugeben mit der Frage, ob ein Unterschied festgestellt werden kann. Erst das Aufschneiden offenbart schließlich die beschädigten Stellen. Hieraus können sich verschiedene Gesprächsanlässe ergeben:

- Wie geht man selbst mit Verletzungen um?
- Lächelt man sie weg oder spricht man sie offen an?
- Welches Vorgehen hält man in welcher Situation für sinnvoller?
- Wie kann man erkennen, ob man andere verletzt hat und wie lässt sich dies vermeiden?

Mein ganz persönlicher Apfel – Wir sind alle einzigartig

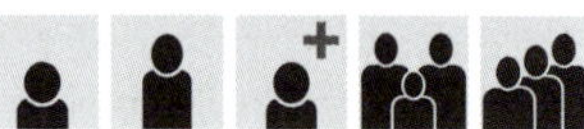

Ein Korb voller bunter Äpfel lädt nicht nur zu einer gesunden Zwischenmahlzeit ein, er kann auch für einen Gesprächsimpuls über unsere Ecken und Kanten und damit unsere Einzigartigkeit als Menschen zum Einsatz kommen. Sorten wie Jonagold, Braeburn oder Elstar sind durch ihre rot-grüne Färbung besonders hierfür geeignet. Zu Beginn einer Gruppensitzung kann der Korb mit den Früchten herumgereicht werden mit der Aufgabe, sich einen Apfel auszusuchen, den man persönlich besonders ansprechend findet. Nun bekommen alle Gruppenmitglieder ein wenig Zeit, ihren Apfel in Ruhe zu betrachten und sich seine Besonderheiten einzuprägen. Schließlich werden alle Äpfel wieder in den Korb gelegt und erst zu einem späteren Zeitpunkt wieder herausgeholt – erkennt jeder noch seinen Apfel? Warum hat er genau diesen ausgewählt? Und wie ist es mit uns Menschen? Was macht uns einzigartig? Und was wäre, wenn wir alle gleich wären?

Kapitel 9: Gesellschaftsspiele

9.1 Spielfiguren

Jede handelsübliche Spielesammlung sowie zahlreiche weitere Brettspiele enthalten kleine, bunte Spielfiguren (sogenannte „Pöppel"), die als therapeutisches Handwerkszeug dienen können. Wer gerne mit diversen Spielmaterialien arbeitet, und diese nicht immer den Spielekartons entnehmen möchte, kann sich auch bei einem Anbieter für Brettspielmaterialien umschauen. Hier gibt es neben einer großen Auswahl an Pöppeln auch Würfel, Spielgeld, Spielbretter, Karten und vieles mehr.

Einsatzmöglichkeiten

Das Team oder: Wer ist zuständig?

Vielleicht kennen Sie den scherzhaften Spruch „Team: Toll, ein anderer macht's!" – Er beschreibt das Phänomen der sogenannten Verantwortungsdiffusion, bei der in einer Notlage trotz anwesender möglicher Helfer niemand eingreift. Dies ist darauf zurückzuführen, dass jeder der Beteiligten bewusst oder unbewusst darauf hofft, dass jemand anderes die Aufgabe übernimmt (Bierhoff & Rohmann, 2017). Auch im alltäglichen Miteinander lässt sich dieser Effekt beobachten, seien es das stehengelassene Geschirr in der Teeküche oder die nicht ordentlich hinterlassene Toilette. Um das Thema Verantwortungsübernahme in einer Familie oder Gruppe anschaulich einzuleiten, lassen sich vier farbige Spielfiguren zur Hand nehmen, mit denen die folgende Geschichte erzählt werden kann (die natürlich vorher geübt werden sollte):

„Das hier ist die Geschichte von vier kleinen Männchen: ***Jeder*** *(rot),* ***Jemand*** *(gelb),* ***Irgendjemand*** *(grün) und* ***Niemand*** *(blau). Es musste eine wichtige Aufgabe erledigt werden und* ***Jeder*** *war sich sicher, dass* ***Jemand*** *sich schon darum kümmern würde.* ***Irgendjemand*** *hätte sie schon erledigen können, aber* ***Niemand*** *hat es gemacht.* ***Jemand*** *wurde wütend, weil er der Meinung war, dass* ***Jeder*** *für diese Aufgabe zuständig war.* ***Jeder*** *dachte,* ***Irgendjemand*** *würde es schon machen, aber* ***Niemand*** *wusste, dass* ***Jeder*** *es nicht machen würde. Am Ende beschuldigte* ***Jeder Jemand****, weil* ***Niemand*** *tat, was* ***Irgendjemand*** *hätte machen können."*

(Autor unbekannt)

Nun kann gemeinsam überlegt werden, wer welche Rolle im Team übernehmen möchte, mit verbindlichen Regelungen, wer wann für welche Aufgabe zuständig ist.

Vier Schnäbel und vier Ohren – Kommunikationsebenen verstehen und Missverständnisse klären

Das bekannte Vier-Ohren-Modell (oder auch Kommunikationsquadrat) des Psychologen Friedemann Schulz von Thun (www.schulz-von-thun.de) stellt in der Psychotherapie und Beratung eine nützliche Ressource dar, wenn kommunikative Schwierigkeiten im Vordergrund stehen. Es beschreibt vier verschiedene Ebenen einer Nachricht, wenn wir uns miteinander austauschen. Über den reinen Sachinhalt hinaus vermitteln wir zudem noch Informationen über uns selbst (Selbstkundgabe), darüber, wie wir den anderen sehen (Beziehungshinweis) und was wir von ihm erwarten (Appell). Da Schulz von Thun die Ebenen seines Modells farblich kennzeichnete, eignen sich je zwei Spielfiguren der Farben Blau, Grün, Gelb und Rot ideal zur Veranschaulichung. Diese werden gegenüber voneinander aufgestellt, idealerweise je vier Figuren vor den beiden involvierten Personen. Nun kann man auf die Figuren deuten und erläutern:

„Wenn wir miteinander sprechen, sagen wir viel mehr als nur die gesprochenen Worte. Stellen wir uns einmal vor, jeder von uns hätte vier kleine Helfer. Dieser ***blaue Helfer*** *hat es am leichtesten: Er vermittelt dem anderen den* ***Sachinhalt****. Wenn wir z. B. mit dem Auto an der Ampel stehen und der Beifahrer zum Fahrer sagt ‚Grüner wird's nicht!', dann überbringt der blaue Helfer die Nachricht ‚Die Ampel ist grün.'. So weit, so klar. Er hat also den leichtesten Job, und der blaue Helfer auf der Gegenseite wird diesen Inhalt problemlos entgegennehmen.*

Um zu verstehen, wieso es zu Missverständnissen kommen kann, müssen wir uns nun die drei anderen Figuren näher ansehen. Sie sprechen nämlich nicht bei allen Menschen dieselbe Sprache.

Der ***grüne Helfer*** *ist dafür zuständig, etwas über unseren Absender zu verraten. Das nennt man* ***Selbstkundgabe****. Der Absender könnte z. B. sagen wollen, dass er es eilig hat, oder er möchte behilflich sein. Doch der grüne Helfer auf der anderen Seite könnte jetzt verstehen ‚Ich weiß alles besser!' oder ‚Ich kann besser Autofahren als du!'. Hier sehen wir schon, dass Ärger aufkommen könnte.*

Schauen wir weiter auf den ***gelben Helfer****. Er sagt etwas darüber, wie die Personen zueinander stehen. Man spricht auch von einem* ***Beziehungshinweis****. Während der Sender es auf humorvolle Weise gut mit dem Empfänger meinen mag, könnte dieser auch verstehen, dass der andere ihn bevormunden will.*

Und dann gibt es noch den ***roten Helfer****. Die Signalfarbe passt sehr gut zu ihm, denn er richtet sich mit einem* ***Appell*** *an sein Gegenüber. Vielleicht meint unser Beifahrer einfach, dass der andere fahren darf. Der rote Helfer auf der Gegenseite hört aber so etwas wie ‚Fahr schneller!' und fühlt sich unter Druck gesetzt.*

Am Ende hat es der Sender vielleicht genau so gemeint, wie es der Empfänger verstanden hat. Und dieser ist verständlicherweise genervt oder sauer. Wenn wir nun *wissen, dass mehr als nur der **Sachinhalt** vermittelt wird, ist das gleich viel besser zu verstehen."*

Je nach konkreter Problemkonstellation kann nun gemeinsam überlegt werden, was zu einer besseren Verständigung der Figuren untereinander führen könnte. Nicht selten steckt z. B. eine mehrdeutige Kommunikation dahinter, bei der Gefühle und Bedürfnisse nicht direkt benannt werden. Rollenspiele können dann helfen, diese Benennung einzuüben (z. B. durch Ich-Botschaften und Rückfragen des Empfängers). Im Anschluss kann jeweils reflektiert werden, ob sich die beiden Helferteams nun besser verständigt haben.

Hier ein Beispiel des 12-jährigen Sam und seiner Mutter: Sam hatte aufgrund von feinmotorischen Schwierigkeiten auch immer wieder Probleme mit seiner Handschrift. Als er eine Hausaufgabe besonders ordentlich erledigt hatte, kommentierte die Mutter dies

Das kann man ja sogar lesen!
„Das ist leserlich geschrieben."
Sachinhalt
„Das ist leserlich geschrieben."
„Ich bin positiv überrascht, weil ich nicht wusste, dass du so gut schreiben kannst."
Selbstkundgabe
„Ich finde deine Schrift sonst nicht schön!"
„Es ist toll, dass du besser geschrieben hast."
Beziehungs-hinweis
„Ich habe dir nicht zugetraut, dass du schön schreiben kannst."
„Ich möchte, dass du an dich glaubst, dass du das auch in Zukunft schaffst!"
Appell
„Auch wenn du das nicht so gut kannst, solltest du in Zukunft am besten so schreiben!"
Was die Mutter sagen wollte
Was der Sohn verstanden hat

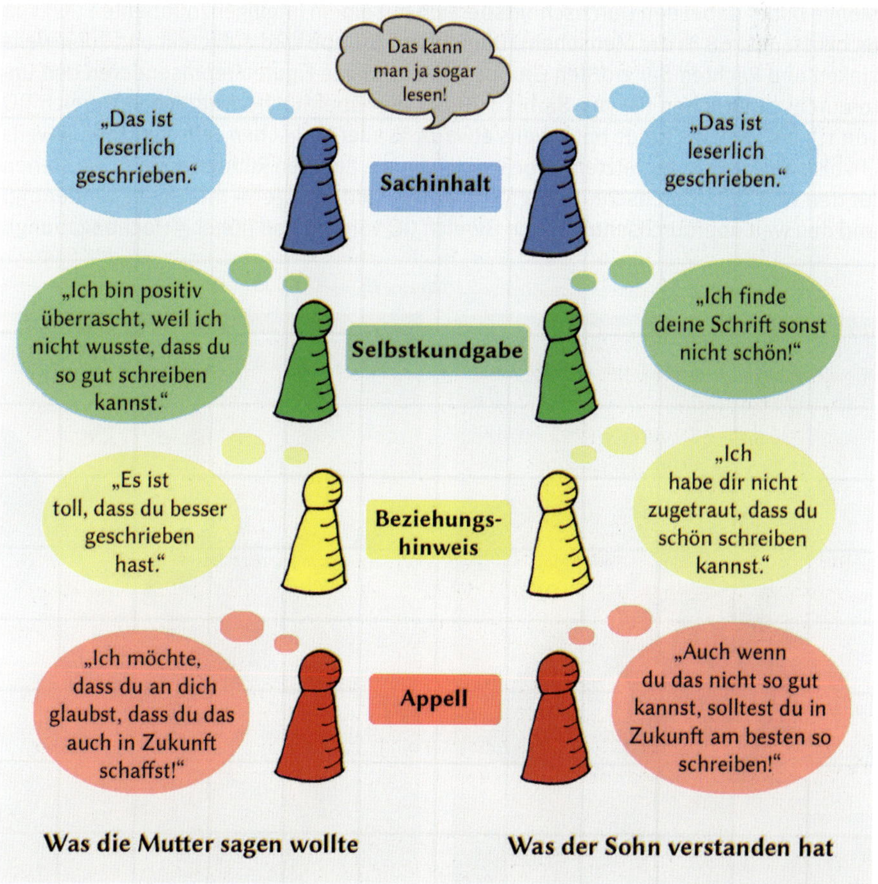

Illustration: Anja Handrianz

mit „Das kann man ja sogar lesen!“, woraufhin ein Streit entbrannte. Sam fühlte sich herabgesetzt und hatte das Gefühl, seine Mutter würdigte seine Leistung nicht. Mithilfe der Figuren konnte die unterschiedliche Wahrnehmung von Sender und Empfänger deutlich gemacht werden. Sam konnte seiner Mutter nun sagen, dass er ein ernstgemeintes Lob gerne annehmen würde, wenn die Mutter es für seine Empfänger-Ohren verständlich formulierte, z B. „Ich sehe, dass du dich sehr bemüht hast, leserlich zu schreiben. Das ist dir wirklich gut gelungen!“.

Der Marathonlauf – Testergebnisse und Entwicklungsverläufe kommunizieren

 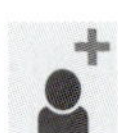 

Zur Standarddiagnostik in der Psychotherapie mit Kindern gehört meist ein Intelligenztest, auch Leistungsdiagnostik genannt. Bei der Mitteilung der Ergebnisse ergibt sich nicht selten die Herausforderung, diese so zu präsentieren, dass sie auch von Eltern ohne akademische Bildung gut verstanden werden können. Um das statistische Prinzip der Normalverteilung zu erklären, kann uns ein Schwung Spielfiguren behilflich sein. Benötigt werden drei Farben in drei verschiedenen Mengen (siehe Bilder). Die größte Menge bildet dabei den Durchschnittsbereich mit einem Intelligenzquotienten (IQ) von 85 bis 114 (ca. 68 % der Menschen). Die mittlere Gruppe wird aufgeteilt und zur jeweils Linken und Rechten der größten Gruppe gestellt. Diese Figuren repräsentieren den unterdurchschnittlichen (IQ von 84 bis 70) und den überdurchschnittlichen Bereich (IQ von 115 bis 129), die beide mit jeweils etwa 14 % aller Menschen vertreten sind. Jeweils ein bis zwei Figuren der letzten Farbe werden an die äußeren Ränder gestellt. Sie stehen für den weit unterdurchschnittlichen (IQ von 69 und weniger = Intelligenzminderung) und den weit überdurchschnittlichen Bereich (IQ von 130 und höher = Hochbegabung).

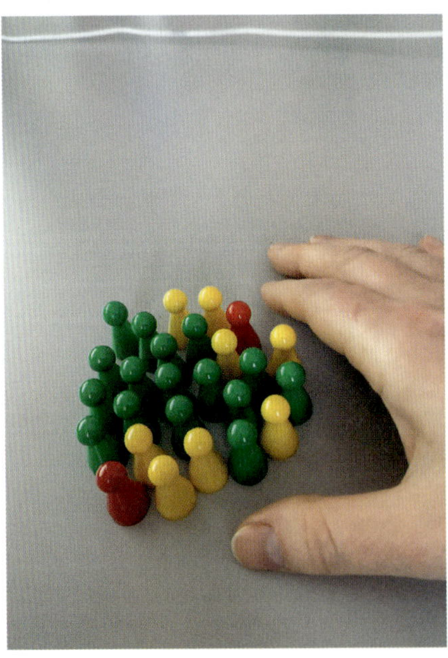

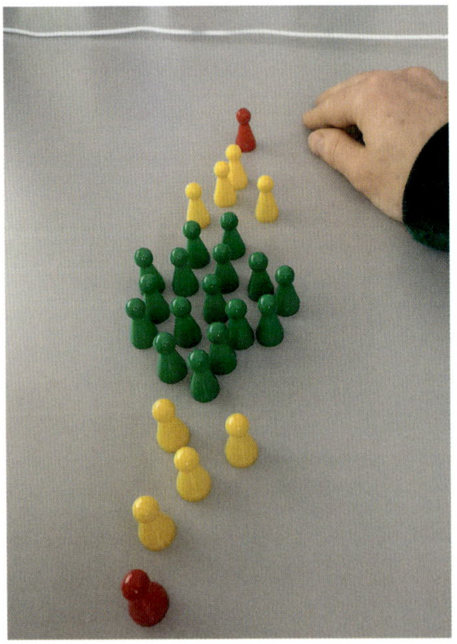

Nun können die einzelnen Testergebnisse in diesem Spektrum anhand von Figuren verortet werden.

Möchte man hingegen einen Entwicklungsverlauf darstellen, lassen sich die Figuren zunächst gemeinsam aufstellen. Dazu kann erklärt werden, dass alle Menschen sich nach der Geburt zunächst nicht sehr deutlich voneinander unterscheiden. Es ist wie bei einem Marathonlauf, alle versammeln sich an der Startlinie. Während man die Figuren dann wie auf dem zweiten Bild sortiert, erklärt man weiter, dass sich erst im Verlauf des Rennens zeigt, wer zu den Schnelleren und wer zu den Langsameren gehört. Ganz vorne sind nur wenige, und der Abstand wird immer größer (es heißt ja nicht umsonst „Einsame Spitze“). Genauso sieht es auf den hinteren Plätzen aus: Wer zurückbleibt, verliert immer mehr den Anschluss. Es kann daher von einer Art Schereneffekt gesprochen werden. Aus entwicklungspsychologischer Sicht ist das darauf zurückzuführen, dass die Bewältigung von lebensaltertypischen Entwicklungsaufgaben die Basis für zukünftige Aufgaben bildet, die dann ebenfalls nicht mehr bewältigt werden können (Havighurst, 1972). Diese Veranschaulichung kann z. B. dann zum Einsatz kommen, wenn eine erneute IQ-Testung ergeben hat, dass das Leistungsniveau nun nicht mehr im Bereich der sogenannten Lernbehinderung (IQ 84 bis 70) liegt, sondern darunter. Eltern bekommen dann nicht selten mitgeteilt, dass ihr Kind damit als geistig behindert gilt, was für viele ein Schock ist. Die behutsame Erklärung des dahinterstehenden Prinzips, das zur Veränderung dieser formalen Zuschreibung führt, kann dann helfen, Unverständnis und Ängste zu verringern.

Das Überlebensteam – Die Polyvagaltheorie und Stressreaktionen erklären

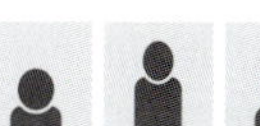

Für diese psychoedukative Intervention werden vier Spielfiguren in den Farben Gelb, Rot, Blau und Grün benötigt. Sie stellen ein symbolisches inneres Team dar, das unser autonomes Nervensystem bei Stress steuert. Angelehnt an die Polyvagaltheorie (Porges, 2009) können die vier Figuren in eine Erzählung eingebunden werden, die auch schon Kindern (z. B. mit Angststörungen) einen Eindruck vermitteln kann, wie ihr Nervensystem bei akutem Stresserleben reagiert.

Zum Hintergrund: Die Polyvagaltheorie geht davon aus, dass der Mensch in seiner Entwicklungsgeschichte mehrere Reaktionssysteme bei Gefahren herausgebildet hat, die mit den verschiedenen Abschnitten des Vagusnervs verknüpft sind. Der älteste und damit primitivste Teil steht mit dem Totstellreflex in Verbindung, dann folgt evolutionär gesehen der etwas jüngere Teil, der die „fight or flight“-Reaktion steuert. Porges lenkte mit seiner Theorie auch den Blick darauf, dass es darüber hinaus noch ein weiteres System gibt, das soziale Kontaktsystem. Dieses System ist das jüngste und reifste von allen. Es reguliert die Reaktionen des Sympathikus (wie Herzschlag, schneller Atem, Schwitzen etc.) herunter und sorgt so dafür, dass wir eine stabile Basis für die Suche nach sozialer Unterstützung haben.

Die Figuren werden nun in einer Reihe aufgestellt, beginnend mit der gelben Figur, danach folgen rot, blau und zum Schluss grün. Hierzu kann sinngemäß Folgendes erklärt werden:

„Das hier ist das Team in unserer Steuerzentrale. Es entscheidet, wie wir mit Dingen umgehen, die uns stressen oder von denen wir uns bedroht fühlen. Es ist sehr alt – schon die Steinzeitmenschen hatten so ein Team. Das Besondere an diesem Team ist, dass es unseren Kopf gar nicht erst fragt, was es tun soll. Der braucht nämlich viel zu lange und wird deshalb bei Gefahren oft mehr oder weniger abgeschaltet. Daher ist es ganz normal, dass der Kopf hinterher eine andere Meinung dazu haben kann, was zu tun gewesen wäre."

An dieser Stelle kann ein Bezug zur jeweiligen Erkrankung hergestellt werden, indem erklärt wird, dass das Team sich gerne gut um uns kümmern möchte, und nicht wissen kann, dass es gar nicht aktiv werden muss. Dies kann z. B. bei einer Angsterkrankung oder Traumafolgestörung der Falls sein, bei denen es oft Alarm schlägt, obwohl eine Situation überhaupt nicht bedrohlich ist.

Nun können die einzelnen Figuren und ihre Strategien vorgestellt werden:

Frau Sonnenschein – Die gelbe Figur

Funktion: Soziale Unterstützung aktivieren

„Das ist ist Frau Sonnenschein. Sie fühlt sich sicher und entspannt. Vielleicht passiert nun eine kleine Sache, bei der ihr Einsatz gefragt ist. Sie schaut sich also an, was los ist, und weiß direkt Rat: Sie fordert Hilfe an, indem sie sich an andere wendet und mit ihnen spricht. Wenn Frau Sonnenschein aktiv ist, hat sie eine gute Kontrolle über ihren Gesichtsausdruck und darüber, wo sie hinschaut. Sie kann gut zuhören und ihren Tonfall an ihr Gegenüber anpassen. Das alles sind wichtige Hilfsmittel, damit andere uns besser unterstützen können.

Aber was ist das? Frau Sonnenschein sieht, dass die Sache doch eine Nummer zu groß für sie ist. Schwupps – weg ist sie! Sie weiß nämlich ganz genau, dass das jetzt nicht mehr ihr Job ist."

Frau Riesenärger und Herr Drückeberger – Die rote und die blaue Figur

Funktionen: Kämpfen und fliehen

„Schauen wir mal, wen es da noch im Team gibt! Jetzt ist das rot-blaue Mobilitäts-Duo gefragt. Es ist in der Geschichte der Menschheit etwas älter als Frau Sonnenschein und hat damit noch mehr Erfahrung mit Gefahren. Das Duo besteht aus Frau Riesenärger (rot) *und Herrn Drückeberger* (blau). *Frau Riesenärger nimmt sich ein Herz und stellt sich der Gefahr – sie ist die Kämpferin im Team und weiß blitzschnell, ob so ein Kampf zu gewinnen wäre. Es kann aber auch passieren,*

dass Herr Drückeberger, ihr direkter Teamkollege, genauso blitzschnell entscheidet, lieber die Beine in die Hand zu nehmen und wegzulaufen. Das passiert, wenn eine Gefahr als zu groß und damit als nicht zu bewältigen eingeschätzt wird. Beide benötigen ein Herz-Kreislauf-System, das auf Hochtouren läuft, denn egal, ob wir kämpfen oder fliehen, in beiden Fällen brauchen wir gut durchblutete Muskeln. Daher ist das Team farblich passend gekleidet, in Rot und Blau, genau wie unsere Blutgefäße."

Herr Stocksteif – die grüne Figur

Funktion: Totstellen

„Doch manchmal können wir weder kämpfen noch fliehen (beide Figuren auf die Seite räumen). *Dann kommt das letzte noch verbleibende Teammitglied zum Einsatz: Herr Stocksteif. Er ist für das letzte Überlebensprogramm in uns zuständig, das Totstellen. Herr Stocksteif ist grün wie eine Echse, denn das Totstellen wird unserem sog. ‚Reptiliengehirn' zugeordnet, dem ältesten Teil unseres Gehirns. Er ist also das erfahrenste Teammitglied und hat gelernt, dass das Totstellen Angreifer davon abhält, uns zu fressen. Der Totstellreflex ist also sinnvoll, um unsere Überlebenschance zu verbessern. Heutzutage passiert es natürlich äußerst selten, dass wir einem wilden Tier gegenüberstehen. Trotzdem gehört Herr Stocksteif immer noch zu unserem Team, denn unser ‚Bauplan' unterscheidet sich nicht wesentlich von dem der Steinzeitmenschen. Es kann daher immer mal wieder vorkommen, dass Herr Stocksteif anspringt, weil er glaubt, wir seien in Gefahr, obwohl das gar nicht so ist. Und da er denkt und handelt wie ein Reptil, folgt er seinen Instinkten wie ein Tier, versteht unsere Sprache nicht und kann nur bedingt etwas lernen."*

Wer wann zum Einsatz kommt – die phylogenetische Hierarchie erklären

Gemäß der Polyvagaltheorie kommen die verschiedenen Systeme nach einer phylogenetischen Hierarchie zum Einsatz, wobei das älteste System, der Totstellreflex, als letztes aktiv ist, wenn die anderen Systeme bereits abgeschaltet sind. Wir fallen sozusagen auf eine primitivere Entwicklungsstufe zurück, wenn höhere Funktionen versagen. Zu diesem Ansatz passt auch, dass Menschen in belastenden Lebenssituationen zeitweise regressives Verhalten (z. B. Bettnässen bei Kindern) zeigen können. Welches System gerade aktiv ist, hängt von der Bedrohungslage und unserer intuitiven Bewertung ab. Es kann also sein, dass in einer traumatischen Situation, in der vielleicht sogar unsere Bewegung eingeschränkt ist, direkt das Reptiliengehirn das Kommando übernimmt und wir uns totstellen. Diese Information kann z. B. bei der Entlastung von Missbrauchsopfern hilfreich sein, die sich fragen, warum sie nicht um Hilfe gerufen haben – es war ihnen schlichtweg nicht möglich, weil ihr Gehirn in einen Überlebensmodus umgeschaltet hat. Erklären kann man diese Zusammenhänge wie folgt:

„Wichtig ist noch, dass immer nur das Teammitglied helfen kann, das gerade aktiv ist. Das können wir uns nicht aussuchen, denn unser Gehirn entscheidet das blitzschnell allein. Im besten Fall hilft Frau Sonnenschein, es kann aber auch sein, dass sie gar nicht erst gefragt wird. Und manchmal wird eine Gefahr als so groß eingeschätzt, dass nur noch Herr Stocksteif zur Verfügung steht. Das passiert meist, wenn es früher einmal eine Situation gegeben hat, in der er helfen musste (z. B. bei einem schweren Trauma). *Wenn wir etwas sehen oder an etwas denken, was mit dieser Situation zu tun hat, kann es passieren, dass Herr Stocksteif es sehr wichtig nimmt, uns zu helfen, und wir dann erstarren, unsere Gefühle abschalten, nichts mehr tun können und manchmal sogar ohnmächtig werden."*

Nach der Vermittlung dieser psychoedukativen Inhalte können dann gemeinsam Strategien erarbeitet werden, was in den einzelnen Zuständen hilfreich sein kann. Mit Frau Sonnenschein im Team lassen sich gut kognitive Interventionen, soziale Kompetenztrainings oder Problemlösen durchführen. Frau Riesenärger und Herr Drückeberger können von Entspannungstechniken und emotionsfokussierten Interventionen profitieren und Herr Stocksteif lässt sich am besten über die Aktivierung einfachster Körperfunktionen mittels Atemtechniken und Mobilisierungsübungen erreichen.

9.2 Von Skat bis Quartett: Spielkarten

Schon seit dem Mittelalter spielen die Menschen Karten. Dabei existieren unzählige Varianten. Die bekanntesten unter ihnen sind wohl das Skatblatt und Quartetts wie der „Schwarze Peter". Zahlreiche Redewendungen zum Kartenspiel zeugen von einem metaphorischen Nutzen, so machen wir ein „Pokerface", „haben ein Ass im Ärmel" oder „spielen einen Trumpf aus". Es liegt also nahe, sich einmal den therapeutischen Nutzen dieses Spielmaterials anzuschauen.

Einsatzmöglichkeiten

Die Lizenz zum Schummeln

Viele jüngere Kinder haben noch Schwierigkeiten mit Regelspielen. Das ist kein Wunder, da diese Spiele ihnen oft eine Menge abverlangen. Neben kognitiven, sprachlichen, sozialen und motorischen Kompetenzen sind auch die Bereitschaft zur Einhaltung von Regeln und die emotionale Fähigkeit, verlieren zu können, gefragt. Gerade Letztere braucht bei so manchem Kind viel Raum, um sich entwickeln zu können. Während der „table flip" (das Umwerfen des Spielmaterials) vor allem bei impulsiven Kindern mit einer geringen Frustrationstoleranz zu beobachten ist, neigen andere eher zur verdeckten Strategie des Schummelns. Das geschieht mal mehr, mal weniger offensichtlich. Um diesen Kindern den Weg zum „guten Verlierer" zu ebnen, kann man ihnen z. B. mit einem Joker oder einem Ass eine „Lizenz zum Schummeln" verleihen (vielleicht sogar als paradoxe Intervention, weil sie „so toll geschummelt haben"). Diese kann wahlweise als eine Art

„Generalvollmacht" eingesetzt werden oder als einmaliger Joker im Spiel. Die erste Variante kann zum Einsatz kommen, wenn ein Kind sehr viel Raum für sein Kontrollbedürfnis benötigt. Meist wird es irgendwann automatisch langweilig, nachdem die Karte eine Weile benutzt wurde. Darf sie nur einmal gespielt werden, ist schon mehr Impulskontrolle gefragt. Das Kind kann so lernen, abzuwägen, welche Frustration es aushalten kann. Hier kann man zusätzlich steuernd eingreifen, indem man das Gewinnen ohne diesen Joker für das Kind durch das eigene Spielverhalten erleichtert.

Ein Joker für alle Fälle – Ausnahmen erlauben

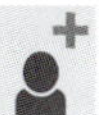

Ähnlich wie die Lizenz zum Schummeln kann uns ein „Joker für alle Fälle" (statt einer Jokerkarte tut es auch ein Ass oder Bube aus einem Skatblatt) in der alltäglichen Begleitung der Therapie von Nutzen sein. Er erlaubt es für eine begrenzte Zeit oder für eine bestimmte Situation, altes Verhalten oder Symptome zu zeigen. Das kann immer dann notwendig sein, wenn eine Patientin sich etwas noch nicht zutraut, oder man sie erst für eine Kooperation gewinnen muss, weil sie ungern ihre Gewohnheiten ablegen möchte. So übte der 17-jährige, kognitiv eingeschränkte Marlon das Übernachten außerhalb des eigenen Zimmers. Den Einstieg in seine Angsthierarchie bildete das Übernachten in einem Zelt im eigenen Garten, während der Vater in unmittelbarer Nähe auf der Wohnzimmercouch schlief. Marlon erhielt einen Joker für den Fall, dass er sich der Anwesenheit des Vaters unbedingt vergewissern müsste. Es wurde vereinbart, dass er zunächst nur eine Stunde im Zelt bleiben sollte und jederzeit den Joker spielen konnte. Würde er länger als eine Stunde den Joker behalten, könnte um eine weitere Stunde verlängert werden, usw. Marlon entschied sich nach den ersten zwei Stunden für eine weitere Verlängerung und schlief dann schließlich bis zum nächsten Morgen durch, ohne den Joker eingelöst zu haben. Es stellte sich heraus, dass er zwar zum Vater hatte gehen wollen,

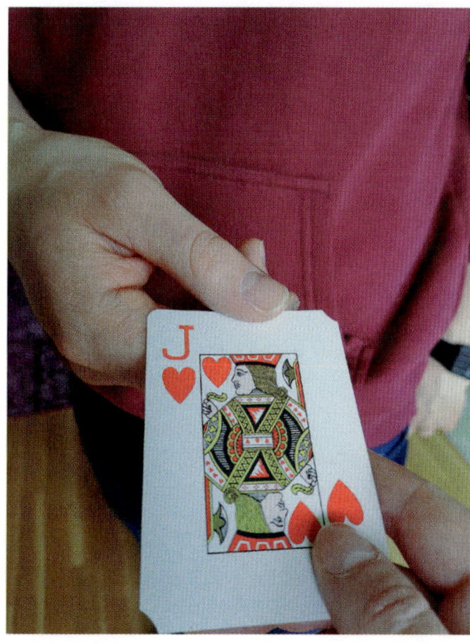

Ein Joker für alle Fälle gibt Sicherheit – oder erlaubt es, auch mal faul zu sein.

ihm das Öffnen des Zelteingangs und das Hinaustreten in die Kälte zu aversiv erschien, und er deswegen darauf verzichtete. Während Marlon der Stolz über die bewältigte Aufgabe ausreichte, kann es vor allem bei jüngeren Kindern einen zusätzlichen Anreiz darstellen, den nicht genutzten Joker im Anschluss gegen eine kleine Belohnung einzutauschen.

Ein weiteres Beispiel ist die 19-jährige Laura, die gemeinsam mit ihrer alleinerziehenden Mutter lebte. Die Mutter beklagte sich darüber, dass Laura sich zu wenig am Haushalt beteilige und oft ihr benutztes Geschirr stehenließ, während sie selbst dieses noch spät nach der Arbeit wegräumen müsse. Laura warf ein, dass sie abends häufig nicht mehr die Energie habe, nach dem Kochen auch noch aufzuräumen, ihr dies morgens aber deutlich leichter fiele. Gemeinsam mit ihrer Therapeutin einigten sie sich also darauf, dass die Mutter Laura Zeit bis zum kommenden Morgen einräumte, während Laura einmal in der Woche ihren Joker spielen durfte, und die Mutter das Aufräumen übernahm.

Dein Platz in der Gruppe – Ressourcen zurückmelden

Mit einem handelsüblichen Skatblatt lässt sich zum Ende einer Gruppentherapie eine Feedbackrunde zu den positiven Eigenschaften der Teilnehmer gestalten. Das gesamte Blatt stellt dabei die Gruppe dar, in der jeder seinen individuellen Platz gefunden hat.

Die Karten können nach vorheriger Absprache durch die Gruppenleiterinnen verliehen werden. Alternativ lässt sich das Blatt mischen und die Karten werden nacheinander reihum gezogen. Die Gruppe bespricht sich dann, zu wem die gezogene Karte am besten passt. Die Person kann die Karte annehmen, wenn sie sich mit der positiven Zuschreibung identifizieren kann. Wenn nicht, kann sie ein anderes Gruppenmitglied vorschlagen, das ihrer Meinung nach besser zu der Karte passt. Vor dem Überreichen lässt sich die Spielkarte auf der Rückseite mit der konkreten Rückmeldung beschriften, z. B. „Du hast immer ein Ass im Ärmel und hast die Gruppe mit deinen guten Ideen bereichert“.

Hier einige Vorschläge für Ressourcen, die zu den verschiedenen Karten passen:

Karte	Ideen für Ressourcen
Ass/1	Immer ein Ass im Ärmel haben – Kreativ sein, immer gute Ideen haben Einsame Spitze/ein Ass in etwas sein – Besonderes Talent für etwas haben Gesprächsthema Nummer 1 sein – Beliebt sein, im Mittelpunkt stehen
2	Zwei Seiten haben – Vielseitig sein
3	Dreimal auf Holz klopfen – An das Gute glauben, optimistisch sein Aller guten Dinge sind drei – Drei positive Eigenschaften nennen
4	Alle Viere von sich strecken – Gut entspannen können Gut unter vier Augen sprechen können – Vertrauenswürdig sein Die eigenen vier Wände in Ordnung halten – Ordentlich sein

Karte	Ideen für Ressourcen
5	Fünfe gerade sein lassen können – Gut vergeben können Alle fünf Sinne beisammenhaben – Aufmerksam sein
6	Den sechsten Sinn haben – Ein gutes Gespür für Personen/Ereignisse haben
7	Ein Buch mit sieben Siegeln sein – Verschwiegen sein Auf Wolke sieben schweben – Verliebt/liebevoll sein
8	Gut achtgeben können, achtsam sein – Gut auf sich und andere aufpassen können
9	Die Neun als Symbol für Wandlung (umgekehrt ist sie eine Sechs) – Vielseitig/flexibel sein Ach, du grüne Neune! – Für Überraschungen gut sein
10	Dazu bringen dich keine zehn Pferde – Konsequent sein, zu seiner Meinung stehen
Bube	Der Bube als Ritter oder Soldat – Ein guter Kämpfer sein
Dame	Eine feine Dame sein – Gute Manieren haben, höflich sein
König	Der König sein – Anführer oder Vorbild sein

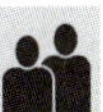

Der ungewöhnliche Preis – Symptomatik humorvoll reframen

Beim sogenannten Reframing geht es darum, eine neue, positive und vielleicht ungewöhnliche Sicht auf Symptome oder Probleme zu entwickeln (Neumann, 2015). Eine etwas provokativ anmutende Variante ist die feierliche Verleihung eines „Negativpreises". Dabei ist „provokativ" keineswegs böswillig gemeint. Es geht vielmehr darum, dem Gegenüber durch eine gewisse Irritation einen Blick für alternative Denkweisen zu ermöglichen (Höfner & Cordes, 2018). Verschiedene Karten laden förmlich dazu ein, als Stellvertreter für diesen Preis zu fungieren:

Herz Dame/Bube: Der Aufopferungspreis für Menschen, die alles für andere geben und nie auf sich selbst schauen.
Schwarzer Peter: Der Preis für alle, die sich immer benachteiligt fühlen – er bestätigt, dass die Wahrnehmung stimmt.
Die schwarze Sieben (oder jede andere schwarze Karte): Der Preis für den schwärzesten Humor für alle, die sich selbst mit sarkastischen Bemerkungen abwerten
Die Rote Karte: Der Preis für den besten Foulspieler aller Zeiten, der es schafft, jeden Widersacher lahmzulegen.

Als Therapeutin kann man nun ankündigen, ein besonderes Geschenk überreichen zu wollen. Man habe etwas Bemerkenswertes am Patienten beobachtet, und wolle diese großartige Eigenschaft nun mit einem Preis würdigen. Ob irritiert, ungläubig oder ablehnend – die Reaktion des Preisträgers bietet nun sicherlich genug Gesprächsstoff, um sich wertschätzend und lösungsorientiert mit der offengelegten Problematik auseinanderzusetzen.

Mit offenen Karten spielen – Wenn nur ein Teil der Geschichte erzählt wird

Bis auf einige Ausnahmen (z. B. Hanabi, siehe Bergmann & Bergmann, S. 2017) werden die meisten Kartenspiele verdeckt gespielt. Auf einer metaphorischen Ebene bedeutet dieses verdeckte Spiel, dass wir Dinge für uns behalten und so unser Innerstes zu schützen versuchen. Auch in der Psychotherapie begegnen uns immer wieder Menschen, denen es schwerfällt, mit offenen Karten zu spielen. Gerade zu Beginn einer Therapie ist das mehr als verständlich und bedarf daher einer wertschätzenden und geduldigen Herangehensweise.

Bei dieser Intervention stehen jene Patienten im Mittelpunkt, die sich zwar grundsätzlich öffnen können, jedoch immer wieder wichtige Details verschweigen, getreu dem Motto „Ehrlich, aber nicht offen“. Sie zeigen also einzelne Karten, aber lassen keinen Blick auf ihr gesamtes Blatt zu, z. B. schildern sie Situationen gerne unter Auslassung der eigenen ungünstigen Verhaltensweisen. So entsteht nicht nur ein Erleben von Hilflosigkeit (schuld sind immer die anderen und man kann nichts dagegen tun), sondern auch das Problem, dass man ohne das Wissen um das gesamte Geschehen schwer einen therapeutischen Ansatzpunkt finden kann. Um gemeinsam diese Barriere zu überwinden, kann ein Kartenspiel zur Hand genommen werden. Anhand des einfachen Regelwerks von Black Jack lässt sich nun ausführen:

> *„Schau mal, das ist so, als würdest du Black Jack spielen. Durch das Ziehen von Karten musst du dabei möglichst nah an einen Wert von 21 kommen, ohne ihn jedoch zu überschreiten. Du hast bereits eine 10 gezogen, eine weitere Karte liegt verdeckt neben dir. Es könnte eine 4 sein, aber auch ein Bube, der ebenfalls 10 Punkte zählt. Du selbst kennst deine verdeckte Karte, ich jedoch nicht. Nun stellst du mir die Frage, ob du noch eine weitere Karte ziehen solltest. Was wäre aus deiner Sicht hilfreich, damit ich dir einen guten Rat geben kann?“*

Diese spielerische Metapher verdeutlicht, dass es für die Zusammenarbeit nur einen Weg geben kann – Offenheit. Wann und unter welchen Bedingungen der Patient seine Karte aufdeckt, bleibt jedoch ihm selbst überlassen.

Den Schwarzen Peter zuschieben – Wenn Schuldzuweisungen im Vordergrund stehen

Bei partnerschaftlichen Streitigkeiten wird eine Perspektive auf die Beziehungsqualität mit der sogenannten Gottman-Konstante beschrieben. Diese besagt, dass in funktionalen Partnerschaften das Verhältnis von positiver zu negativer Kommunikation etwa

5:1 beträgt, während sie in nicht funktionalen Beziehungen bei 1:1 liegt (Banse, 2003). Die Grundidee hinter dieser Formel lässt sich im gemeinsamen Gespräch anhand eines Schwarzer Peter-Kartenspiels bildhaft vermitteln: Man nimmt die Karte des Schwarzen Peters und erläutert die Bedeutung des bekannten Sprichworts „Den Schwarzen Peter zuschieben". Auch in Beziehungen kann eine Schieflage entstehen, wenn sich beide immer wieder die Schuld oder Verantwortung für Probleme und Unannehmlichkeiten zuschieben. Während man die Karte zwischen beiden Beteiligten hin- und herschiebt, kann man hervorheben, dass der Fokus ein negativer bleibt, und alle Bemühungen sich darauf richten, die eigene Unschuld und das Versagen des Gegenübers zu belegen. Nun nimmt man den restlichen Quartettstapel zur Hand und fragt nach der Funktion dieser bisher unbeachteten Karten. Ähnlich, wie diese Karten als Paare zueinanderfinden, sollten in einer Partnerschaft all jene Dinge mehr Gewicht haben, die für einen positiven Zusammenhalt sorgen. Das können gemeinsame Erlebnisse, das Interesse und die Wertschätzung füreinander oder geteilte Ansichten sein. Wer möchte, kann diesen Impuls nun weiter ausbauen, und den gefundenen Paaren jeweils ein bestimmtes Thema zuordnen, auf das die beiden Beteiligten sich in der Folgezeit konzentrieren möchten. Beispiele hierfür sind das Verteilen von Komplimenten, die gegenseitige Zustimmung oder das bewusste Hervorheben der positiven Aspekte einer konfliktbehafteten Situation.

9.3 Uno

UNO (italienisch oder spanisch für „eins") darf in keiner Therapiepraxis für Kinder fehlen. Ob in der Diagnostik (Strategien, Konzentration, Frustrationstoleranz, ...) oder als Abschluss einer Therapiesitzung, es ist schnell griffbereit und bedarf keiner großen Erklärung. Das Regelwerk ähnelt dem von Mau-Mau, wobei verschiedene Sonderkarten das Spiel erweitern. Hier nun unsere Anregungen für therapeutische Interventionen mit dem Kartenspiel:

Einsatzmöglichkeiten

UNO: Unglaublich nett, oder? – Positives Miteinander fördern

Das leicht verständliche Regelwerk von Uno lädt förmlich dazu ein, es bei Bedarf abzuwandeln. So verlängern sehr viele Spieler die „+2 ziehen"-Karte, damit der nächste Spieler vier Karten ziehen muss – das ist jedoch im Grundregelwerk gar nicht so vorgesehen (aber es macht einfach mehr Spaß!).

Eine Variante für die Einzel- oder Gruppentherapie mit Kindern stellt die folgende Idee dar: UNO steht jetzt für „Unglaublich nett, oder?" und die Sonderkarten werden zu Impulsen, freundlich aufeinander zuzugehen. Hier ein Vorschlag für die ergänzenden Regeln zu den Sonderkarten:

Sonderkarte	Aktion
Richtungswechsel	Biete einem Mitspieler deiner Wahl freundlich deinen Sitzplatz an! Dieser Mitspieler ist als Nächster dran (die Spielrichtung wechselt nicht).
Aussetzen	Biete einem Mitspieler deiner Wahl freundlich an, dass er den nächsten Zug machen darf!
Zwei ziehen	Bitte einen Mitspieler deiner Wahl freundlich, dir zwei Karten vom Nachziehstapel zu geben!
Vier ziehen und Wunschfarbe legen	Biete einem Mitspieler an, ihm eine Karte seiner Wahl abzunehmen, und frage ihn, welche Farbe du legen sollst!
Wunschfarbe legen	Sage demjenigen, der die Karte ausgespielt hat, etwas Nettes, und frage ihn, welche Farbe du legen sollst!

Nun darf munter drauflosgespielt werden, und wer noch weitere Ideen für abgewandelte Regeln hat, darf diese gerne einbringen.

Das unfaire Regelwerk – Wenn mit zweierlei Maß gemessen wird

Ein häufig beobachtetes Phänomen bei Selbstwertproblemen ist die Tendenz, sich selbst strengere Regeln aufzuerlegen, als man sie anderen zugestehen würde. Ein Beispiel hierfür ist die 17-jährige Luisa, die oft Stunden damit verbrachte, sich morgens zu schminken. Ihre Fotos auf Social Media waren regelmäßig bis zur Unkenntlichkeit gefiltert, weil sie sich nur so wirklich gefiel. Gleichzeitig war es ihr unheimlich wichtig, ihren Freundinnen zu vermitteln, dass sie sich keinem Schönheitsideal unterwerfen und sich stattdessen uneingeschränkt selbst lieben sollten. Auch wenn ihre Freundinnen sie auf den Sinn und Unsinn dieses Verhaltens ansprachen, bewirkte das keine Veränderung bei Luisa.

Ihrer Therapeutin war dieses Messen mit zweierlei Maß immer wieder aufgefallen, und so beschloss sie, Luisa zu einem kleinen Spiel einzuladen, ohne den Gedanken dahinter sofort zu offenbaren. Nachdem sie die erste Runde den Regeln entsprechend gespielt hatten, begann sie, ihr Verhalten zu verändern: Hin und wieder legte sie zwei Karten der gleichen Farbe gemeinsam ab. Musste sie vier Karten ziehen, zog sie nur zwei, und auf einen Farbwunsch reagierte sie mit einer anderen Farbe. Nach kurzer Zeit sprach Luisa sie sichtlich irritiert auf dieses Verhalten an. Die Therapeutin erklärte, sie finde die Regeln so passender, und sei der Meinung, die Vorteile stünden ihr auch zu. Als Luisa zu protestieren begann, löste die Therapeutin das Ganze auf. Sie erläuterte: „Ich wollte sehen, wie du reagierst, wenn ich die Regeln so ändere, dass sie für dich unfair sind. Ich habe nämlich beobachtet, dass du darin sehr geübt zu sein scheinst.“ Luisa musste grinsen, denn sie ahnte schon, worauf ihre Therapeutin hier anspielte: „Da ist was dran! Ständig preache ich meine Freundinnen, dass sie schön genug sind, während ich schon einen Nose Job plane!" Ihre Therapeutin nickte, und fuhr fort: „Du hast dich offensichtlich über mich geärgert und schließlich auch protestiert. Damit hast du mir gezeigt, dass du es nicht hinnehmen willst, dass für dich andere Regeln gelten. Was meinst du, könntest du deinem inneren Kritiker genauso bestimmt entgegentreten?"

Diese spielerische Intervention kann durch eine emotionale Aktivierung einen neuen Zugang zu solch selbst auferlegten Regeln ebnen und helfen, diese mit Abstand zu betrachten.

Die letzte Karte – Ein Preis für den Verlierer

Uno eignet sich hervorragend, um mit jüngeren Kindern das Verlieren zu trainieren. Über das eigene Spielverhalten lässt sich als Erwachsener recht gut steuern, wer gewinnt. Zudem sind die Runden meist recht kurz, sodass immer wieder kleine Übungsimpulse gegeben sind. Um das Verlieren zunächst etwas angenehmer zu gestalten, kann vereinbart werden, dass derjenige, der zuletzt eine Karte übrigbehält, diese gegen einen kleinen Trostpreis (z. B. eine Süßigkeit) eintauschen kann. Zeigt das Kind dennoch eine starke Reaktion wie Weinen oder Trotz, kann nach einigen Runden vereinbart werden, dass es die Karte erst einlösen kann, wenn es sich erfolgreich reguliert hat. Dabei sollte es selbstverständlich die notwendige Unterstützung erhalten. Im Verlauf kann dann angepasst werden, was es für die letzte Karte gibt, bis wieder wie in einem normalen Spiel keine Trostpreise mehr verteilt werden.

Hier ein Vorschlag für die verschiedenen Stufen:

Stufe 1: Es gibt für jede Karte einen Preis.

Stufe 2: Es gibt für jede Karte nach erfolgreicher Regulation einen Preis.

Stufe 3: Es gibt für jede Karte einen Preis. Der Preis für die Zahlenkarten ist jedoch höher als für die Sonderkarten.

Stufe 4: Wie Stufe 3, bei den Zahlenkarten gibt es jedoch nur noch für zwei der vier Farben einen Preis.

Stufe 5: Wie Stufe 4, diesmal gibt es jedoch für zwei Farben einen Abzug beim bisherigen Gewinn (gut vorbesprechen!).

Stufe 6: Es gibt für keine der Karten mehr einen Preis.

Gute Karten, schlechte Karten – Das Schicksal annehmen lernen

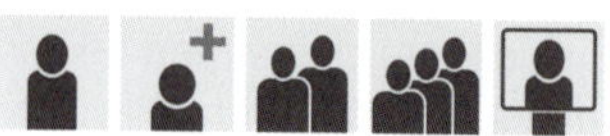

„Das Schicksal mischt die Karten und wir spielen." Frei nach diesem Zitat von Arthur Schopenhauer lassen sich Uno-Karten (alternativ ein Skatblatt nach den Mau-Mau-Spielregeln) nutzen, um über den Umgang mit schwierigen Lebensbedingungen und Schicksalsschlägen ins Gespräch zu kommen. Rein statistisch gesehen haben die meisten Menschen in ihrem Leben mal mehr, mal weniger Glück, sodass beides insgesamt ausgeglichen ist. Es gibt aber immer auch Ausnahmen wie Menschen, die gleich mehrere Schicksalsschläge zu verkraften haben, während andere wie durch Zauberhand davon verschont bleiben. All das mag uns ungerecht erscheinen, es lässt sich jedoch nicht beeinflussen.

Die Metapher des Kartenspiels kann die Bearbeitung dieses Themas anschaulich unterstützen (und vielleicht ist ein zwangloses Kartenspiel sogar der Ausgangspunkt): Man nimmt einige Karten heraus, die man als Handkarten zusammenlegt. Dabei ist das eine Blatt überdurchschnittlich gut (4 ziehen, Wunschkarten, Aussetzen, ...), während das andere Blatt keinerlei Sonderkarten enthält. Gemeinsam kann man nun diese beiden Starthände betrachten. Welche Gefühle lösen sie jeweils aus? Wie ist es, mit der schwächeren Hand zu starten, während die Hand des Mitspielers es ihm deutlich leichter macht, das Spiel für sich zu entscheiden? Welche Optionen gibt es nun? Wer das Spiel aufgibt, hat direkt verloren – also kommt es vielleicht darauf an, auch mit einem schlechten Blatt gut zu spielen? Auch ein Perspektivwechsel kann sich anbieten: Nicht immer ist es so eindeutig, was ein Blatt gut oder schlecht macht. Sind viele Karten einer Farbe eher gut oder möglichst viele verschiedene Farben? Sind viele Wunschkarten wirklich so gut, oder kann man sie gar nicht alle spielen? Ebenso verhält es sich manchmal im Leben. Ob etwas auch eine gute Seite hatte, erfahren wir oft erst hinterher.

9.4 Schach

Schach als eines der ältesten Spiele der Welt hat auch heute nichts von seiner Faszination verloren: Mit seinem überschaubaren Material und Regelwerk bietet es unzählige spannende Möglichkeiten eines kämpferischen Strategiespiels. Nicht umsonst gibt es Schachmeisterschaften, Schachmuseen sowie zahlreiche Filme und Serien, in denen Schach eine Rolle spielt. Wer sich etwas mehr mit der Materie beschäftigen will, findet allein bei Wikipedia unzählige Informationen zum Thema. So sind den Figuren, dem Brett, der Geschichte und den Rekorden im Schach jeweils einzelne Artikel gewidmet. Sicherlich kann ein gewisses Faible für das Spiel an der einen oder anderen Stelle hilfreich sein, wenn es um den Einsatz in Therapie und Beratung geht. Aber auch ohne größeres Vorwissen lädt das Material zu verschiedenen Interventionen ein, von denen wir an dieser Stelle einige vorstellen wollen.

Einsatzmöglichkeiten

Familie, Freunde oder die Schulklasse – Soziale Systeme darstellen

Diese Art des Einsatzes springt uns Therapeutinnen förmlich ins Auge: Mithilfe eines Schachbretts lassen sich wunderbar soziale Systeme darstellen: die Familie, der Freundeskreis oder die Schulklasse. Brett und Figuren sind Repräsentanten verschiedener Symboliken: Große Figuren können als Erwachsene dienen, kleine als Kinder, weiß und schwarz für die Geschlechter oder für positive bzw. negative Beziehungen. Ebenso kann die Figur selbst mit einer bestimmten Rolle verbunden werden, z. B. der König als Anführer und die Bauern als Mitläufer. Über die Abstände der Felder können Nähe und Distanz in den Verhältnissen der Figuren untereinander sichtbar gemacht werden. Außerdem ist es möglich, verschiedene Zustände ein und desselben Systems mit Schwarz und Weiß gegenüberzustellen, z. B. das System zum aktuellen Zeitpunkt, und wie es aussähe, wenn das Problem verschwunden wäre. Wer also kein Familienbrett besitzt, könnte ein Schachspiel auspacken und gemeinsam mit den Klienten deren soziales System erkunden.

Das Schachbrett sein – Abstand zu unangenehmen Gedanken und Gefühlen gewinnen

 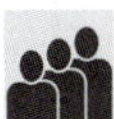

Das Schachspiel zählt zu den häufig verwendeten Metaphern in der Akzeptanz- und Commitmenttherapie (ACT), wenn es um das Erleben des Selbst als Kontext geht. Die ACT geht von drei Ebenen des Selbst aus: Die erste Ebene besteht aus Gefühlen, Gedanken, Impulsen und Sinneswahrnehmungen, die einen Teil unseres Bewusstseins ausmachen. Die zweite Ebene stellt das konzeptualisierte Selbst dar, die Summe der Beschreibungen und Bewertungen der eigenen Person, die im Laufe des Lebens entstehen. Bei der dritten Ebene handelt es sich um das Selbst als Kontext unseres Erlebens – sozusagen um die unabhängige Beobachterposition, deren Einnahme therapeutisch gestärkt werden kann (Wengenroth, 2017). Diese Beschreibung mag schon für Fachleute eher abstrakt klingen – Grund genug also, diesen hilfreichen Ansatz über das direkte Erleben zu vermitteln. Hierfür stellt man ein Schachspiel auf, und während man einige Züge macht, erklärt man:

„In unserem Leben haben wir es permanent mit positiven und negativen Gedanken und Gefühlen zu tun. Es ist wie auf einem Schachbrett: Mal haben die angenehmen Anteile, wie hier die weißen Figuren, die Oberhand, mal die unangenehmen. Es ist ein nie enden wollendes Spiel mit unendlich vielen Figuren. Wenn wir uns selbst als ‚Spieler' ansehen, sind wir also permanent in ein Spiel verwickelt, immer in der Hoffnung, dass Weiß die schwarzen Figuren vom Brett verdrängen kann. Doch kaum ist ein Spiel gewonnen, startet das nächste – und wo Weiß ist, ist immer auch Schwarz. Aber wer sagt überhaupt, dass wir das Spiel mitspielen müssen? Schau dir das Brett und die Figuren doch einmal genauer an! Wenn du es dir aussuchen könntest, wer oder was möchtest du in diesem Spiel gerne sein?"

Kommt die Patientin auch nach ein wenig Überlegen nicht darauf, kann man auf das Spielfeld deuten und sagen:

„Was wäre, wenn wir das Brett sein könnten? Das Brett ist den Figuren zwar sehr nah, aber es ist nicht in deren Kampf verstrickt. Es kann sich in Ruhe anschauen, was passiert, wie die Figuren kommen und gehen. Anstatt Energie für das Bekämpfen von unangenehmen Gedanken und Gefühlen zu verwenden, steht sie uns für andere schöne Dinge zur Verfügung, z. B. für die Verwirklichung unserer Träume und Ziele. Was meinst du?"

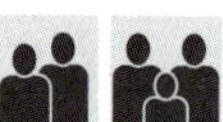

Schachmatt? Die eigene Streitkultur reflektieren

Schach als strategisches Kriegsspiel gehörte spätestens ab dem 13. Jahrhundert zu den sieben ritterlichen Tugenden, die diese zu beherrschen hatten. Schon damals diente es auch als soziale Metapher, die für die Belehrung der Bevölkerung herangezogen wurde. Wir bedienen uns also eines uralten bildlichen Vergleichs, der bis heute nichts an seiner Gültigkeit verloren hat. Das Schachspiel lässt sich gut in Situationen hervorholen, in denen Konflikte im Raum stehen, und man über die Streitkultur der Klienten ins Gespräch kommen möchte. Es ist also ein Mittel, um auf der Metaebene sichtbar zu machen, nach welchen Mustern die Interaktion miteinander stattfindet – natürlich ohne die mittelalterliche Belehrung.

Denkbar ist es, mit dem angebotenen Material folgende Konstellationen aufbauen zu lassen:

- Jeder Streitpartner stellt mit den Figuren auf, wie er den Konflikt erlebt.
- Beide stellen auf, wie sie das Verhalten des anderen wahrnehmen.
- Beide stellen auf, welches Verhalten sie sich von dem anderen wünschen.

Hier sind einige Beispiele, welche Konstellationen sich ergeben und dann in einem lösungsorientierten Gespräch reflektiert werden können:

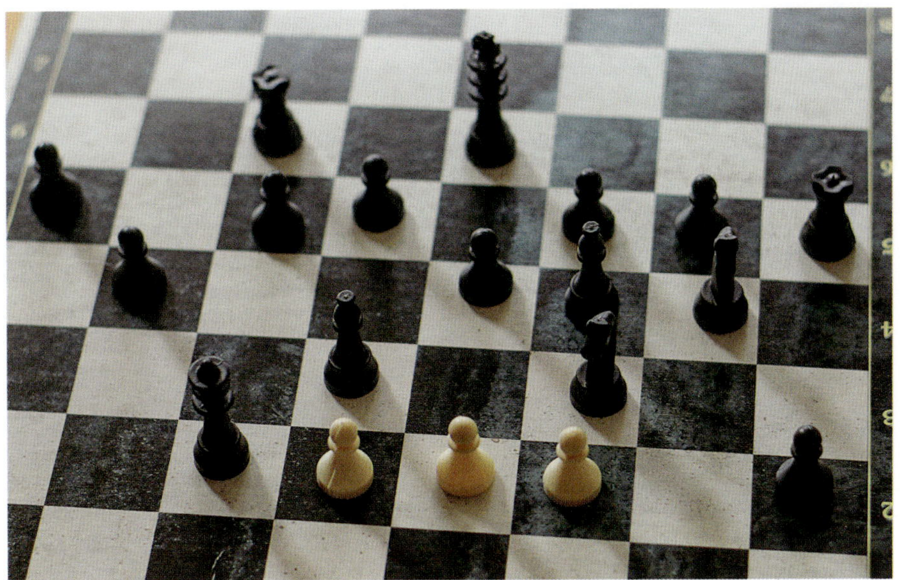

Das unfaire Spiel: „Meine Mutter fährt sämtliche Geschütze auf, während ich nur mit einer Handvoll Bauern kämpfe" – Laura (16).

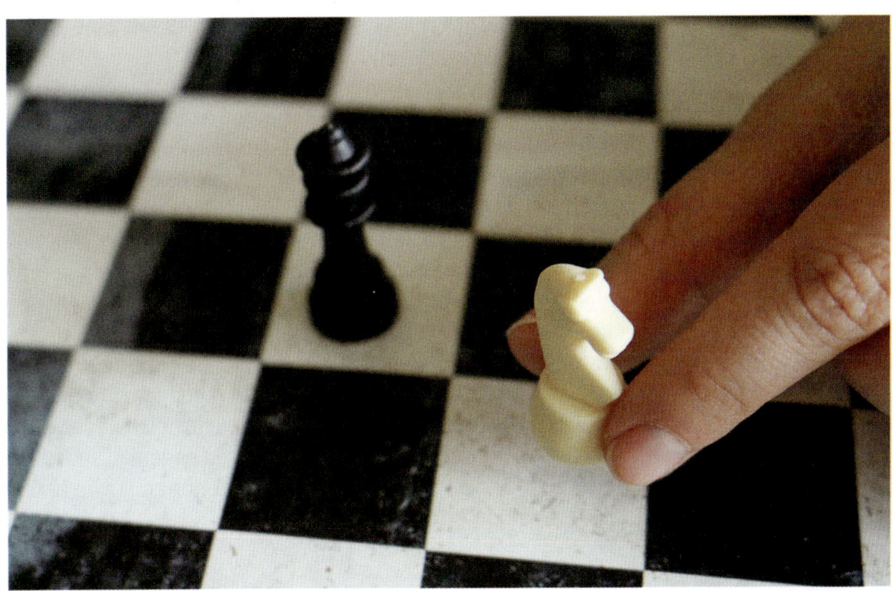

Ausweichmanöver: „Egal, wie gut meine Argumente sind, mein Mann weicht immer aus" – Frau M. (52).

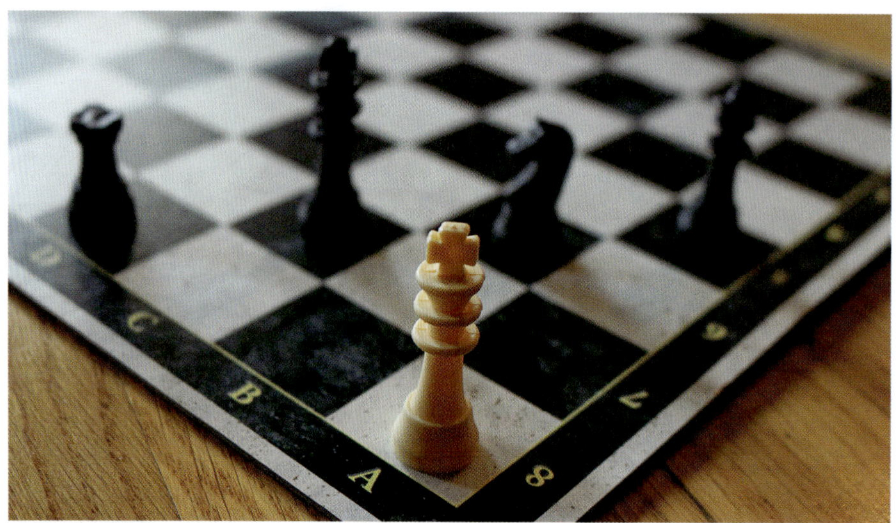

Schachmatt: „Nie habe ich eine Chance, wenn mein Freund und ich uns streiten" – Isabelle (17).

Die inneren Kinder trösten – Den Eltern verzeihen

Für diese Übung (in Anlehnung an Handrock & Baumann, 2017) wird jeweils eine große Figur (Dame oder König) sowie ein Bauer in beiden Farben benötigt. Sie eignet sich für jugendliche oder erwachsene Patientinnen, bei denen es in der Kommunikation mit den eigenen Eltern immer wieder zu Verletzungen oder Abwertungen kommt. Oft besteht das Problem darin, dass diese den Eltern nicht bewusst sind, oder sie nicht nachvollziehen können, warum ihr Kind scheinbar so empfindlich auf ihre Worte reagiert.

So geriet die 17-jährige Yeliz immer wieder in Streit mit ihrer Mutter, nachdem diese Besuch von ihren Freundinnen hatte, die sich mit scheinbar scherzhaften Sprüchen homophob äußerten („Trink aus oder dein Kind wird schwul!"). Yeliz hatte sich zuvor bei ihrer Mutter als pansexuell zu erkennen gegeben, d. h., dass sie sich von Menschen unabhängig von deren biologischem Geschlecht angezogen fühlt. Dies akzeptierte die Mutter auch. Yeliz empfand es folglich als unerträglich, dass diese sich nicht gegen die Äußerungen der Freundinnen positionierte und meinte: „Sie hätten auch gleich sagen können ‚Dein Kind ist scheiße!', da muss meine Mutter doch was gegen sagen!" Die Therapeutin griff zu den Schachfiguren und stellte die zwei Damen gegenüber, sowie einen weißen Bauer hinter die weiße Dame. Sie erläuterte:

> *„Diese Figur hier* (schwarze Dame) *ist deine Mutter, das hier* (weiße Dame) *ist dein 17-jähriges Ich. Dahinter* (weißer Bauer) *steht dein jüngeres Ich – nennen wir es dein ‚inneres Kind'. Du hast in deiner Vergangenheit oft die Erfahrung gemacht, dass dein inneres Kind verletzt wurde, weil deine Mutter dich für den Ausdruck von Gefühlen, deine Art dich zu kleiden oder für mittelmäßige Schulleistungen abge-*

wertet hat. So geht es bis heute weiter, denn deine Mutter meint es nach ihrem Empfinden nur gut, und möchte dich dazu motivieren, hohen Standards zu entsprechen. Durch ihr Verhalten spricht sie immer wieder dein inneres Kind an, das sich in seinen Wünschen und Bedürfnissen nicht gesehen fühlt, und das keine Akzeptanz dafür erfährt, wie es ist. So tut es ihm schon weh, die Freundinnen reden zu hören, und es hofft vergeblich darauf, von der Mutter in Schutz genommen zu werden. Schauen wir uns nun deine Mutter an (einen schwarzen Bauern nehmen und hinter die schwarze Dame stellen). *Auch sie hat ein inneres Kind, das die Erfahrungen repräsentiert, die sie seit ihrer eigenen Kindheit gemacht hat. Was ist dir darüber bekannt?"*

Yeliz schilderte, wie ihre Mutter in der Türkei aufwuchs, und den strengen Vorgaben ihrer eigenen Eltern entsprechen musste. Diese waren geprägt von der Erwartung, dass eine Frau ihrem Mann Untertan zu sein hatte. Andere Sexualitäten außer Heterosexualität waren in ihrem Weltbild schlicht nicht möglich. Sie wuchs in einer Gemeinschaft auf, die sich teils offen homophob äußerte – genau wie ihre Freundinnen am Kaffeetisch. Mit der Übersiedelung nach Deutschland erkämpfe sich die Mutter ihre Freiheit auch durch das Erlernen eines Berufs. Yeliz konnte erkennen, dass das innere Kind ihrer Mutter Ähnliches erfahren hatte wie sie selbst, jedoch in deutlich stärkerer Ausprägung. Mit der Akzeptanz der Pansexualität ihrer Tochter hatte sie sich also schon ein Stück weit aus ihren eigenen Zwängen befreit. Yeliz konnte das als Versuch erkennen, ihr als Tochter mehr Wertschätzung entgegenzubringen, als die Mutter es selbst als Kind erlebt hatte. Dennoch war ein Teil der Mutter eben jenes verletzte Kind, das selbst kaum seinen Wünschen und Bedürfnissen Raum geben durfte. Yeliz fasste dies so zusammen: „Meine Mutter ist schon über ihren Schatten gesprungen. Sie hat kaum gelernt, wie man sein Kind auch anders behandeln kann. Auch wenn ich mir wünsche, dass ihre Verletzungen aufhören, bin ich ihr nun weniger böse."

Die Therapeutin nahm nun die zwei Damen zur Seite, um den Blick auf die zwei Kindfiguren zu lenken. Beide waren verletzt und verdienten Anerkennung und Trost. Dies konnte nun die jugendliche Yeliz übernehmen, die zu beiden Kindern tröstende Worte sprach.

In der Folgezeit mäßigten sich die sonst oft hitzigen Diskussionen zwischen Mutter und Tochter deutlich. Yeliz gelang es, ihrer Mutter verständnisvoller zu begegnen, woraufhin sich diese für die Bedürfnisse ihrer Tochter weiter öffnen konnte. Sie sah ein, dass sie ihren Freundinnen Grenzen setzen sollte, und machte beim nächsten Treffen deutlich, dass sie keine homophoben Sprüche mehr dulden würde.

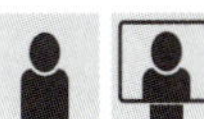

Das Bauernopfer – Wenn Ziele geopfert werden müssen

Zahlreiche Redewendungen sind aus dem spielerischen Kontext in unseren alltäglichen Sprachgebrauch übergegangen, so auch das sprichwörtliche Bauernopfer. Im Schach bezeichnet es das absichtliche „sich vom Spielfeld schlagen lassen" eines Bauern, um einen höherwertigen Vorteil (z. B. das Eliminieren einer gegnerischen Figur, die Rettung einer wichtigeren Figur oder die strategische Verbesserung der eigenen Position) zu erreichen.

Auch im alltäglichen Leben kann es sinnvoll sein, ein Bauernopfer zu erbringen. So begann die 16-jährige, hochbegabte Lara ein sehr anspruchsvolles Studium, während sie wegen Ängsten, Zwängen und Depressionen in Therapie war. Schnell wurde klar, dass diese Symptome ihre Leistungsfähigkeit im Studium massiv bremsten. Sie konnte sich nur mit Bestleistungen zufriedengeben und saß regelmäßig 12 Stunden und mehr an ihren Seminarhausaufgaben. Schließlich wurden ihre Versagensängste so groß, dass sie sich kaum noch konzentrieren konnte. Ihre Therapeutin nahm ein Schachspiel und lenkte Laras Aufmerksamkeit zunächst auf einen Bauern. Sie erklärte, dass viele Schachspieler Bauern nicht einmal als „Figur" bezeichnen, und dass jeder Spielstein einen Tauschwert zugerechnet bekommt, die sogenannte „Bauerneinheit". Ein Bauer zählt dabei als eine, Springer und Läufer als drei, Türme als fünf und Damen als neun Einheiten. Der Wert des Königs wird sogar mit unendlich bemessen. Sie lud Lara daraufhin ein, einmal zu schauen, welches ihrer Ziele wohl den jeweiligen Figuren entspräche. Der König stand dabei für ein erfülltes Leben mit einem spannenden Beruf und einer kleinen Familie. Weitere Figuren belegte Lara mit dem Bachelor- und Masterabschluss sowie ihren Wünschen, die Welt zu bereisen und sich sozial zu engagieren. Genauso wie im Schach nicht alle Figuren zugunsten des Königs gerettet werden können, müssen wir auch im echten Leben unsere Ziele sorgsam gegeneinander abwägen. Lara erkannte, dass das Nachholen eines Seminars oder einer Klausur in Anbetracht ihrer Lebensträume ein vergleichsweise kleines (Bauern-)Opfer darstellte. So gelang es ihr, sich zunächst kurzfristig über eine Krankschreibung von den universitären Pflichten zu befreien und durchzuatmen. In dieser Zeit kam sie dann zu dem Entschluss, ein Semester länger als geplant zu studieren, um den Leistungsdruck langfristig zu reduzieren (und das Leben als Studentin mehr zu genießen).

9.5 Halligalli®

Halligalli® ist ein Kartenspiel zur Mengenwahrnehmung für Kinder ab sechs Jahren, mit dem z. B. gut basale mathematische Fertigkeiten eingeübt werden können. Gleichzeitig braucht man ein schnelles Reaktionsvermögen. Bei diesem Spiel für zwei bis sechs Mitspieler deckt jeder Spieler pro Runde eine Karte von seinem Stapel auf. Sind gleichzeitig fünf Früchte einer Sorte zu sehen, müssen die Spieler so schnell wie möglich auf die Glocke in der Mitte des Tisches schlagen. Wer es zuerst schafft, erhält alle bisher aufgedeckten Karten seiner Mitspieler. Gewonnen hat, wer am Ende alle Karten besitzt.

Einsatzmöglichkeiten

Fehler machen und laut sein – Exposition für schüchterne Kinder

Halligalli® ist in seiner Ursprungsform ein Spiel, bei dem man sich trauen muss, schnell und laut zu sein. Das ist besonders für schüchterne und gehemmte Kinder zu Beginn sehr schwierig, kann aber gleichzeitig ein tolles Übungs- und Erfahrungsfeld sein. Wer zu lange zögert, hat hier keine Chance zu gewinnen. Und wer schnell ist, wird nicht vermeiden können, laut zu sein, wenn er auf die Glocke schlägt. Dabei muss der Therapeut als Modell natürlich mit gutem Beispiel vorangehen, selbst impulsiv sein, auch mal an der falschen Stelle auf die Glocke hauen und dabei zeigen, dass es gar nicht schlimm ist, Fehler zu machen.

Da dieses Spiel zu Beginn für einige schüchterne Kinder noch zu schwer sein kann, da sie einfach nur ihre Karten ablegen und den Therapeuten gewinnen lassen, kann man zuerst auch eine abgewandelte Form spielen. In der kann es z. B. zuerst nur darum gehen, dass nach jedem Auslegen der Karten die Spieler abwechselnd auf die Glocke schlagen, sodass derjenige die Karten bekommt, der zufällig an der Reihe ist, wenn fünf gleiche Früchte zu sehen sind. Sollte der Patient dabei zu zaghaft sein, kann man üben, immer schneller und lauter zu werden – und auch mal laut den Namen der Frucht zu rufen. Wenn dieser Teil der Übung gemeistert ist, können die ursprünglichen Regeln wieder eingeführt werden. Um das Fehlermachen weniger aversiv zu gestalten, können zu Beginn die Regeln abgeändert werden, z. B. indem keine Strafkarte bei Fehlern abgegeben werden muss. Vielleicht muss das Fehlermachen zu Beginn sogar belohnt werden?

Mit der Zeit fällt es den Patienten sicher immer leichter, etwas impulsiver und lauter zu handeln und dann kann gemeinsam überlegt werden, wie das Gelernte auf den Alltag übertragen werden kann.

In der Gruppe kann das mit etwas Glück besonders gut funktionieren, weil die etwas mutigeren Kinder leichter die besonders schüchternen Patienten anstecken können, als es dem Therapeuten gelingen würde.

Würfel-Halligalli® – Impulskontrolltraining mit wechselnden Bedingungen

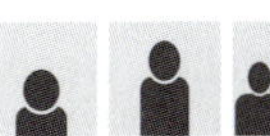

Wer das Spiel mit impulsiven Kindern spielt, wird eher erleben, dass diese zu schnell auf die Glocke hauen, nicht genau genug hinschauen und so die eine oder andere Strafkarte abgeben müssen. Um das genaue Hinschauen zu fördern, kann man Halligalli® gut mit erschwerten bzw. wechselnden Regeln spielen. Dazu nimmt man einen Würfel dazu und legt für jede Augenzahl eine andere Bedingung fest:

1 = Klingeln, wenn nur Bananen zu sehen sind.

2 = Klingeln, wenn zwei gleiche Früchte zu sehen sind.

3 = Klingeln, wenn genau eine Frucht einer Art zu sehen ist.

4 = Klingeln, wenn eine gerade Zahl an Früchten zu sehen ist.

5 = Klingeln, wenn alle Karten unterschiedliche Früchte zeigen.

6 = Klingeln, wenn Erdbeeren und Pflaumen gleichzeitig zu sehen sind.

Nach dem Würfeln hält man so lange an einer Bedingung fest, bis jemand diese gefunden und durch Schlagen der Glocke die Runde gewonnen hat. Natürlich können die Bedingungen gemeinsam ausgewählt und ausgetauscht werden. In unserem Beispiel sind die Varianten unterschiedlich schwer zu überblicken und kommen auch unterschiedlich häufig zustande – das ist auch davon abhängig, ob man zu zweit oder in der Gruppe spielt. So stehen die Mitspieler vor der Herausforderung, ständig ihren Aufmerksamkeitsfokus zu überprüfen und anzupassen. Da das tatsächlich ganz schön kompliziert werden kann, kann man dann gemeinsam versuchen, das Spieltempo zu verlangsamen. Dafür kann man z. B. die Bedingungen immer wieder, im Sinne von Selbstinstruktionen, vorsprechen oder in jeder Runde gemeinsam langsam schauen, was man genau sieht.

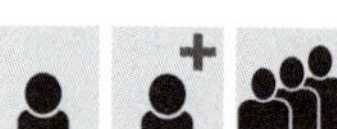

„Das ist total banane!" – Emotionen einfach darstellen

Für kleine Kinder, denen es schwer fällt, über ihre Gefühle zu reden, kann man einfach die Spielkarten auslegen, aufgeteilt nach Früchten. Dabei steht die Banane z. B. für etwas, was man verrückt oder unsinnig findet, die Limone für etwas, was einen sauer macht. Die Erdbeere wird für die meisten eher eine positive Emotion darstellen, die Pflaume hingegen könnte z. B. für Ängste stehen. Dies ist natürlich abhängig von der konkreten Problemstellung, sodass jede Frucht in ihrer Bedeutung angepasst werden kann. Die Anzahl der Früchte kann dann den Ausprägungsgrad des jeweiligen Gefühls darstellen. Wenn Mama wegen der unordentlichen Hausaufgaben schimpft, ist das vielleicht die Karte mit den zwei Bananen wert. Wenn man von ihr abends gekuschelt wird aber fünf Erdbeeren.

So kann man auch Kindern, die es unangenehm finden über Gefühle zu reden, einen einfachen Weg geben, ihre Gefühle und Bedürfnisse auszudrücken, ohne dafür ein gesondertes Instrument einsetzen zu müssen. Das Spiel, welches ohnehin zuvor gespielt wurde, wird einfach zwischendurch kurz umfunktioniert. Im Anschluss kann weitergespielt werden, ohne dass das Reden über Gefühle groß thematisiert werden musste.

9.6 Tier-Memo-Spiele

In den Spielesammlungen der Therapeuten gehören Memo-Spiele, bei denen unter vielen zugedeckten Karten Paare gefunden werden müssen, zur Standard-Ausrüstung. Besonders beliebt sind Tier-Memo-Spiele. Tiere haben ein hohes Identifikationspotenzial für Kinder und gehören zu den ersten Dingen, deren Namen Kleinkinder voller Eifer lernen wollen. Daher sind sie besser geeignet als speziellere Memo-Spiele, wie von Kinderserien, Fahrzeugen, oder Ähnlichem. Aber auch mit anderen Memo-Spielen können einige der folgenden Interventionen durchgeführt werden.

Das Schönste am Memo-Spielen: Da Kinder im Allgemeinen ein deutlich besseres Detail-Gedächtnis haben, können sie hier gewinnen, ohne dass man sie gewinnen lassen muss. Das ist auch toll für den Selbstwertaufbau.

Einsatzmöglichkeiten

Two of a Kind – Persönlichkeitsanteile über Beziehungen erarbeiten

  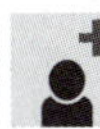 

Über die Arbeit mit den Memo-Karten können verschiedene Persönlichkeitsanteile sehr schön erarbeitet werden. Für jedes Familienmitglied wird aus dem Memo-Spiel ein Tier ausgesucht. Durch die Dopplung der Karten ergibt sich die hilfreiche Variante, zu schauen, mit wem man denn Ähnlichkeiten hat, wodurch sich die einzelnen Persönlichkeitsanteile oft leichter erarbeiten lassen. Es kann vorkommen, dass zu Beginn für die Familienmitglieder nur Tiere gelegt werden, zu denen der Patient keinen eigenen Persönlichkeitsanteil erkennen kann. Dann kann der Therapeut auch ganz konkret fragen, welches Tier den Patienten und das besprochene Familienmitglied gleichzeitig gut darstellen kann.

So fiel dem 8-jährigen Tim auf, dass er und seine kleine Schwester gemeinsam hatten, dass sie wild wie Löwen waren. Bei seinem Vater sah er die Gemeinsamkeit, so „gechillt wie ein Elefant" zu sein. Er und seine Mutter waren hingegen beide „Schmusekatzen". Aus Tim selbst platzte beim Ansehen der verschiedenen Pärchen auf dem Tisch, bei denen immer ein Teil ihn selbst darstellte, heraus: „Das sind ja sehr unterschiedliche Tiere. Ich dachte, ich bin doch ein Affe. Aber ich kann wohl auch ein Elefant sein. Sehr lustig!" „Und gut zu wissen", merkte daraufhin auch die Therapeutin an. Danach war der Weg dafür geebnet, mit den einzelnen Persönlichkeitsanteilen zu arbeiten und die Anteile zu stärken, die er selbst gerne noch öfter gesehen hätte.

Ich und ich – Persönlichkeitsanteile in Beziehung stellen

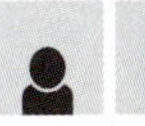  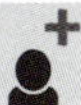

Als Variation oder Weiterführung der vorherigen Intervention können die erarbeiteten Persönlichkeitsanteile des Patienten miteinander in Beziehung gebracht werden. Welcher Teil von mir kommt mit dem Tiger gut klar? Wer kann den Affen zur Ruhe bringen? Wer versteht sich gar nicht mit dem Löwen und arbeitet vielleicht sogar aktiv gegen ihn? Welcher meiner Persönlichkeitsanteile braucht mehr Unterstützung? Und wenn niemand aus dem Inneren hilfreich sein kann, vielleicht ja jemand aus dem Außen? Vielleicht kann Mamas Löwe erklären, wie mein Löwe nur in den wichtigen Situationen rauskommt und ansonsten in der Sonne schlafen kann? Oder Papas Elefant kann meinem Eichhörnchen dabei helfen, nicht mehr so ängstlich zu sein.

Memo-Detektiv – Aufgabenstellungen richtig lesen

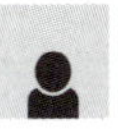  

Memo-Spiele sind Spiele, welche eigentlich jeder kennt. Die Regeln sind vermutlich jedem Patienten sofort klar. Daher kann man hiermit bei Kindern mit ausreichend guten Lesefertigkeiten sehr gut die Wichtigkeit von konzentriertem Lesen oder Anhören von Aufgabenstellungen demonstrieren und so auch ein Impulskontrolltraining einleiten.

Schon bevor der Patient den Raum betritt, legt man das Spiel aus, und zwar so, dass die Pärchen aufgedeckt ein bestimmtes Muster ergeben. Zum Beispiel liegen alle Pärchen direkt nebeneinander, oder, je nach kognitiven Fähigkeiten des Patienten, nach dem Schema ABC, ABC, DEF, DEF, etc. – also, Löwe, Eichhörnchen, Küken, Löwe, Eichhörnchen, Küken, usw. Der Patient weiß dies natürlich noch nicht, wenn er den Raum betritt. Er erhält eine Anleitung für das Spiel, in welcher diese Regeln genau erklärt sind. Diese sollte er genau lesen, bevor er das Spiel beginnt. Wichtig ist dabei, dass die Anleitung mit allgemein schon bekannten Informationen über das Spiel beginnt. So wird eine typische Alltagssituation nachgestellt: Ein Kind glaubt, schon zu wissen, wie eine Aufgabe geht, und beginnt vorschnell. Häufig wird dabei die Aufgabe nicht vollständig verstanden oder es werden wichtige Details übersehen.

„Das Memo-Spiel ist ein Spiel, bei dem derjenige gewinnt, der am Ende die meisten Pärchen hat. Das Spiel endet, wenn alle Pärchen aufgedeckt sind. Jeder Spieler darf pro Runde nacheinander zwei Karten aufdecken. Findet er zwei gleiche Karten (ein Pärchen), darf er weitere zwei Karten aufdecken. Deckt der Spieler zwei verschiedene Karten auf, ist der Gegner an der Reihe. Die Karten sind so angeordnet, dass zwischen einem Pärchen immer zwei andere Karten liegen. Die Pärchen sind immer auf der Waagerechten. Wenn du Fragen dazu hast, frage deine Therapeutin/deinen Therapeuten."

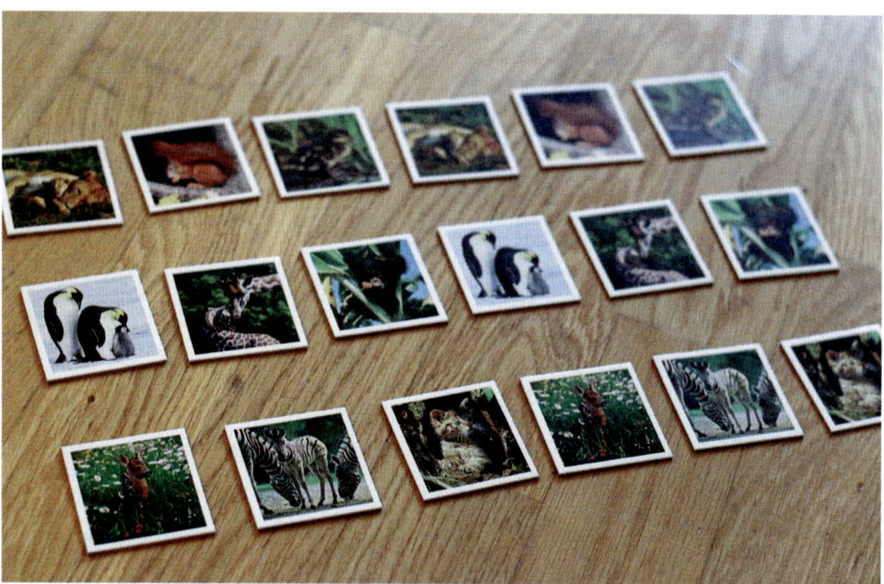

Dass die Karten nach einem bestimmten Schema angeordnet sind, erfährt man am einfachsten, wenn man die Anleitung aufmerksam liest.

Wenn der Patient den ganzen Text liest, kann er das Spiel mit dem ersten Aufdecken direkt beenden, da er keine Fehler macht und alle Pärchen nacheinander aufdecken kann. Hat er es nicht ganz verstanden (weil z. B. das Wort „waagerecht" unklar ist), darf laut Aufgabenbeschreibung der Therapeut gefragt werden. Dieser erklärt daraufhin genau die Regeln. Patienten mit Impulskontrollproblemen werden den Text aber vermutlich gar nicht lesen oder nach dem ersten Satz abbrechen, weil sie glauben, schon zu wissen, was dort steht. Somit kann man nach den ersten zwei bis drei Versuchen, in denen das System noch nicht entdeckt wurde, als Therapeut die Anleitung lesen und daraufhin das komplette Feld in einem Zug abräumen. Daraufhin erläutert man, dass alles, was man gebraucht hat, um das Spiel zu gewinnen, das Lesen der Aufgabenstellung war.

In der Folge kann die Aufgabenstellung in jeder Sitzung leicht abgewandelt werden, so dass der Patient immer wieder einen neuen Anreiz hat, die Aufgabenstellung komplett zu lesen. Nach ein paar Versuchen kann man auch beginnen, einzelne wichtige Informationen schon im Anfangsteil des Textes zu verstecken, da Kinder mit Problemen der Impulskontrolle irgendwann beginnen werden, den Anfang des Textes zu überspringen.

Sollte der Patient schon beim ersten Mal die Aufgabenstellung komplett lesen und das Spiel daraufhin gewinnen, sollte man ihn dafür loben und erklären, dass genau diese Sorgfalt ihm auch beim Lösen schulischer Aufgaben (oder bei der Umsetzung von elterlichen Anweisungen o. ä.) sehr helfen würde. Man kann versuchen herauszufinden, was in diesem Fall anders war, und überlegen, wie die Übertragung in den Alltag gelingen kann. Oder es kann als diagnostischer Hinweis gewertet werden, dass möglicherweise doch keine Impulskontrollstörung vorliegt und die Probleme an anderer Stelle zu suchen sind.

9.7 Holzwackelturm

Dieses beliebte Geschicklichkeitsspiel besteht aus 54 (manchmal 60) länglichen Holzsteinen, die jeweils zu dritt nebeneinandergelegt die Etage eines Turms bilden. Die Spieler ziehen nun abwechselnd einen Stein aus dem Turm, der dadurch immer instabiler wird. Verlierer ist, wer den Turm zum Einsturz bringt. Das Originalspiel besteht aus unbehandelten Holzsteinen. Darüber hinaus existieren zahlreiche Varianten, zum Beispiel mit farbigen, unterschiedlich geformten oder übergroßen Steinen. Möchte man das Spiel für den therapeutischen Einsatz anpassen, kann man die Steine entweder dauerhaft mit Permanent-Marker beschriften oder kleine Zettel mit einem wasserlöslichen Klebestift anbringen, die sich wieder rückstandslos entfernen lassen. Mit einem Preis ab etwa zehn Euro sind die Türme allerdings erschwinglich, sodass das eine oder andere Exemplar problemlos für eine Bastelarbeit verwendet werden kann.

Einsatzmöglichkeiten

Der Interviewturm – Als Kennenlernspiel

Zum Kennenlernen in der Gruppe oder zu Therapiebeginn lassen sich die einzelnen Steine jeweils mit Fragen beschriften, die einander gestellt werden können. Hier einige Beispiele:

- Wie alt bist du?
- Hast du Geschwister?
- Was ist deine Lieblingsfarbe?
- Was ist dein Lieblingsessen?
- Was ist dein Lieblingstier?
- Was ist dein Lieblingsfach?
- Welches Fach magst du gar nicht?
- Was ist dein Lieblingsspiel?
- Was ist deine Lieblingsserie?
- Was ist dein größter Wunsch?

Der Turm wird so aufgebaut, dass die Fragen auf den Steinen jeweils nach unten zeigen und so vor dem Ziehen nicht sichtbar sind. Jedes Kind zieht nun reihum einen Stein aus dem Turm. Die Frage kann entweder einem Kind seiner Wahl oder dem Spieler gestellt werden, der vorher dran war (in der ersten Runde kann ein Kind für die erste Frage ausgewählt werden).

Ein Turm voller Gefühle – Zur Stärkung der emotionalen Kompetenz

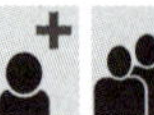

Zum Kennenlernen der verschiedenen Gefühle können diese auf die einzelnen Steine geschrieben werden. Je nachdem, mit welcher Altersgruppe das Spiel gespielt werden soll, können die Steine unterschiedlich beschriftet bzw. zugeordnet werden:

Handelt es sich um Jugendliche, können die Holzklötze mit bis zu 60 unterschiedlichen Gefühlen (siehe Tabelle S. 260 ff.) versehen werden. Je nach Beschaffenheit der Steine und Geschmack der Therapeutin kann die Beschriftung so erfolgen, dass sie entweder an der Seite sichtbar ist oder man erst mit dem Ziehen des Steins weiß, um welches Gefühl es sich handelt.

Für jüngere Kinder kann die Variante mit 54 Steinen in fünf verschiedenen Farben gewählt werden, die jeweils für die Grundgefühle stehen. Eine Beschriftung ist dann nicht unbedingt notwendig, es kann auch mit einer Übersichtskarte gearbeitet werden (siehe Vorlage).

Die Spieler ziehen nun reihum einen Stein und benennen das Gefühl. Dabei können verschiedene Aufgaben damit verbunden werden, zum Beispiel die mimische Darstellung oder das Benennen einer Beispielsituation. Wer diese Aufgabe erfüllt hat, darf den Stein behalten. Alle anderen legen den Stein mit der beschrifteten Seite nach unten oben auf den Turm.

Variation: Vor jedem Zug wird mit einem Zahlen- und Farbwürfel (in der Ausführung mit bunten Steinen enthalten) gewürfelt und die jeweilige Aufgabe mit dem gezogenen Gefühl kombiniert.

Augenzahl	Aufgabe
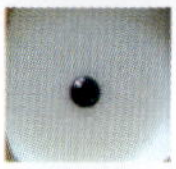	Zeige, wie du bei diesem Gefühl aussiehst!
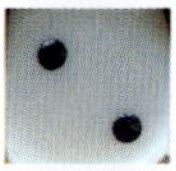	Welcher Gedanke passt zu diesem Gefühl?
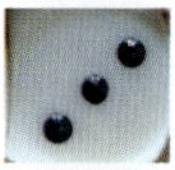	Wie verhält man sich, wenn man dieses Gefühl hat?
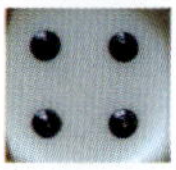	Hattest du dieses Gefühl schon einmal? Benenne eine Beispielsituation!
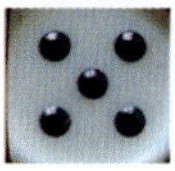	Bei angenehmen Gefühlen: Was kann man tun, damit man es häufiger hat? Bei unangenehmen Gefühlen: Was kann man tun, um mit diesem Gefühl umzugehen?
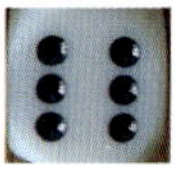	Glück gehabt, du darfst den Stein ohne Aufgabe behalten.

Farbe	Gefühl
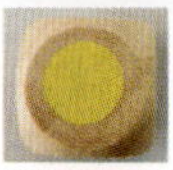 Gelb	Freude
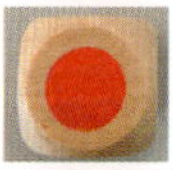 Rot	Wut
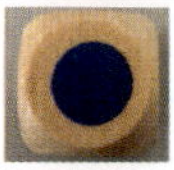 Blau	Trauer
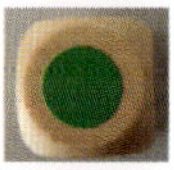 Grün	Ekel
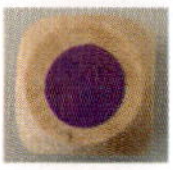 Violett	Angst
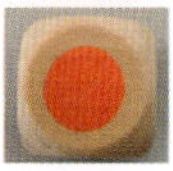 Orange	Überraschung

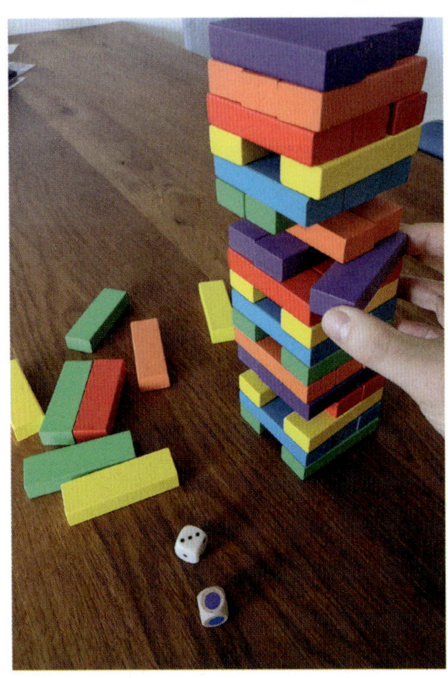

Violett und 3: „Wie verhält man sich, wenn man ängstlich ist?“

Auswahl an Gefühlen und Stimmungen zur Beschriftung der Steine

Angenehme Gefühle		Unangenehme Gefühle	
ausgeglichen	hellwach	aggressiv	mutlos
ausgelassen	hingerissen hocherfreut	angeekelt	neidisch
beeindruckt	hoffnungsvoll	angespannt	nervös
beflügelt	inspiriert	ängstlich	niedergeschlagen
befreit	interessiert	ärgerlich	ohnmächtig
begeistert	kraftvoll	argwöhnisch	panisch
belustigt	lebendig	aufgebracht	peinlich berührt
beruhigt	lebhaft	ausgelaugt	pessimistisch
berührt	leicht	bedrängt	ratlos
beschwingt	liebevoll	bedrückt	sauer
bewegt	locker	befangen	schockiert

Angenehme Gefühle		Unangenehme Gefühle	
bezaubert	lustig	bekümmert	schwermütig
dankbar	motiviert	belastet	schwunglos
energiegeladen	munter	beleidigt	skeptisch
energisch	mutig	beschämt	sorgenvoll
engagiert	neugierig	besorgt	strapaziert
enthusiastisch	offen	bestürzt	streitlustig
entlastet	optimistisch	betroffen	teilnahmslos
entschlossen	respektvoll	betrübt	traurig
entspannt	ruhig	beunruhigt	überfordert
entzückt	selbstsicher	blockiert	überlastet
erfreut	stolz	brummig	unbehaglich
erfrischt	stressfrei	depressiv	unbeteiligt
erfüllt	tapfer	deprimiert	ungeduldig
ergriffen	tatkräftig	dumpf	ungemütlich
erheitert	übermütig	durcheinander	unglücklich
erleichtert	überrascht	eifersüchtig	unruhig
ermuntert	überwältigt	einsam	unschlüssig
ermutigt	unbekümmert	empört	unsicher
erstaunt	unbeschwert	entmutigt	unter Druck
erwartungsvoll	verblüfft	entsetzt	unwohl
fasziniert	vergnügt	enttäuscht	unzufrieden
friedlich	verliebt	ernüchtert	verängstigt
froh	verspielt	erschöpft	verärgert
fröhlich	vertrauensvoll	erschrocken	verbittert
gebannt	verwundert	feindselig	verlegen
geborgen	verzaubert	frustriert	verletzbar
geduldig	verzückt	gehemmt	verletzt
gefasst	wohl	geladen	verloren
gefesselt	zufrieden	gelangweilt	verschreckt

(Fortsetzung)

Angenehme Gefühle		Unangenehme Gefühle	
gelassen	zugeneigt	gequält	verstimmt
gemütlich	zugewandt	gereizt	verstört
gerührt	zutraulich	gleichgültig	verunsichert
geschützt	zuversichtlich	hasserfüllt	verwirrt
gespannt	sicher	hilflos	verzweifelt
glücklich	sorgenfrei	irritiert	widerwillig
heiter		lustlos	wütend
		missmutig	zerknirscht
		misstrauisch	zerrissen
		mürrisch	zornig

(Fortsetzung)

Den Wut-Turm einreißen – Psychoedukation bei Emotionen

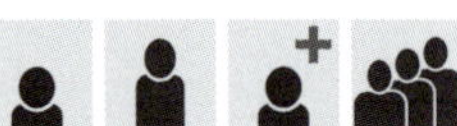

Ein Holzwackelturm kann auch genutzt werden, um zu demonstrieren, wie heftige Gefühle abgeschwächt werden können. Für diese Variante bietet sich ein Spiel mit verschiedenfarbigen Steinen an. Hat man ein solches nicht zur Hand, kann man alternativ die beiden kurzen Enden mit einem Streifen Washi Tape (bunt gemustertes Klebeband aus Papier, im Set oft in Euroshops erhältlich) versehen. Man wählt jeweils eine Farbe für das Gefühl, sowie für Gedanken, Körperempfindungen und Handlungsimpulse aus und errichtet den Turm so, dass alle Farben bunt gemischt sind. Es reicht, wenn nur ein Teil der Steine hierfür genutzt (und entsprechend beklebt) wird, sodass sich ein kleiner Turm ergibt. Nun erklärt man, dass zu einem Gefühl auch immer die anderen drei Komponenten gehören, und fragt den Patienten, was er körperlich empfindet, denkt und tut (bzw. tun möchte), wenn er wütend ist (oder ein anderes starkes Gefühl hat). Es ist auch möglich, für jedes genannte Beispiel einen Stein auf den Turm zu legen, sollten dem Patienten viele Beispiele einfallen. Dann wird gemeinsam überlegt, was er tun kann, um mit dem Gefühl besser umgehen zu können. Das können positive Gedanken, eine entspannte Körperhaltung oder eine entgegengesetzte Handlung, zum Beispiel eine freundliche Antwort sein. Alle Komponenten (bis auf das Gefühl selbst) können also beeinflusst werden. Für jede Idee wird ein entsprechender Spielstein aus dem Turm gezogen. Nur die Steine, die für das Gefühl selbst stehen, bleiben so erhalten. Der Turm wird nun immer wackeliger und symbolisiert damit das immer schwächer werdende Gefühl, bis es schließlich ganz verschwindet und der Turm in sich zusammenstürzt.

Tipp: Beim Aufbau am besten ein wenig darauf achten, dass der Turm allein mit den „Gefühlssteinen" keine Standfestigkeit besitzt, sodass er in jedem Fall am Ende einstürzt. Dies gelingt am leichtesten, wenn mindestens eine Ebene keinen „Gefühlsstein" enthält.

Starke Steine – Familiäre Ressourcen aufdecken

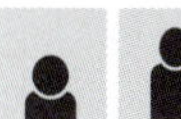

Für diese Übung wird auf jeden Stein eine positive Eigenschaft geschrieben. Alle Steine werden dann mit der beschrifteten Seite nach unten zu einem Turm gestapelt. Möchte man das Spiel mit einer Familie spielen, kann nun reihum ein Stein gezogen und die Eigenschaft vorgelesen werden. Dann überlegen die Familienmitglieder gemeinsam, auf wen die genannte Eigenschaft am besten zutrifft. Diese Person erhält dann den Stein. Als Spielleiterin sollte man darauf achten, dass die Steine nicht zu ungleichmäßig verteilt oder einzelne Steine allen Mitspielern gleichermaßen zugeschrieben werden.

Das Ganze funktioniert auch umgekehrt: Die Steine werden auf einen Haufen gelegt und jeder zieht reihum einen Stein, den er als passend für sich erachtet. Gemeinsam wird so ein „Familienturm" mit allen positiven Eigenschaften gebaut.

Alternativ, zum Beispiel wenn man mit einer Gruppe aus älteren Kindern oder Jugendlichen spielt, kann der Spieler, der einen Stein gezogen hat, sich dazu äußern, ob der Stein zu ihm passt oder ob er ihn wieder oben auf den Turm legen möchte. Das Ganze funktioniert natürlich auch im 1:1-Setting.

Für Stabilität sorgen – Aufwachsen unter widrigen Bedingungen

Mit emotional instabilen Patienten oder wenn die häuslichen Bedingungen wenig Stabilität bieten, kann der Wackelturm als Symbol hierfür genutzt werden. Dieser wird (mit einem Teil der Steine) aufgebaut und durch die Herausnahme einzelner Steine destabilisiert. Wenn schwierige häusliche Rahmenbedingungen in der Therapie schon offen thematisiert wurden, können diese mit der Herausnahme einzelner Steine verbunden werden („Niemand kontrolliert deine Hausaufgaben", „Du weißt nicht, ob deine Mutter gut gelaunt oder nicht ansprechbar ist"). Nun kann anhand des wackeligen Turms besprochen werden, was diese Destabilisierung für den Patienten bedeutet. Bei einer emotionalen Instabilität kann das heißen, dass schon kleinste Anlässe dafür sorgen können, dass buchstäblich alles „zusammenbricht". Ist das Lebensumfeld instabil, kann jede Anforderung, die zum Erwachsenwerden dazugehört, „einen umwerfen". Anschließend kann überlegt werden, welche Maßnahmen sich zur Stabilisierung eignen. Hierfür kann dann jeweils ein Stein dem Turm hinzugefügt werden, bis dieser wieder ausreichende Standfestigkeit besitzt.

Die Klagemauer – Die „Jammer-Trance" durchbrechen

Es gibt Klienten, die in einer Art „Jammer-Trance" festhängen. Alles ist schlimm, alle sind schlecht und das Leben hat es einfach nicht gut mit ihnen gemeint. Auch Eltern können bisweilen um das kreisen, was ihr Kind alles nicht so macht, wie es soll. Der unendlich lange Klagestrom scheint nicht abzureißen. Stellt man lösungsorientierte Fragen, dauert es nicht lange und das Gespräch dreht sich wieder um all das, was nicht funktioniert.

In diesen Fällen kann die „Klagemauer“ zum Einsatz kommen: Als paradoxe Intervention aus der systemischen Therapie stellt sie genau das in den Mittelpunkt, was eigentlich so störend ist. Das Symptom des Jammerns wird nicht nur ausdrücklich erlaubt, sondern sogar „verschrieben“! Hierfür nimmt man einen Schwung der Holzklötze und erklärt seinem Gegenüber, dass er offenbar eine große Stärke darin hat, Probleme zu entdecken und anzusprechen. Für jede angesprochene Belastung nimmt man einen Stein, sodass man eine kleine Mauer vor seinem Klienten aufbaut. Ist das „Werk“ fertiggestellt, erklärt man freudig, dass es sich um eine wunderschöne Klagemauer handelt, vor der sich der Klient nun nach Herzenslaune beklagen kann. Er darf – ja soll – sich richtig Mühe geben, alles herauszulassen. Aber, da die Beratungszeit natürlich begrenzt ist und noch Raum für andere Themen da sein sollte, müsste er vorher überlegen, wie lange er wohl braucht. Vielleicht zwei, drei, fünf Minuten? Wichtig ist aber, dass danach definitiv Schluss ist! Vielleicht mag er sich schon jetzt gar nicht mehr auf die Intervention einlassen, weil ihm dieser humorvolle Vorschlag schon genug Impuls zur Selbstreflexion gesetzt hat. Andernfalls wird eine Stoppuhr gestellt oder eine Sanduhr genutzt, bei der man die Zeit verrinnen sieht. Wer mag, kann den Klienten regelrecht anfeuern, sich an seiner Klagemauer auszutoben. Schließlich lässt sich gemeinsam reflektieren, wie er diese Einladung, seine Symptomatik zu zeigen, empfunden hat. Wie geht es ihm, nachdem er alles ungebremst herauslassen durfte? Und was ist ihm jetzt wichtig, nachdem alle Klagen „abgearbeitet“ wurden?

Symbolisch Grenzen setzen

In der Arbeit mit getrennten Eltern ist es mehr als hilfreich, aus den unendlichen verbalen Streit- und Vorwurfsspiralen herauszukommen. Auch hier sind die Holzklötze schnell zur Hand.

Für jede ausgesprochene Kränkung darf das Gegenüber einen Stein als sichtbare Grenze auf dem Tisch aufstellen. Damit wird symbolisiert, was es bewirkt, wenn eine Partei im Angriffsmodus agiert und die andere Person sich immer weiter „abschottet“ bzw. „zumauert“.

9.8 Domino

Domino ist ein Spiel, das schon viele hundert Jahre alt ist, und vermutlich in einem Kloster entstanden ist. Es existieren zahlreiche Varianten mit bis zu 18 Punkten oder mit drei Spielseiten („Triominos“). Neben dem eigentlichen Spielzweck lassen sich die Steine auch hochkant hintereinander aufstellen, sodass nur ein einzelner Stein angestoßen werden muss für den „Domino-Effekt“, bei dem viele Steine in einer Reihe umfallen. Hierzu gibt es diverse Rekorde, bei denen zum Teil mehrere Millionen Steine in bunten Bildern fielen. Bei aller Vielseitigkeit des Spiels: Für den Einsatz in der Therapie reicht ein handelsübliches Dominospiel mit bis zu sechs Augen.

Einsatzmöglichkeiten

(Patchwork-)Familien und Gruppen zusammenwachsen lassen

In der Arbeit mit Gruppen, Patchworkfamilien oder mit Familien, in denen es immer wieder zu Streit kommt, kann spielerisch am Zusammenhalt gearbeitet werden: Man breitet ein handelsübliches Dominospiel auf dem Tisch aus und erklärt, dass der erste Spieler einen beliebigen Stein zieht und sich eine der beiden Zahlen aussucht, die für eine bestimmte Eigenschaft oder Vorliebe steht, zum Beispiel: „Die Eins steht dafür, dass ich gerne draußen bin." Nun sind die anderen Mitspieler gefragt, die ebenfalls gerne nach draußen gehen. Sie dürfen nach einem Stein suchen, der auch eine Eins enthält. Der schnellste Mitspieler darf diesen anlegen. Dann benennt er die Bedeutung der zweiten Zahl: „Die Zwei steht dafür, dass ich gerne Hunde mag" zum Beispiel. Nun geht es so weiter, wobei der zweiten Zahl auf dem angelegten Stein immer eine neue Bedeutung gegeben wird, das heißt, wenn die Eins in der ersten Runde für das Rausgehen stand, kann sie als Nächstes dafür stehen, dass jemand gerne kocht usw. Auch wenn nur der schnellste Spieler anlegen darf, dürfen die anderen natürlich auch erwähnen, wenn sie eine Eigenschaft oder Vorliebe teilen.

Achtung! Bei besonders impulsiven Kindern kann so leicht ein Wettbewerb entstehen, oder das schnellste Kind setzt sich durch. Dann können die Regeln entsprechend modifiziert werden, sodass z. B. nicht der Schnellste gewinnt, sondern reihum gefragt wird.

Sorgendomino – Gedankenketten sichtbar machen

Der Domino-Effekt kann genutzt werden, um die Wirkung von beständigen Sorgen sichtbar zu machen: Meist beginnen die Gedanken sich mit einer aktuellen Sorge zu verselbstständigen, indem sie neue Sorgen anstoßen, die weiter in der Zukunft liegen. Aus „Was ist, wenn ich die Mathearbeit morgen verhaue?" wird dann schnell „Ohne Abitur werde ich keine Ausbildung bekommen und arbeitslos werden!". Der Patient kann gebeten werden, die nacheinander auftauchenden Gedanken zu benennen, wobei die Therapeutin jeweils (ohne weitere Erklärung) einen Stein dafür aufstellt. Ist die Kette in etwa vollständig, kann sie den Patienten bitten, den ersten Stein anzustoßen. Schnell dürfte die Dynamik klar werden. Als Nächstes geht es um mögliche Lösungen für das Problem: Was kann getan werden, um die Kettenreaktion aufzuhalten? Die Steine weiter auseinanderziehen? Sie flach hinlegen? Können einzelne Steine entfernt oder ausgetauscht werden? Über die Metapher der Steine können sich so ganz neue Lösungsideen ergeben.

„What goes around comes around" – Instant Karma und Co.

Ein Kreis aus aufgestellten Domino-Steinen hat im Gegensatz zu einer Kette noch einmal eine ganz eigene Symbolik und kann genutzt werden, um verschiedene Sachverhalte zu veranschaulichen:

Instant Karma

Ein englisches Sprichwort besagt: „What goes around comes around" – Alles rächt sich irgendwann. In der digitalen Popkultur finden sich immer wieder humorvolle Beispiele, die diesen Effekt im Schnelldurchlauf zeigen. Ein Mann tritt seinen Hund und fällt deswegen ins Wasser, ein Mädchen zeigt einem anderen auf einem Foto Hasenohren, aber durch den Schatten hat es selbst auch welche, usw. Die Idee dahinter lässt sich in Bezug auf das eigene Verhalten oder das der anderen auch mit Dominosteinen darstellen. So kann das Wissen, dass alles früher oder später auf einen selbst zurückfällt, impulsive Racheaktionen oder unsoziales Verhalten verhindern helfen. Andersherum kann es vielleicht motivierend sein, positives Verhalten zu zeigen, in der Gewissheit, dass auch dieses (wenn auch nicht unbedingt sofort) auf einen selbst zurückfällt (also „Karmapunkte" gibt).

Projektion der eigenen negativen Eigenschaften auf andere

Wer kennt es nicht: An anderen ärgern uns besonders diejenigen Eigenschaften, die wir an uns selbst nicht mögen. Anhand des Dominokreises lässt sich hierüber ins Gespräch kommen: Was ist der Stein des Anstoßes für unseren Ärger, und was hat er mit uns selbst zu tun? Wie möchten wir selbst behandelt werden?

Umgang mit Zorn

Ein weiser Spruch besagt: „An Zorn festzuhalten ist wie Gift trinken und erwarten, dass der andere daran stirbt." Auch hier lässt sich ein Kreis aus Dominosteinen nutzen, um zu zeigen, dass man sich mit Zorn und Groll im Kreis dreht, und der andere letztlich davon gar nicht betroffen ist. Im Gegenteil fällt es immer wieder auf uns selbst zurück, und zwar jedes Mal, wenn wir uns in das Gefühl hineinbegeben. Welche Lösung kann es mit diesem Wissen nun geben?

Von der Schuldfrage zur Lösung – Systemische Interpunktion erklären

 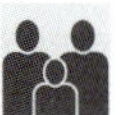

Arbeitet man mit strittigen Familien oder Paaren, tritt üblicherweise ein Phänomen auf, das Systemiker als „Interpunktion" bezeichnen: Beide Parteien beschreiben zwar den gleichen Interaktionsverlauf, sie setzen aber sozusagen an verschiedenen Stellen ein Komma („Der hat aber angefangen"). Als Beraterin ist es in solchen Fällen unerlässlich, sich nicht auf diese linear-kausale Sichtweise einzulassen. Hier gilt der Grundsatz: Auch die Gegenseite will gehört werden (Willemse & von Ameln, 2018).

Wo für die Mutter des 12-jährigen Joel das Problem dort beginnt, wo der Junge pampig auf sie reagiert, sieht der Sohn den Ursprung des Konflikts dort, wo die Mutter ihn mit nervigen Fragen zu seinem Schultag abfängt, statt ihn in Ruhe zu lassen. Um den gemeinsamen Fokus nun von der Schuldfrage zu lösen, lässt sich ein Schwung Dominosteine zur Hand nehmen. Mutter und Sohn könnten zunächst gebeten werden, mit den

Steinen ihre eigene Perspektive auf den Konflikt hochkant in einer Reihe aufzustellen. Wer möchte, kann unterschiedliche Steine für beide Parteien wählen (z. B. mit niedrigen bzw. hohen Zahlen), das ist aber nicht zwingend notwendig. Das Ergebnis sähe dann in etwa so aus:

Joels Kette: „Mama nervt" – „Joel meckert" – „Mama nervt" – „Joel meckert"

Mamas Kette: „Joel ist pampig" – „Mama bohrt nach" – „Joel ist pampig" ...

An dieser Stelle kann man als Therapeutin bereits hervorheben, dass beide Sichtweisen sich offenbar mehr ähneln, als man vermuten könnte – im Prinzip sind sich beide Seiten in weiten Teilen einig in Bezug auf den Konflikt. Nun nimmt man die einzelnen Ketten und schiebt die Steine in der Mitte des Tischs zusammen, sodass sich daraus ein Kreis ergibt. Jetzt braucht es die Bestätigung der Interaktionspartner: Handelt es sich immer noch um den gleichen Ablauf? Und was ist nun anders? Das Kreismodell entlastet nicht nur beide Akteure von einseitiger Schuld, es bietet nun auch die Möglichkeit, mit vereinten Kräften nach einer Lösung zu suchen. Wer möchte, kann hier auch die Steine nutzen: Für jeden Lösungsvorschlag darf die Person einen ihrer Steine zu sich nehmen, bis die Mitte schließlich leer ist.

9.9 Bamboleo

Gastkapitel von Mirja Rößner

Bamboleo ist ein schön gestaltetes Holzspiel aus dem Zoch Verlag, bei dem es um Geschicklichkeit und Schwerkraft geht. Im Original (am schönsten ist es in der großformatigen Holzversion) geht es darum, die 25 Holzteile auf einer Platte auszubalancieren, die wiederum auf einer Kugel in einem Gestell liegt. Dadurch kommen die Holzteile auf

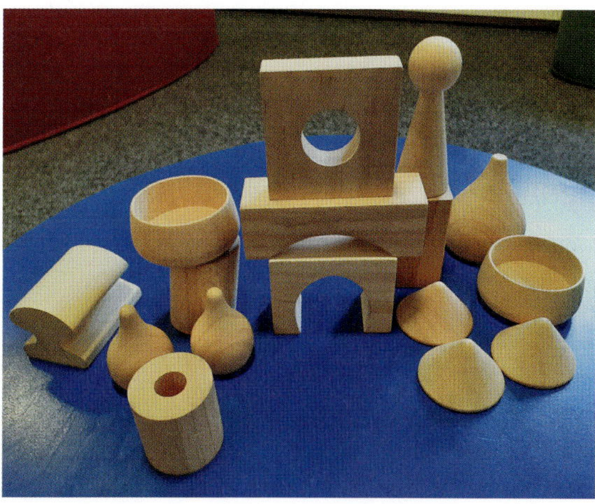

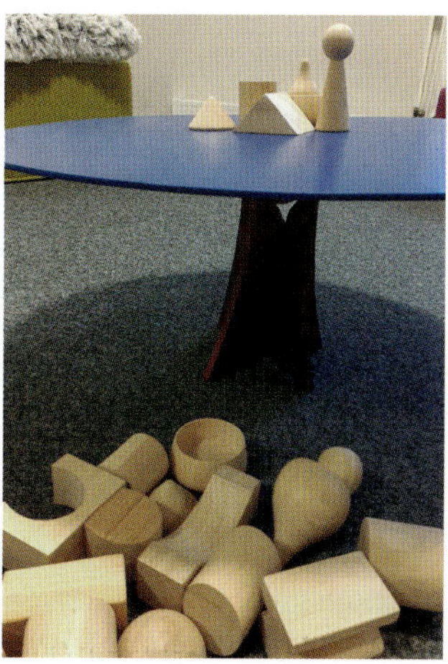

und mit der Platte leicht ins Rutschen. Immer wieder neigt sich die Spielplatte zur Seite, während die Spieler versuchen, sie entweder so aufzubauen oder abzuräumen, dass die Balance erhalten bleibt und nichts einstürzt.

Neben dem spielerischen Zeitvertreib gibt es auch die eine oder andere Idee für den Einsatz in Therapie und Beratung, die hier nun vorgestellt werden sollen.

 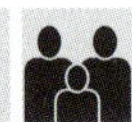 

Probleme und Ressourcen im Gleichgewicht

Die ursprüngliche Spielidee lässt sich therapeutisch gut abwandeln. Als systemische Intervention steht jedes Holzteil für ein Problem oder ein Thema. Was passiert eigentlich mit dem „Großen Ganzen", wenn man nun eines davon entfernt? Entsteht dann ein Ungleichgewicht? Gerät die Balance womöglich außer Kontrolle? Mit den Klienten kann darüber sinnbildlich gesprochen werden, was es bedeutet, wenn man einen Teil des Ganzen entfernt – selbst wenn dieser Teil vermeintlich schwer und störend war, so hatte er dennoch einen Platz und eine Bedeutung.

Das Spiel lässt sich auch andersherum einsetzen, indem auf die leere Platte nach und nach unterschiedliche Eigenschaften verteilt werden – positive wie negative. Welche Eigenschaft soll dafür von welchem Stein verkörpert werden? Es gibt schwere Holzkegel, verbindende Brücken und leichte Hohlkegel. Wie wirken sich diese im Gleichgewicht aus? In welchem Verhältnis stehen Schwierigkeiten und Stärken zueinander?

Kommunikation und Miteinander

Auch zur Beobachtung von Interaktionen zwischen mehreren Personen (Kind und Eltern / Geschwister / Familie) eignet sich das Spiel. Wer lenkt, wer steuert, wer fügt sich? Wie wird sich geeinigt? Wie werden Herausforderungen gelöst? Gibt es sichtbare Emotionen oder gar Streit, wenn die Steine herunterkrachen? Bleibt jemand passiv oder leitet den anderen an? Nach der Beobachtung kann gemeinsam reflektiert werden, wie die Spielsituation aufgenommen wurde. Von der Beschreibung der Lösungsvorgänge dürfen die Teilnehmenden auch berichten, wie sie sich gefühlt haben. Ein Feedback seitens der Therapeutin kann durch Video gestützt werden. Dabei sollten gelungene Interaktionssequenzen und positive Ansätze hervorgehoben werden. Anschließend wird überlegt, wie man die Interaktion weiter verbessern könnte. Dazu können verschiedene Techniken angewendet werden. Etwa könnte Person 1 die ausführende, aber schweigende, Kraft sein, die von Person 2 verbal instruiert wird. Es geht nun darum, klare und genaue Ansagen zu machen. Ein „Stell mal dahin" ist keine klare Ansage. „Zwei Zentimeter nach links" ist dagegen schon deutlich präziser.

Selbstinstruktionstraining

Und zu guter Letzt kann Bamboleo als Trainingstool für Konzentrations- und Selbstinstruktionstraining (Lauth & Mackowiak, 2019) eingesetzt werden. Nach Übersicht und Handlungsplanung geht es darum, mit Unterstützung der Therapeutin die Handlungsschritte erst laut, später dann innerlich zu verbalisieren. Beim Bamboleo ist es sehr hilfreich, zwischendurch immer die Blickperspektive zu wechseln und etwa von unten die Balance zu überprüfen. Kleine Feinjustierungen fördern die Konzentration und Genauigkeit. Und am Schluss erfolgt selbstverständlich die Selbstbelohnung.

9.10 Puzzles

Puzzles sind gar nicht so alt, wie man denken könnte: Sie wurden im 18. Jahrhundert zunächst zu Lehrzwecken entwickelt. Dabei zerschnitt man Landkarten und ließ diese von den Schülern wieder zusammensetzen. Die heute gebräuchlichen sogenannten Interlocking-Puzzles, bei denen die Teile verzahnt sind, entstanden erst in der zweiten Hälfte des 19. Jahrhunderts. Es gibt sie in zahllosen Schwierigkeitsstufen bis hin zu einfarbigen und 3D-Puzzles, die zweifellos auch zur spielerischen Förderung der Konzentrationsfähigkeit empfohlen werden können. Sie besitzen zudem eine hohe symbolische Aussagekraft, welche sich therapeutisch nutzen lässt.

Für den kreativen Einsatz bieten sich vor allem Blanko-Puzzles aus Pappe, Holz oder durchsichtigem Acryl an. Es gibt sie in zahlreichen Größen und Formen, zum Beispiel Herz, Stern, Kleeblatt, Wolke oder Fußball. Eine weitere Variante stellen Endlospuzzle dar, bei denen beliebig viele gleiche Teile aneinandergelegt werden können.

Wer aus bestehenden Bildern selbst ein Puzzle herstellen möchte, kann auf einen Puzzle-Stanzer, auch Puzzle-Maschine, zurückgreifen. Diese findet man im Hightech- und Lifestylehandel, sowie in spezialisierten Shops, die besondere Gimmicks vertreiben. Sie besitzen einen großen Stanzhebel sowie eine kleine Schublade für die fertigen Puzzleteile und sind nicht zu verwechseln mit Motivstanzern in Puzzleform, welche keine zusammenhängenden Puzzlestücke herstellen können.

Wer sofort ohne großen Materialeinsatz loslegen möchte, kann sich eine entsprechende Vorlage aus dem Internet ausdrucken (bei Bedarf auf festere Pappe kleben) und dann ausschneiden. Auch alte, nicht mehr genutzte Puzzles können eine neue Verwendung finden, wenn man sie mit weißer, deckender Farbe übermalt.

Einsatzmöglichkeiten

Diagnostik erklären: Vom Symptom zur Diagnose

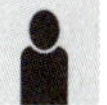
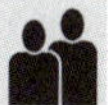

Zu Beginn des therapeutischen Prozesses ist es sinnvoll, den Patienten und ihren Familien zu erklären, wie man als Psychotherapeutin zu einer Diagnose gelangt. Hierfür lässt sich gut ein einfaches Puzzle mit wenigen Teilen nutzen. Zunächst geht es darum, einzelne *Symptome* (= Puzzlestücke) zu erfassen. Diese werden miteinander in Zusammenhang gesetzt (= Puzzlestücke zusammenbauen), sodass langsam einzelne Teile des Gesamtbilds sichtbar werden. Dies sind die sogenannten *Syndrome*, welche aus einer Gruppe bestimmter Symptome bestehen. Das gesamte Puzzle aus einer Reihe von Einzelteilen stellt schließlich die *Diagnose* dar. Dieses ist auch gut erkennbar, sollten einzelne Puzzlestücke fehlen. So lässt sich erklären, warum das Fehlen einzelner Symptome die Vergabe einer Diagnose nicht ausschließt. Dieses Vorgehen bietet sich übrigens auch an, wenn bei Eltern Zweifel an der gestellten (Vor-)Diagnose bestehen.

Den therapeutischen Prozess bei Krisen und Traumata erklären

Es gibt Ereignisse im Leben, die uns verstören, durcheinanderbringen oder vorübergehend den Bezug zu uns selbst verlieren lassen. Einige Menschen haben Traumatisches erlebt oder tun sich schwer damit, sich an neue Lebensumstände anzupassen. Hier kann ein Puzzle als Anschauungsobjekt dienen: Man nimmt hierfür ein fertiggestelltes Puzzle mit nicht allzu vielen Einzelteilen und bittet den Patienten, es in seine Einzelteile zu zerlegen. Dies wird er im Handumdrehen erledigen können. Mit der nun folgenden Aufgabe wird er ungleich länger beschäftigt sein – es wieder zusammenzusetzen. So ist es manchmal auch in schwierigen Lebensabschnitten: Sich selbst wieder zu finden benötigt Zeit. Eine Therapeutin kann helfen, wieder Stabilität herzustellen, die Ereignisse in einen größeren Sinnzusammenhang zu setzen und persönliche Stärke und Handlungsfähigkeit wiederzuentdecken.

„Ich bin viel mehr!“ – Die Persönlichkeit und die eigene Lebensgeschichte als Puzzle

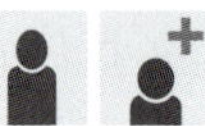

Ein häufiges Thema in der Therapie ist die Fokussierung auf die eigenen (vermeintlichen) Schwächen, verbunden mit der Annahme, anderen Menschen würden diese ebenso auffallen und man werde anhand seiner Unzulänglichkeiten von anderen negativ bewertet. Auch als besonders stark und unkontrollierbar erlebte Gefühle können eine solche als belastend erlebte Schwäche darstellen. Hier kann ein Blanko-Puzzle mit etwa zehn bis 20 Teilen zum Einsatz kommen. Die einzelnen Teile sollten dabei gut zu beschriften sein. Besonders eindrucksvoll kann diese Übung sein, wenn eine spezielle Puzzleform wie ein Herz oder ein Stern gewählt wird. Es gibt sogar rechteckige Puzzles mit einem größeren Herz in der Mitte, welche von speziellen Puzzle-Versandhäusern angeboten werden.

Die Therapeutin nimmt nun eines der Teile (am besten ein Randstück), während sie das restliche Puzzle noch zurückhält. Sie kann erklären, dass dieses Puzzlestück für die immer wieder thematisierte Schwäche steht, und den Patienten bitten, es mit der genannten Schwäche zu beschriften. Alternativ kann mit Farben oder Symbolen gearbeitet werden (z. B. im Sinne der „dunklen Seite“ einer Persönlichkeit). Dann präsentiert die Therapeutin die restlichen Puzzleteile und erläutert, dass diese für die vielen anderen Facetten der Persönlichkeit des Patienten stehen. Die Teile können nun ebenfalls beschriftet werden. Die mittleren Stücke können dabei gezielt für die größten Stärken oder die markantesten Charaktereigenschaften vorgesehen werden. Fällt es dem Patienten schwer, hier Ideen zu entwickeln, können die Teile auch mit den Rückmeldungen der Eltern, Großeltern oder Freunden beschriftet werden. Mit der Beschriftung des letzten Teils kann nun das Gesamtbild zusammengefügt werden. Die wahrgenommene Schwäche erhält so eine neue Bedeutung: Sie wird als existent akzeptiert und erhält ihren Platz im Leben des Patienten. Aber dieser ist im Verhältnis zur gesamten Persönlichkeit klein und steht nicht im Fokus. Es kann ebenso bedeutsam sein, dass der Patient durch diese kreative Arbeit seiner Schwäche bewusst einen „festen Platz“ in seinem Leben zuweist. Er hat die Kontrolle, nicht die Schwäche bestimmt die Rolle, die sie in seinem Leben einnimmt.

Variation: Diese Übung lässt sich genauso mit biografischen Ereignissen durchführen, wenn Patienten viel Negatives erlebt haben und es ihnen schwerfällt, Positives zu entdecken. Für diese Variante eignet sich am besten eine rechteckige Form, wenn man die Lebensereignisse chronologisch, Teil für Teil, darstellen möchte. Auch hier kann mit der Symbolik von Farben gearbeitet werden, indem positive, neutrale und negative Ereignisse eine eigene Farbe zugeordnet bekommen. Die Botschaft kann hier sein, dass auch negative Erlebnisse zum Leben dazugehören. Die Puzzleteile passen und gehören in das Gesamtbild hinein – ob es uns passt, oder nicht.

Wo ein Problem ist, ist auch eine Lösung nicht weit

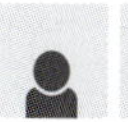

Für diese Übung eignen sich besonders Endlos-Puzzlestücke: Auf ein Puzzleteil wird ein aktuelles Problem geschrieben, welches der Patient zu lösen versucht. Nun lassen sich alle weiteren Puzzlestücke mit Lösungsidee um das Problem herumpuzzeln. Es ist auch möglich, mehrere Probleme auf einzelne Puzzlestücke zu schreiben und die geplanten therapeutischen Maßnahmen drumherum. So lässt sich auch ein Gesamtbild herstellen, da viele Interventionen verschiedene Problemstellungen adressieren.

Das Verbindungsstück – Arbeit mit getrennten Eltern

Für die Arbeit mit getrennten Eltern, denen ein gemeinsamer Weg im Sinne ihres Kindes schwerfällt, eignen sich drei in einer Reihe zusammenhängende Puzzlestücke. Man nimmt die zwei äußeren Stücke zur Hand und erläutert, dass diese sinnbildlich für die getrennten Eltern stehen. Die Stücke passen nicht zusammen, scheinen voneinander entfernt. Nun setzt man das mittlere Stück zwischen beide. Es symbolisiert das gemeinsame Kind, über das beide Zeit ihres Lebens miteinander verbunden sein werden. Dieser kleine Impuls kann wieder ein Gefühl von Gemeinsamkeit mit Blick auf das Kind herstellen, und als Gesprächseinstieg für konkrete Überlegungen dienen.

Das passende Gegenstück? Partnerwahl und ungünstige „Glaubenssätze“

Im Jugend- und Erwachsenenalter zeigt sich bei der Partnerwahl häufig das Bild, das ein Mensch von sich selbst entwickelt hat. Ist jemand der Überzeugung, nicht liebenswert zu sein oder seine Bedürfnisse denen des Partners unterordnen zu müssen, wird nicht selten ein Partner gewählt, der sich als das passende Gegenstück verhält. Um dieses Muster zu verdeutlichen, kann ein Blankopuzzle in Herzform gewählt werden. Es wird in zwei Hälften geteilt und auf der einen Seite mit den ungünstigen Glaubenssätzen (vgl. Bohus & Wolf-Arehult, 2018) beschriftet. Auf der gegenüberliegenden Seite werden nun entsprechende Annahmen eines dazu passenden Partners eingetragen, zum Beispiel:

„An erster Stelle stehe ICH“ oder „Andere haben meine Liebe nicht verdient“. Anschließend kann ein zweites Puzzle aufgebaut werden, das positive, die Beziehung stärkende Aussagen eines möglichen Partners enthält. Daran schließt sich die Frage an, welche Meinung jemand von sich selbst haben kann, die zu diesen Aussagen passt.

„Was hast du denn, Mama?“ – Warum es wichtig ist, mit Kindern über die eigene Erkrankung zu sprechen

Ist ein Elternteil ernsthaft körperlich erkrankt oder psychisch belastet, kann das sehr verunsichernd für Kinder sein. Sie erleben dann einzelne Symptome (z. B. Antriebslosigkeit, Gefühlsschwankungen) und können diese nicht in einen sinnvollen Zusammenhang stellen. Nicht selten bleiben sie bei ihrer Suche nach Erklärungen bei sich selbst haften und geben sich die Schuld für das unerklärliche Verhalten der Mutter oder des Vaters. Im Rahmen der kindgerechten Aufklärung über die Erkrankung sollte den Eltern behutsam verdeutlicht werden, wie ihr Kind die Situation erlebt. Hierfür lässt sich mit einer Handvoll zueinander passender Puzzleteilen (idealerweise aus einem Endlospuzzle) arbeiten. Jedes Puzzleteil steht für ein bestimmtes Symptom oder Verhalten, welches vom Kind zusammenhangslos erlebt wird. Dieses Teil kann nun mit einem zweiten Teil verbunden werden, welches zum Beispiel für „Ich bin schuld“ oder „Mama hat mich nicht mehr lieb“ steht. Die Therapeutin sollte erläutern, dass diese Verbindungen für das Kind sehr belastend sind, und dass es daher umso wichtiger ist, ehrlich und kindgerecht die passenden Erklärungen anzubieten (z. B. „Mama muss starke Medikamente nehmen, die sie müde machen.“). Diese Erklärungen können dann als passende Puzzlestücke an das jeweilige Symptom gesteckt werden.

Growth Mindset: Die Anstrengung zählt!

Beim Thema Lernen lassen sich zwei Mindsets unterscheiden: Das Fixed Mindset und das Growth Mindset (Haimovitz & Dweck 2017). Menschen mit einem Fixed Mindset stellen den Erfolg als Beweis ihrer Fähigkeiten in den Mittelpunkt und führen ihn auf feste Eigenschaften (z. B. Intelligenz oder Sportlichkeit) zurück. Bei einem Versagen gehen sie davon aus, dass sie diese Eigenschaft nicht aufweisen oder verloren haben. Sie neigen dann dazu, Herausforderungen zu meiden und erleben das Üben von etwas als überflüssig oder als Zeichen von Unzulänglichkeit. Menschen mit einem Growth Mindset hingegen sind lernorientiert und führen ihre Erfolge auf Anstrengung zurück, welche sie als produktiv erleben. Bei Misserfolgen gehen sie eher davon aus, dass ihre Bemühungen nicht ausreichend oder passend waren, und haben eine höhere Motivation, weiter an ihrem Ziel zu arbeiten. Ein solches Growth Mindset lässt sich erlernen. Ein Zugang hierzu sind die Grundannahmen, die sich bei beiden Mindsets klar unterscheiden. Hier einige Beispiele:

Fixed Mindset	Growth Mindset
Ich darf keine Fehler machen!	Ich kann aus meinen Fehlern lernen.
Nur perfekt ist gut genug.	Gut ist gut genug.

Fixed Mindset	Growth Mindset
Wenn ich Erfolg habe, heißt das, dass ich klug/sportlich etc. bin.	Wenn ich Erfolg habe, heißt das (auch), dass ich mich angestrengt habe.
Wenn es nicht klappt, kann ich es eben nicht.	Wenn es nicht klappt, überlege ich, wie ich es besser machen kann.
Entweder man ist schlau/sportlich etc. oder nicht.	Das Gehirn ist wie ein Muskel: Man kann es trainieren.

Die Arbeit am Mindset kann sich insbesondere für die Therapie von überdurchschnittlich begabten Patienten lohnen, die meist lange Zeit erlebt haben, dass ihnen Erfolge „in den Schoß fallen“, ohne dass sie sich groß anstrengen mussten. Spätestens mit der weiterführenden Schule kann ihnen ein so entstandenes Fixed Mindset zum Verhängnis werden (z. B. beim Erlernen von Vokabeln). Ebenso betroffen können Kinder und Jugendliche mit unterdurchschnittlichen kognitiven Fähigkeiten sein, die auf ihr Versagen fokussieren und dieses als gegeben und nicht veränderbar hinnehmen. Um den Unterschied zwischen beiden Mindsets zu verdeutlichen, lässt sich ein handelsübliches Puzzle mit relativ vielen Teilen nutzen, dessen Motiv auf dem Karton abgedruckt ist. Der Kartondeckel stellt dabei das Fixed Mindset und das Puzzle selbst das Growth Mindset dar. Mithilfe verschiedener Fragen lässt sich die Sinnhaftigkeit beider Sichtweisen herausarbeiten: An welchem Bild hat man mehr Freude, an dem selbst zusammengepuzzelten oder am schon fertigen Bild auf dem Karton? Wie gelingt das Puzzle, indem man die Teile kennenlernt, sortiert und nach und nach die einzelnen Fragmente zusammensetzt, oder, „weil man gut puzzeln kann“?

Für die kreative Etablierung eines Growth Mindset bietet sich ein Blankopuzzle in Form einer Gedankenblase (Bezug zu den Überzeugungen) oder eines Baumes (Bezug zum Wachstum) an, wahlweise auch ein Endlospuzzle. Jedes Puzzlestück wird nun mit einer wachstumsorientierten Grundannahme beschriftet, sodass das Puzzle wie das passende Mindset wachsen kann.

9.11 Dixit

Das Spiel Dixit aus dem Asmodée-Verlag (lateinisch: „Er/sie/es hat gesagt“) ist ein Ratespiel auf der Basis von Bildkarten mit mehrdeutigen, oft märchenhaften Motiven. Verschiedene Erweiterungen zu Themen wie Sinnsuche, Reisen, Wurzeln und Tagträumen ergänzen die Basisversion. Dixit wurde vom französischen Kindertherapeuten Jean-Louis Roubira entwickelt – kein Wunder also, dass wir es auch für den Einsatz in der Therapie entdeckt haben. Das Spielprinzip: Reihum müssen die Mitspieler erraten, welche Karte wohl mit einem bestimmten Wort, Satz oder Zitat gemeint sein könnte. Dabei muss das Rätsel so gestellt werden, dass es möglichst nicht von allen gelöst wird, denn dann geht der Rätselmacher leer aus. Es kommt also darauf an, sich in die Mitspieler hineinzuversetzen und ihnen keinen zu guten Tipp zu geben. Damit eignet sich Dixit hervorragend zur Förderung der Empathie, z. B. bei Kindern mit Autismus oder Sozialverhaltensstörungen. Aber auch weitere Einsatzmöglichkeiten sind denkbar – hier kommen einige Ideen.

Einsatzmöglichkeiten

Vergangenheit, Gegenwart und Zukunft – Eine Timeline in Bildern

Zu Beginn einer Therapie wird im Rahmen der Diagnostik oft die Lebensgeschichte mit ihren normativen und individuell besonderen Eckpunkten beleuchtet. Die Herangehensweisen können hier sehr vielfältig sein, z. B. mit Seilen oder Bändern für die Höhen und Tiefen oder mit Sand, in den Spuren gezeichnet werden (Bergmann & Bergmann, 2017). Einen sprachfreien Zugang mit emotionaler Tiefe bietet hier das Dixit-Spiel: Jede Karte weckt spezifische Assoziationen, die sich mit verschiedenen Lebensereignissen verknüpfen lassen.

So fand die 16-jährige Jasmina kaum Worte für die Erlebnisse auf ihrem bisherigen Lebensweg – zu schmerzhaft waren Erfahrungen von emotionaler Vernachlässigung und Missbrauch. Zugleich konnte sie sich nicht vom Elternhaus lösen und sich mit einer außerhäuslichen Unterbringung anfreunden, da ihre Loyalität mit dem alkoholkranken Vater und der meist abwesenden Mutter ungebrochen war. Wo Worte fehlten, griff Jasmina auf ihr großes Zeichentalent zurück, und so war sie sofort für den Einsatz der Dixit-Karten zur Darstellung ihres bisherigen Lebenswegs zu gewinnen. Sie wählte eine Schneekugel mit einer darin gefangenen Figur sowie eine Raupe, die auf dem Weg zum Schmetterling ein Labyrinth voller Gefahren zu durchqueren hatte, für ihren bisherigen Lebensweg aus. Sie erklärte dazu, dass sie ihre Lebenswelt immer als in sich geschlossen erlebte, und ein Ausweg schier unmöglich erschien. Sie ergänzte für die aktuelle Situation eine Karte, auf der ein Reiter mit einer kargen Umgebung im Hintergrund zweifelnd zurückblickte, während vor ihm eine wunderschöne Landschaft zu sehen war. Dazwischen lag eine Schlucht, über die eine Regenbogenbrücke gespannt war. Jasmina konnte anhand dieses Bildes erklären, dass sie zwar sähe, was möglicherweise vor ihr liegen könne, aber der Weg dorthin noch zu ungewiss sei. Er sähe zwar gut aus, aber ob er sie tragen könne, wisse sie noch nicht. Es brauchte also noch Zeit, den Ist-Zustand loszulassen und sich ins Ungewisse zu stürzen. Im Verlauf der Therapie schauten sich die Therapeutin und Jasmina die Zusammenstellung der Karten immer wieder an und ergänzten sie schließlich um eine Zukunftsperspektive, als es Jasmina gelang, sich aus dem Elternhaus zu lösen und in eine betreute Wohngruppe zu ziehen.

Was andere denken und wie es wirklich ist – Verschiedene Perspektiven auf ein Problem beleuchten

Memes (altgriechisch „Mem“, „nachgeahmte Dinge“) als popkulturelles Phänomen sind aus dem Alltag vieler (vor allem junger) Menschen nicht mehr wegzudenken. Sogenannte „Depressive Memes“ werden gerne von Betroffenen geteilt, da sie sich durch die humoristische Darstellung ihrer Problematik verstanden und bestätigt fühlen (Wong & Holyak, 2021). Die Grundlage für Memes bilden oft dieselben Bilder, jeweils mit anderen

Texten versehen. Ebenso findet man häufig Bildzusammenstellungen, die demselben Muster folgen. Eine beliebte Variante ist das überspitzte Darstellen eines Sachverhalts aus verschiedenen Sichtweisen mit der Pointe „Was ich wirklich tue".

Analog zu dieser Memereihe lassen sich die fantasievollen Dixit-Karten mit ihren tiefgehenden und anrührenden Elementen für eine Beleuchtung des Problems bzw. Therapieanlasses aus unterschiedlichen Perspektiven verwenden. Hier einige Anregungen für fiktive Überschriften, die die Patientin bebildern darf:

- Was meine Eltern/Mutter/Vater denken, was das Problem ist
- Was meine Klassenkameraden/Kollegen denken, was das Problem ist
- Was meine Freunde denken, was das Problem ist
- Was meine Gegner denken, was das Problem ist
- Was meine Lehrer denken, was das Problem ist
- Was die Gesellschaft denkt, was mein Problem ist
- Was ich vorgebe, was das Problem ist
- Was wirklich das Problem ist

Der Zugang über die Bildkarten eignet sich ideal, um Emotionen zu aktivieren und dem eigenen Erleben Ausdruck zu verleihen, wenn Worte fehlen. Die pointierten Perspektiven können zudem helfen, die Wahrnehmung Außenstehender nachzuvollziehen, und auf humorvolle Weise Abstand zu den eigenen Problemen herzustellen. Fast automatisch ergeben sich bei dieser Intervention vielfältige Gesprächsanlässe.

Tipp: Wer möchte, kann mithilfe eines Memegenerators (es gibt diverse im Netz) eine digitale Übersicht erstellen und der Patientin mitgeben.

Kreative Lösungswege finden

Im Anschluss an die obige Übung darf auch ein Blick auf mögliche Lösungsideen nicht fehlen. Die Karten mit ihrem großen Interpretationsspielraum laden zu verschiedenen Herangehensweisen ein:

Das Lösungsmeme

Wer noch einmal die verschiedenen Perspektiven der obigen Übung in den Blick nehmen möchte, kann als erste Variante ein analoges Meme mit Lösungsideen aufbauen: „Was meine Eltern denken, wie das Problem zu lösen ist" usw.

Der Weg zum Ziel in Bildern

In der zweiten Variante kann die Karte, die das Problem aus Sicht der Patientin am besten beschreibt, als Ausgangspunkt genommen werden. Eine weitere Karte für den angestrebten Zielzustand wird ausgesucht. Nun kann geschaut werden, wie beide Karten zueinanderstehen und ob ein Weg aus weiteren Karten sie verbinden kann. Diese können sowohl Strategien als auch Zwischenstationen symbolisieren.

So wählte die 17-jährige Lara ein Bild mit Ballettschuhen voller Spinnweben als Symbol für ihr Problem aus. Sie fühlte sich durch die strengen Eltern eingeengt und in der Auslebung ihrer Interessen und Talente beschnitten. Sie nahm die Karte als Zeichen von Stillstand und Verkümmerung wahr. Als Zielkarte sprach sie ein Bild von einer gestrickten Landkarte mit einem Kompass besonders an. Für Lara symbolisierte es das Suchen und Finden eines eigenen Wegs, das Befreien von elterlichen Vorgaben und dem Vorsatz, dem eigenen, inneren Kompass mehr Beachtung zu schenken. Für den Weg wählte sie das Bild einer großen Sanduhr, das für sie noch ein wenig Geduld symbolisierte, außerdem das einer Puppe, die versuchte, das Puppenhaus durch einen beherzten Sprung zu verlassen. Dieses stand für den festen Vorsatz, das Elternhaus zum Studium zu verlassen, aber auch für den Mut, den sie mehr und mehr finden wollte, ihre eigenen Entscheidungen zu treffen.

Mit verrückten Lösungen Denkspielräume erweitern

Eine dritte Möglichkeit ist das freie Ziehen von Karten, deren wahrgenommene Bedeutung mit dem Ziel in Verbindung gebracht werden kann. Anders als bei der bewussten Auswahl von Karten geht es hier darum, Assoziationen zu scheinbar unpassenden Bildern herzustellen und auf abstrakter Ebene Denkspielräume zu erweitern. Die gefundenen Lösungen dürfen dabei auch absurd, verrückt und witzig sein. Wer möchte, kann auch Oberbegriffe auf Zettel schreiben, sodass der Patient den für sich passendsten Begriff auswählt.

Der 12-jährige Max fiel in der Schule immer wieder durch Störverhalten und soziale Konflikte im Rahmen seines ADHS auf. Er hatte große Freude daran, die gezogenen Karten den Begriffen „Aggro“ und „Gechillt“ zuzuordnen, und so hilfreiche von weniger hilfreichen Strategien zu unterscheiden. Es faszinierte ihn zudem, dass er mithilfe seiner Fantasie in der Lage war, auch bei der scheinbar unpassendsten Karte eine Verbindung zu seinem Verhalten und möglichen Alternativen zu entdecken. Es war wie ein Spiel für ihn, nach dem er auch in den Folgesitzungen immer wieder fragte.

Bonuskapitel: „Das Meer der Gefühle" – Eine kreative therapeutische Reise

Gastkapitel von Mirja Rößner

  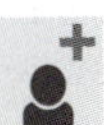

Beim „Meer der Gefühle" handelt es sich um eine spielerische Aufstellung zum kreativen Inszenieren von Themenwelten. Hier lassen sich ganz viele Krimskrams-Materialien verwenden. Als eine „Welt" wurde das Meer ausgewählt, es geht aber genauso gut mit dem Thema Wald, Wüste, Garten, Galaxie, Traumplanet, etc. Spielerisch werden in dem „Meer der Gefühle" „Lebenswelt-Inseln" zu Themen und Situationen aus Vergangenheit, Gegenwart und Zukunft dargestellt. Angeregt werden sollen Fantasie und Assoziationen im spielerischen Tun, durch die Auswahl und den Aufbau von Figuren und Darstellungen der eigenen Befindlichkeit. Optik und Haptik, Aufbauen und Figurenbewegungen bringen Denkprozesse in Fluss, machen Prozesse erfahr- und erlebbar. Diese Art von kreativer Aufstellung ist eine Form von Distanzierung bzw. Externalisierung, sie fördert außerdem das Flow-Erlebnis, indem in eine Spiel- und Figurenwelt eingetaucht und sich ihr hingegeben wird.

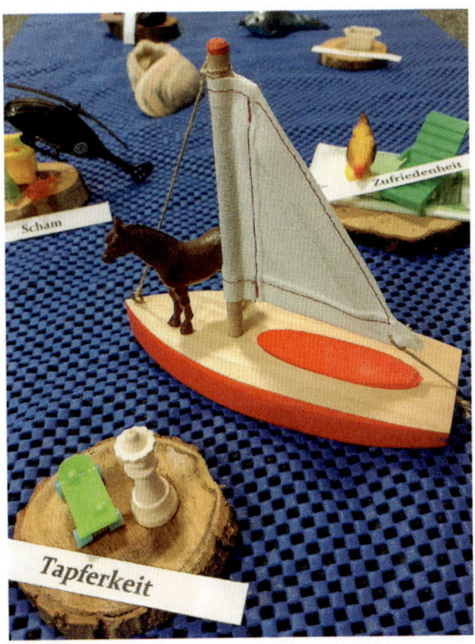

Zubehör

Für die Darstellung bieten sich viele unterschiedliche Materialien aus Krimskrams-Läden, vom Flohmarkt, Selbstgemachtes und Gesammeltes an. Als Grundausstattung eignen sich zusammengestellte Themen-Tütchen mit kleinen Tieren, die meist auch thematisch sortiert sind: Bauernhof, Unterwasserwelt, Safari, Zoo. Vielleicht gibt es im

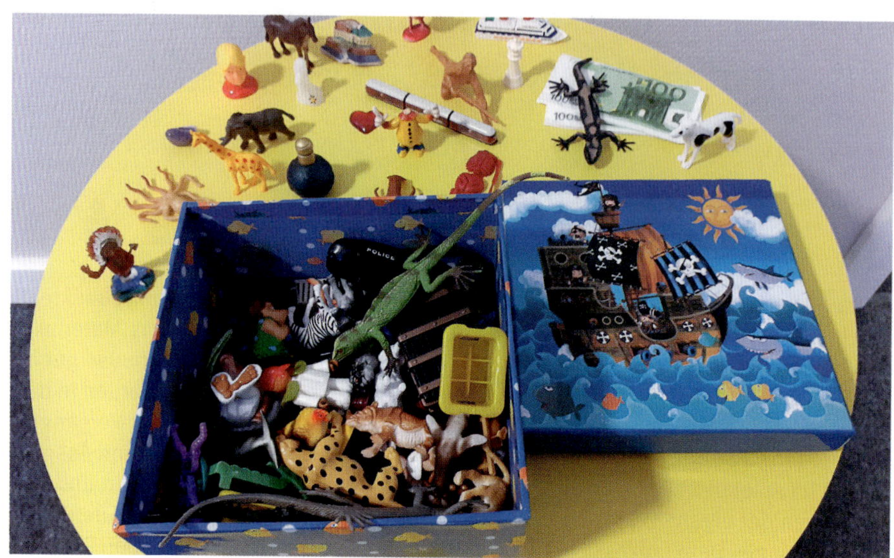

privaten Sammelsurium noch Figuren von einer Miniatur-Eisenbahn, kleine Cowboys, Spielgeld, funkelnde Deko-Steinchen, Reste aus einer Puppenstube, Einzelteile von Brettspielen, Knetgummi-Figuren, Skurriles aus Küche, Haushalt und Büro ...

Als Meer wurde in diesem Beispiel ein blaues, genopptes Tischtuch zurechtgeschnitten. Es geht genauso gut mit Filz oder einem Holzbrett. Für das Wald-Thema eignet sich vielleicht ein Reststück grüner Balkonteppich mit Moos, Tannenzapfen, Steinen und Holzstücken. Beim Bauen eines fernen Planeten/einer Galaxie kann man sich dann richtig kreativ austoben: etwa eine Spanplatte mit Bauschaum besprühen und dadurch Berge und Krater entstehen lassen und mit Farbspray und Glitzer besprühen. Wenn man längere Zeit für den therapeutischen Prozess hat, kann man auch gemeinsam mit den Klienten eine eigene Spiel-Landschaft entwerfen und bauen.

Ein Dutzend Holzscheiben dienen in diesem Beispiel als Inseln. Diese sind in Scheiben von einem größeren Stück abgesägt und dann mit Schmirgelpapier so geglättet worden, dass sie echte „Handschmeichler" sind. Für feinen Glanz kann man sie noch mit Lack oder Öl versehen. Eine Wüste könnte man mit kleinen Oasen bestücken (z. B. aus kleinen Holzschälchen), für einen Garten Blumen (Pappe mit Geschenkpapier überziehen oder die Blumen von alten Oma-Badekappen abschneiden) oder Bänke aus Streichholzschachteln fertigen.

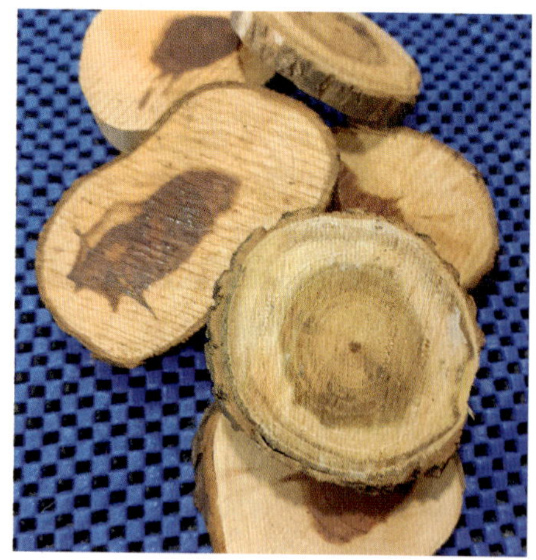

Das Holz-Boot stammt aus einer Internet-Auktion. Genauso gut lässt sich ein Falt-Boot aus starkem Papier basteln, ein Floß aus Streichhölzern herstellen oder irgendeine andere Schwimmgelegenheit finden. Durch einen Garten könnte eine kleine Schubkarre fahren oder ein ausrangiertes Küchenutensil zum Raumschiff einer Galaxie werden. Mit einer ausgewählten Spielfigur als Hauptdarsteller kann die Reise starten.

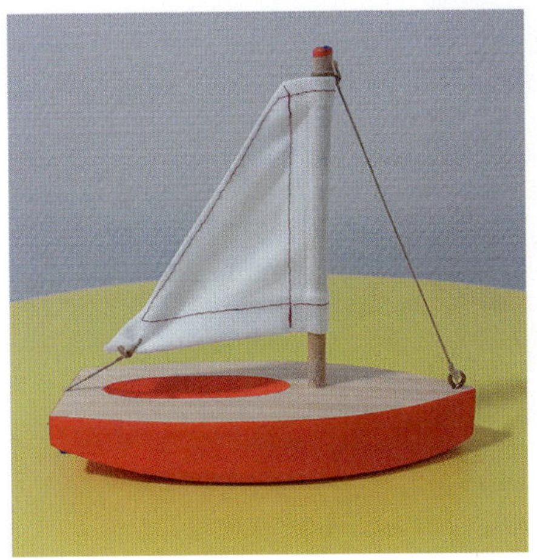

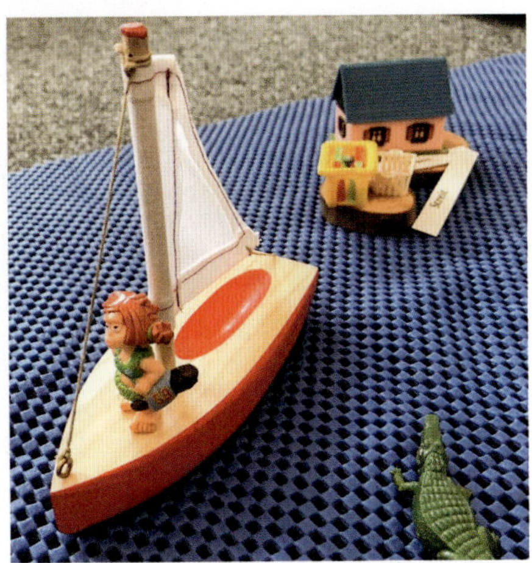

Die „Schatzkiste" birgt das, was wirklich wertvoll ist: unsere Gefühle und emotionalen Zustände! Die kleine Kiste stammt aus dem Krimskrams-Laden und ist eigentlich eine Spardose. Die Gefühle und Zustände sind bedruckte Kartenstreifen aus Fotopapier oder Pappe, die in der kleinen Schatztruhe aufbewahrt werden.

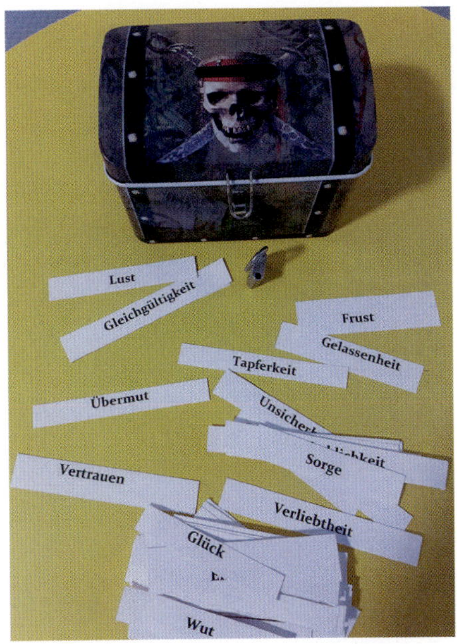

Eine weitere Sammlung mit symbolischen Gegenständen aus der Natur komplettiert die Auswahl an Lege-Möglichkeiten, z. B. Muscheln, Steine, Tannenzapfen, kleine Stöcke, Kastanien, Nüsse, getrocknete Blumen und Zweige. Diese können thematisch und saisonal eingesetzt werden.

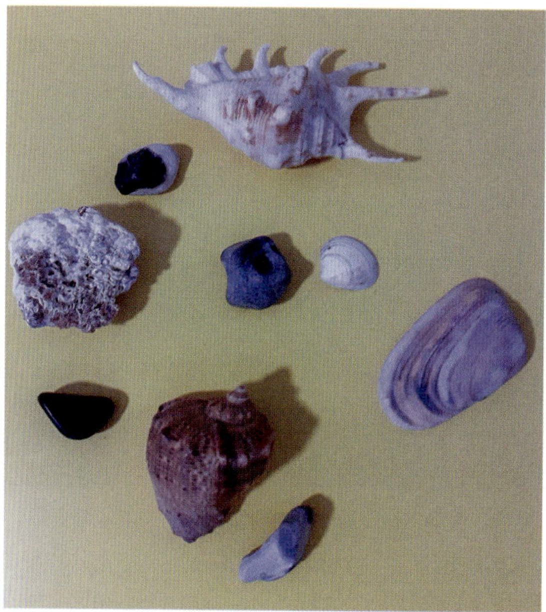

Los geht die Reise

Das Prinzip der Aufstellung soll intuitiv erfolgen. Es gibt kein Richtig und kein Falsch. Es geht darum, ein ausgewähltes „Reiseziel" anzusteuern. Das können die verschiedenen Stationen des Lebens sein, ebenso könnte man sich ein bestimmtes, eingegrenztes Thema/Problem anschauen, vielleicht die letzte Woche Revue passieren lassen oder verschiedene Anteile der Persönlichkeit sichtbar und (be)greifbar zu machen.

Dann geht es los: Zunächst wird das Meer ausgerollt. Dann werden die Materialien bereitgestellt.

Beim Meer der Gefühle begeben sich die Klienten auf eine Reise, die sie selbst gestalten und deren Ziel offen ist. Was könnte entdeckt werden? Welche Überraschungen lauern?

Die Intervention spricht nicht nur Kinder an. Auch Jugendliche können sich sehr gut auf diese Figurenaufstellung einlassen und bringen häufig ganz erstaunliche Ideen und Vorschläge ein. Erwachsene, die offen für spielerische Interventionen sind, profitieren ebenfalls.

Das Meer kann auf dem Fußboden oder einem großen Tisch ausgelegt werden. Bevor es losgeht, wird besprochen, was Thema bzw. Fragestellung sein soll.

Etwa:

› Welche Stationen deines Lebens haben dich besonders geprägt?

› Schau noch einmal genau auf den Konflikt, den du letzte Woche in der Schule hattest!

› Welche unterschiedlichen Anteile/Überlegungen/Emotionen/Aspekte sind an der Entscheidungsfindung für die Wahl deines Studiums beteiligt?

› Mama und Papa sind nun getrennt – mit welchen Lebenswelten hast du es jetzt zu tun und was passiert in diesen Welten?

Der Klient bestimmt selbst den weiteren Prozess. Er baut auf der Landschaft nun seine eigene Welt auf: Inseln/Blumenbeete/Ruhebänke/Oasen/Raumstationen. Es wird ein Fortbewegungsmittel gewählt – hier das Boot – und eine Figur als Stellvertreter/Passagier/Kapitän. Die Therapeutin greift nicht ein und gibt nichts vor. Sie beobachtet den Prozess und unterstützt ihn gegebenenfalls.

Hilfreich zum Start oder im Verlauf können folgende Fragen sein:

› Wo stehst du heute?
› Auf welcher Insel beginnt deine Reise?
› Wie könnte die Insel dafür aussehen?
› Welchen Namen/welches Gefühl würde sie tragen?
› Wohin soll die Reise gehen?
› Kennst du dein Ziel?
› Was erlebt die Figur auf dem Schiff während der Reise?
› Ist das Meer ruhig oder in starker Bewegung?
› Was bräuchte der Segler/die Seglerin, um die Reise besser zu bewältigen?
› Findest du einen hilfreichen Gegenstand?

Bereist werden nun die Stationen (des Lebens/der Entscheidung). Dekoriert werden sie mit Symbolen, Figuren und den dazugehörigen Emotionen. Jeder Holzinsel werden entsprechende Gegenstände zugeordnet. Vielleicht passieren auf der Fahrt zur nächsten Insel besondere Ereignisse? Möglicherweise begleitet ein Delfin das Schiff oder große Muscheln versperren den Weg und müssen mühsam umrundet werden. Einige Inseln sind vielleicht nicht betretbar, andere betritt man ein letztes Mal und verschließt sie dann für weitere Besuche. Auf wieder anderen Stationen warten Schätze und wichtige Versorgungsmöglichkeiten.

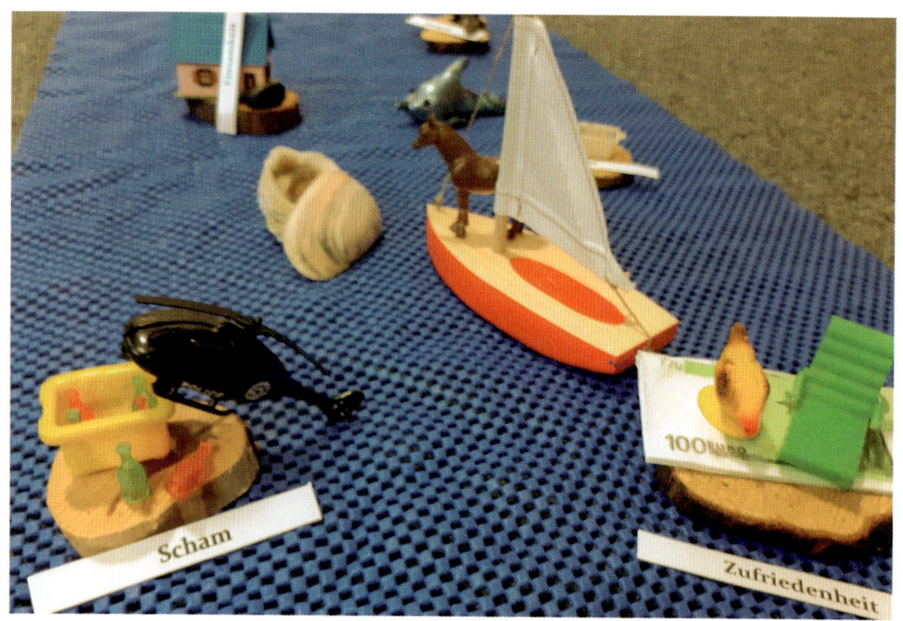

Diese spielerische Aufstellung wird allein durchgeführt – unter Aufsicht der Therapeutin, die jedoch nicht bewertet oder kommentiert. Es mag an einigen Stellen sinnvoll sein, nachzufragen. Das obliegt dem Stil und der Persönlichkeit der Therapeutin. Fragen und Anregungen können helfen, in den Prozess einzutauchen und die Innenwelt spielerisch und haptisch zu erleben.

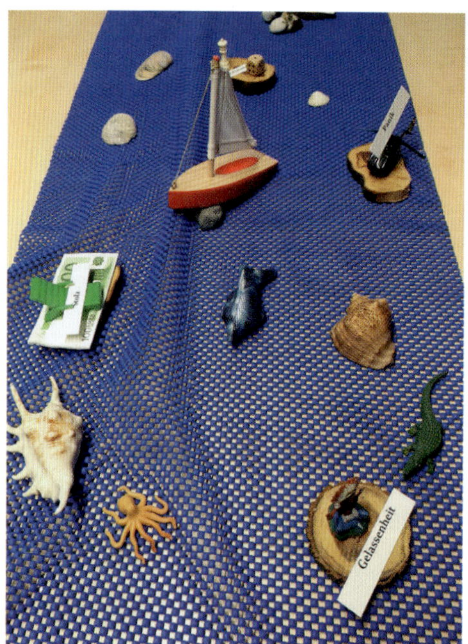

Im Anschluss kann das individuelle Gefühlsmeer besprochen und fotografiert werden. Welche Emotionen kamen während der Reise auf? Welche Hindernisse mussten umschifft werden? Welche neuen Wege konnten entdeckt werden?

Literatur

Banse, R. (2003): Partnerschaftsdiagnostik. In I. Grau & H.-W. Bierhoff (Hrsg.), Sozialpsychologie der Partnerschaft (S. 13–42). Springer.

Barsaglini, A., Sartori, G., Benettia, S., Pettersson-Yeo, W. & Mechelli, A. (2014): The effects of psychotherapy on brain function: A systematic and critical review. Progress in Neurobiology(114), 1–14.

Beaulieu, D. (2021): Impact-Techniken für die Psychotherapie (8. Auflage). Beratung, Coaching, Supervision. Carl-Auer Verlag.

Bergmann, F. (2019): Verhaltenstherapie bei jungen Menschen mit kognitiven Einschränkungen. Beltz.

Bergmann, F. (2021): Kreatives Problemlösen mit Jugendlichen: 75 Therapiekarten. Beltz.

Bergmann, F. & Bergmann, D. (2017): Krimskrams und Co.: Besondere und alltägliche Gegenstände in der Kindertherapie und Elternberatung. verlag modernes lernen.

Berlin, K. (2016): Torten der Wahrheit: Die Welt ist kompliziert genug! (Originalausgabe, 1. Auflage). riva.

Bierhoff, H.-W. & Rohmann, E. (2017): Diffusion von Verantwortung. In L. Heidbrink, C. Langbehn & J. Loh (Hrsg.), Handbuch Verantwortung (S. 911–931). Springer Fachmedien Wiesbaden.

Blitz, E. (2009): Keine Sorge – Selbstfürsorge: Vom achtsamen Umgang mit sich selbst. Selbstbestimmt leben: Bd. 4. Dgvt-Verl.

Bohus, M. & Wolf-Arehult, M. (2018): Interaktives Skillstraining für Borderline-Patienten: Das Therapeutenmanual – Inklusive Keycard zur Programmfreischaltung – Akkreditiert vom Deutschen Dachverband DBT (3.Nachdruck). Schattauer.

Dahl, R. E., Allen, N. B., Wilbrecht, L. & Ballonoff Suleiman, A. (2018): Importance of investing in adolescence from a developmental science perspective. Nature(554), 441–451.

Dannlowski, U., Stuhrmann, A., Beutelmann, V., Zwanzger, P., Lenzen, T., Grotegerd, D., Domschke, K., Hohoff, C., Ohrmann, P., Bauer, J., Lindner, C., Postert, C., Konrad, C., Arolt, V., Heindel, W., Suslow, T., Kugel, H. (2012): Limbic scars: long-term consequences of childhood maltreatment revealed by functional and structural magnetic resonance imaging. Biological psychiatry, 71(4), 286–293.

Frick, J. & Rüedi, J. (2018): Die Droge Verwöhnung: Beispiele, Folgen, Alternativen (5., überarbeitete und erweiterte Auflage). Hogrefe.

Haimovitz, K. & Dweck, C. S. (2017): The Origins of Children's Growth and Fixed Mindsets: New Research and a New Proposal. Child Development, 88, 1849–1859.

Handrock, A. & Baumann, M. (2017): Vergeben und Loslassen in Psychotherapie und Coaching. Beltz.

Hartanto, T. A., Krafft, C. E., Iosif, A. M. & Schweitzer, J. B. (2016): A trial-by-trial analysis reveals more intense physical activity is associated with better cognitive control performance in attention-deficit/hyperactivity disorder. Child Neuropsychology, 22(5), 618–626.

Havighurst, R. J. (1972): Developmental tasks and education. McKay.

Hecker, F. (2019): Versunkene Kosten: (Emotionale) Schadensbegrenzung leisten. In F. Hecker (Hrsg.), Crashkurs Service-Exzellenz: So heben Sie sich durch herausragenden Service vom Onlinehandel ab (1. Auflage, S. 179–181). Springer Fachmedien Wiesbaden.

Höfner, E. N. & Cordes, C. (2018): Einführung in den Provokativen Ansatz. Carl-Auer Compact. Carl-Auer Verlag GmbH.

Jong-Meyer, R. de. (2018): Kognitive Verfahren nach Beck. In J. Margraf & S. Schneider (Hrsg.), Lehrbuch der Verhaltenstherapie, Band 1: Grundlagen, Diagnostik, Verfahren und Rahmenbedingungen psychologischer Therapie (4. Auflage, S. 499–514). Springer Berlin Heidelberg.

Kuhle, L., Grundmann, D. & Beier, K. (2015): Sexueller Missbrauch von Kindern: Ursachen und Verursacher. In J. M. Fegert, U. Hoffmann, E. König, J. Niehues & H. Liebhardt (Hrsg.), Sexueller Missbrauch von Kindern und Jugendlichen (S. 109–130). Springer Berlin Heidelberg.

Kutz, L. (2013): Eselsohren. DuMont.

Lauth, G. W. & Mackowiak, K. (2019): Kognitive Verfahren. In S. Schneider & J. Margraf (Hrsg.), Lehrbuch der Verhaltenstherapie, Band 3: Psychologische Therapie bei Indikationen im Kindes- und Jugendalter (2. Auflage, S. 221–232). Springer Berlin Heidelberg.

Lotz, N. W. (2016): Metaphern in der Akzeptanz- und Commitmenttherapie: Mit E-Book inside und Arbeitsmaterial (1. Auflage). Beltz.

Moritz, S. & Hauschildt, M. (2016): Erfolgreich gegen Zwangsstörungen: Metakognitives Training – Denkfallen erkennen und entschärfen (3. Auflage). Psychotherapie. Springer Berlin Heidelberg.

Neumann, K. (2015): Systemische Interventionen in der Familientherapie. Psychotherapie: Praxis. Springer.

Parf, E. & Lenz, G. (2018): Menschenbild. In J. Margraf & S. Schneider (Hrsg.), Lehrbuch der Verhaltenstherapie, Band 1: Grundlagen, Diagnostik, Verfahren und Rahmenbedingungen psychologischer Therapie (4. Auflage, S. 51–68). Springer Berlin Heidelberg.

Porges, S. W. (2009): The polyvagal theory: new insights into adaptive reactions of the autonomic nervous system.

Preckel, F. & Vock, M. (2021): Hochbegabung: Ein Lehrbuch zu Grundlagen, Diagnostik und Fördermöglichkeiten (2. Auflage). Hogrefe Verlag.

Preiser, S. (2006): Kreativität. In K. Schweizer (Hrsg.), Leistung und Leistungsdiagnostik (S. 51–67). Springer.

Russell-Walling, E. (2011): Das 80/20-Prinzip. In E. Russell-Walling (Hrsg.), 50 Schlüsselideen Management (S. 68–71). Spektrum Akademischer Verlag.

Schneider, S. (2019): Spezifische Phobien. In S. Schneider & J. Margraf (Hrsg.), Lehrbuch der Verhaltenstherapie, Band 3: Psychologische Therapie bei Indikationen im Kindes- und Jugendalter (2. Auflage, S. 523–550). Springer Berlin Heidelberg.

Simons, M. (2018): Metakognitive Therapie mit Kindern und Jugendlichen. Beltz.

Smith, K. (2018): Sex, drugs and self-control. Nature(554), 426–428.

Stadler, C., Spitzer-Prochazka, S., Kern, E. & Kress, B. (2020): Act creative! Effektive Tools für Beratung, Coaching, Psychotherapie und Supervision. Leben lernen: Bd. 281. Klett-Cotta.

Torrance, E. P. (1974): Torrance Tests of Creative Thinking. Scholastic Testing Service.

Wengenroth, M. (2017): Therapie-Tools Akzeptanz- und Commitmenttherapie (2. Auflage). Beltz.

Willemse, J. & Ameln, F. von. (2018): Theorie und Praxis des systemischen Ansatzes. Springer Berlin Heidelberg.

Wolke, D. & Popp, L. (2019): Verhaltensauffälligkeiten im Säuglings- und Kleinkindalter. In S. Schneider & J. Margraf (Hrsg.), Lehrbuch der Verhaltenstherapie, Band 3: Psychologische Therapie bei Indikationen im Kindes- und Jugendalter (2. Auflage, S. 301–316). Springer Berlin Heidelberg.

Wong, E. F. & Holyoak (2021): Cognitive and motivational factors driving sharing of internet-memes. Memory & Cognition, 49, 863–872.

Young, J. E., Klosko, J. S. & Weishaar, M. E. (2005): Schematherapie. Junfermann.

Stichwortverzeichnis

W

Z